泌尿外科疾病
中西医结合调护手册

主编◎周春姣 陈娟 蔡炳勤

副主编◎李思逸 杨丽明 方华 刘明

U0307766

全国百佳图书出版单位
中国中医药出版社
·北 京·

图书在版编目（CIP）数据

泌尿外科疾病中西医结合调护手册 / 周春姣，陈娟，
蔡炳勤主编 . — 北京：中国中医药出版社，2022.1

ISBN 978-7-5132-6780-9

Ⅰ.①泌⋯　Ⅱ.①周⋯　②陈⋯　③蔡⋯　Ⅲ.①泌尿外
科学—中西医结合—护理—手册　Ⅳ.① R473.6-62

中国版本图书馆 CIP 数据核字 (2021) 第 044527 号

中国中医药出版社出版
北京经济技术开发区科创十三街 31 号院二区 8 号楼
邮政编码　100176
传真　010-64405721
三河市同力彩印有限公司印刷
各地新华书店经销

开本 710×1000　1/16　印张 20.5　字数 271 千字
2022 年 1 月第 1 版　2022 年 1 月第 1 次印刷
书号　ISBN 978-7-5132-6780-9

定价　118.00 元
网址　www.cptcm.com

服 务 热 线　010-64405510
购 书 热 线　010-89535836
维 权 打 假　010-64405753

微信服务号　zgzyycbs
微商城网址　https://kdt.im/LIdUGr
官 方 微 博　http://e.weibo.com/cptcm
天猫旗舰店网址　https://zgzyycbs.tmall.com

如有印装质量问题请与本社出版部联系（010-64405510）
版权专有　侵权必究

编写说明

广东省中医院泌尿外科是省级重点专科，是"中国中西医结合华南泌尿系结石防治基地""前列腺癌患者规范化管理示范基地"，人才梯队合理，技术力量雄厚，拥有一支高水平的中西医结合医疗及护理队伍。目前专科包括二沙外科、大学城外四/器官移植科、芳村外科、珠海泌尿外科四个病区，专科业务发展不仅包含外科先进的手术技术、传统的中医治疗，更涵盖泌尿外科疾病的中医特色护理。自建科以来，我们积极从事中西医结合科普教育知识的传播，主动担负起科普推广的社会责任。

随着社会经济的发展，公众健康意识不断增强，对疾病保健知识的需求也越来越高。为了提高公众医学保健知识水平，将传统医学知识以通俗易懂的形式传播给公众，便于公众理解及接受，我们总结多年经验，汇集科普教育内容的精华，组织编写《泌尿外科疾病中西医结合调护手册》。全书共8个部分，涉及泌尿外科常见疾病的中西医结合调养及护理知识，详细阐述了泌尿系统的解剖、常见疾病、围手术期护理、中医特色护理、饮食调护、术后康复护理等内容。本书采用问答形式，言简意赅，帮助公众实现泌尿系统疾病的"未病先防""既病防变""愈后防复"，是一本临床专科医护人员及广大群众可读之书。

值本书付梓之时，感谢全体编写人员的辛勤劳动，大家群策群力，精益求精，使得本书能高质量地及时出版。书中可能存在不足和误漏之处，恳请读者提出宝贵意见。

周春姣　陈娟　蔡炳勤

2021年5月

目　录 ●●●●

泌尿系肿瘤的防护康养　　　　　　　　　　　　93

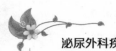

关注男"性"健康　　　　　　　　　　　　　　　　　136

肾上腺无小事   218

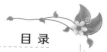

走近泌尿外科

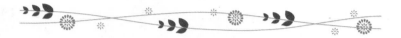

1. 泌尿外科常见疾病

泌尿外科常见疾病包括泌尿系结石、生殖泌尿系肿瘤、前列腺疾病、肾上腺疾病、阴茎疾病、阴囊内容物疾病、男性不育症、肾损伤、尿失禁、泌尿系感染等。

2. 泌尿系统的主要器官及功能

由人体分泌、储存、排泄尿液的组织器官构成的系统叫泌尿系统，其组成包括肾、输尿管、膀胱、尿道和相关的血管及神经。泌尿系统的主要功能是排出机体新陈代谢过程中产生的废物和多余的水，保持机体内环境的平衡和稳定。其排出的代谢废物主要有营养物质的代谢产物、细胞衰老被破坏降解形成的产物、随食物摄入的多余物质（水和无机盐类）。

3. 肾脏的解剖位置及功能

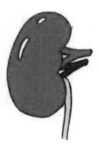

肾是实质性器官，左右各一，分别位于腹膜后面脊柱的左右两边（图1-1）。肾的高度：左肾在第11胸椎椎体下缘至第2～3腰椎椎间盘之间；右肾则在第12胸椎椎体上缘至第3腰椎椎体上缘之间。肾脏分为上下端、内外

图1-1　肾

缘及前后面，内缘中部有血管、淋巴管、神经和肾盂出入称为肾门。出入肾门的结构由结缔组织所包裹合称为肾蒂，由肾门向肾内延续至肾窦。肾窦内有肾动脉、肾静脉、肾小盏、肾大盏。肾小盏呈现出漏斗的形状，紧紧包绕着肾乳头，一个肾小盏包绕着1个或2个肾乳头，每2~3个肾小盏集合成肾大盏，由2~3个肾大盏合并形成漏斗形的肾盂，出肾门后续于输尿管。肾脏的功能：①代谢物的排泄；②水电解质及酸碱平衡的调节；③机体内环境稳定的维持。

4. 肾上腺解剖位置及功能

　　肾上腺为一对扁平器官，其构成包括来源具有差异性的皮质及髓质。左右肾上腺的内上端、腹膜及后壁之间，叫作膜外器官（图1-2）。肾上腺周边包围的疏松状的结缔组织基本上都是脂肪，外面的肾周筋膜较为致密。右侧肾上腺，其形状大体为锥形，左侧类似半月状。左右肾上腺均有三面，前面和腹腔器官类似，内侧缘有一凹陷称为门，肾上腺静脉自门穿出；后面和膈相贴，肾面凹陷则称为底，和肾上腺紧密相贴。每一侧肾上腺大概高50mm，宽30mm，厚10mm。肾上腺的平均重量因性别不同而存在差异。男性的肾上腺，左侧均重7.17g，右侧均重7.11g。女性的肾上腺，左侧均重7.20g，右侧均重6.86g。男女相比，男性的肾上腺平均重量明显要高。肾上腺的功能：肾上腺属于一种可以分泌激素的器官，由皮质、髓质组成。两者均可分泌激素，皮质分泌糖皮质、盐皮质和性激素；髓质分泌肾上腺素、去甲肾上腺激素。这些激素分泌超过或低于正常值，都会导致严重的疾病。

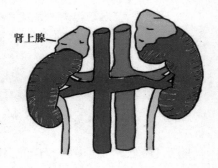

图1-2　肾上腺

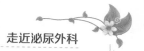

5. 输尿管的解剖及功能

输尿管是位于腹膜外位的肌性管道。平第2腰椎上缘起自肾盂末端终于膀胱。解剖位置：输尿管有两条，分列左右两侧，形状扁平且细长；其长度为20～30cm，两侧输尿管的长度基本相同，但是直径上下差异性较大，均值为0.5～1cm。输尿管分为上中下三段：腹部、盆部和壁内部。其全程有三处狭窄：肾盂输尿管移行处、输尿管跨过髂血管处（位于小骨盆上口）和壁内部膀胱入口处。

输尿管的功能：把尿液输送到膀胱。

6. 膀胱的解剖及功能

膀胱是储存尿液的肌性囊状器官，其形状、大小、位置和壁的厚度随尿液充盈程度而异（图1-3）。正常情况下，膀胱容量是350～500mL，最大可达到800mL的容量。空虚的膀胱呈三棱锥体形，分为顶、体、底及颈四部，每个部分之间的界限均不明显。膀胱内面被覆黏膜，在空虚的情况下，会出现很多黏膜皱襞，当尿液充盈后会变得较为光滑。膀胱包括上、后、两下外侧面。因性别差异，膀胱周边邻近的器官有所不同，男性为直肠、乙状结肠、阑尾、前列腺、精囊、输精管等，女性为直肠、乙状结肠、阑尾、子宫、卵巢、输卵管、阴道等。

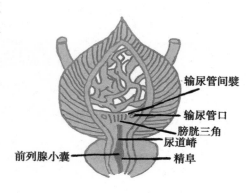

图1-3 膀胱

膀胱功能：在储尿期，其功能为储存尿液；在排尿期，其功能为排尿提供推动力，该功能密切联系机体的排尿周期。

3

7. 尿道的解剖及功能

由于性别的差异，男性和女性的尿道是不同的。

男性的尿道形状特点是细长、管状，开始位置是膀胱颈尿道内口，终端在阴茎顶部的尿外口，成人尿道长 16～22cm，管径平均为 0.5～0.7cm。男性新生儿的尿道长为 5～6cm。尿道内腔一般情况下呈关闭状态，为裂隙状（不包括排尿和射精时扩张）。男性尿道分为前列腺部、膜部及海绵体部，前两个部位称为后尿道，海绵体部又为前尿道。尿道有 3 个生理性狭窄、3 个膨大和 2 个弯曲。3 个狭窄分别是尿道内口、膜部及外口。尿道结石最易嵌顿在这些狭窄部位。3 个膨大分别是尿道前列腺部、球部及舟状窝。2 个弯曲分别是凸向下后方、位于耻骨联合下方 2cm 处恒定的耻骨下弯，凹向下、位于耻骨联合前下方的耻骨前弯。男性尿道兼有排尿和排精的功能。

女性尿道平均长为 3～5cm，但是直径较宽，约 0.6cm。尿道起始端为耻骨联合下缘水平的尿道内口，几乎呈直线行走的方向，朝向前下方。女性尿道的主要功能是排尿。

8. 睾丸和附睾的解剖位置及功能

睾丸位于阴囊内，左右各一，一般左侧略低于右侧，属于男性生殖系的主要器官。睾丸呈卵圆形，表面光滑，分前后缘、上下端和内外侧面。前缘游离，后缘有血管、神经和淋巴管出入，并与附睾输精管睾丸部相连。上端被附睾头遮盖，下端游离。外侧面较隆凸，与阴囊壁相邻；内侧面较平坦，与阴囊中隔相依。睾丸属于管道器官，曲度较为复杂。睾丸功能：产生精子和分泌雄性激素。

附睾呈新月形，由睾丸输出小管和迂曲的附睾管组成，紧贴睾丸的上端和后缘。附睾管长约 6cm。附睾分为上端膨大的附睾头、中部的附睾体和下端的附睾尾。附睾的功能是暂时储存精子，分泌附睾液营养精子，促进精子进一步成熟。

9. 精囊的解剖位置及功能

精囊又称精囊腺，属于囊状器官，位于膀胱底后方，输精管壶腹外侧，长10～15cm；其形状类似于椭圆形，由迂曲管道组成。精囊上部处于游离的状态，精囊底是膨大处。其排泄管和输精管在末端汇合成射精管。精囊的功能：精囊腺分泌黄色黏稠的液体，参与组成精液。

10. 前列腺解剖位置及功能

前列腺是男性生殖器附属腺中最大的实质性器官，并只有一个，其组成包括腺体组织及纤维平滑肌组织（图1-4）。尿道的前列腺部穿行于前列腺的实质之内。前列腺外形和栗子的形状类似，重8～20g，近端较为宽大，属于前列腺底，也可以叫作前列腺膀胱面。此面是前列腺最宽大的部分，向上邻底的前部接膀胱颈，并有尿道在其中穿过；后部有左右射精管贯穿其中，前列腺的下端叫作前列腺尖部，朝向前下方。

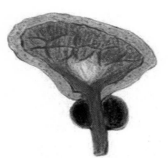

图1-4　正常的前列腺

尖部与底部之间为前列腺体部。它的底部横径是4cm，纵径是3cm，前后径是2cm。前列腺的功能：精液是一种主要成分来源于前列腺的分泌物，可以增加精子的营养和活动效率。

（罗美文　周春姣　雷振华　王婷）

泌尿系结石 "石"不再来

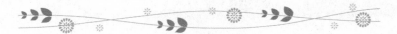

第一　肾结石

1. 肾结石定义

　　泌尿系结石是指晶体物质（如钙、草酸、尿酸、胱氨酸等）和有机基质（如酸性黏多糖）在泌尿系统中的异常聚集。泌尿系统任何部位均可发生结石，发生于肾即为肾结石（图2-1）。肾结石形成时多位于肾盂或肾盏，可排入输尿管和膀胱，输尿管结石几乎全部来自肾脏。

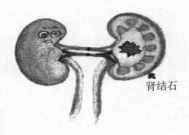

肾结石

图2-1 肾结石

2. 肾结石的形成

　　（1）尿中结石晶体的盐类呈超饱和状态。

　　（2）尿中抑制晶体形成物质不足。

　　（3）流行病学因素。包括年龄、性别、种族、遗传、环境、饮食习惯和结构、水分摄入量、气候、代谢等因素影响尿路结石的形成。

　　（4）尿液因素。

　　1）形成结石物质排出过多，尿液中钙、草酸或尿酸排出量增加。

　　2）尿改变。磷酸钙及磷酸镁铵结石易在碱性尿中形成，尿酸结石和胱氨酸结石在酸性尿液中形成。

3）尿液浓缩及尿中抑制晶体形成物质不足。

（5）尿系统局部因素，如尿路梗阻、感染及异物。

3. 泌尿系结石的中医学病因病机

泌尿系结石，包括肾结石、输尿管结石、膀胱结石、尿道结石等，均属于中医学"石淋""血淋""腰痛"等范畴。

中医学认为泌尿系结石的形成与气滞血瘀、湿热下注、肾虚等因素有关。中医学认为结石形成的机制为"如水煮盐，火大水少即可成石"。可因情志内伤、忧思郁结，致气滞血瘀，郁久化热，燔灼尿液而成砂石；或因感受外界湿热之邪或秽浊之气，或嗜食肥甘厚味，使湿热之邪蓄积下焦，尿液受其煎熬，结为砂石；或房事不节，损伤肾之精血，阴虚内热，煎熬水液，尿液凝结，日积月累而结为砂石；肾气不足者因先天肾阳不足或其他疾病伤肾，膀胱气化不利，泌尿功能失常，复感湿热之邪，尿中杂质结为砂石。

4. 肾结石的临床症状

肾结石的症状取决于结石的大小、形状、所在部位，以及有无感染、梗阻等并发症。肾结石的患者大多没有症状，除非肾结石从肾脏掉落到输尿管造成输尿管的尿液阻塞。常见的有以下症状：

（1）无症状

表面光滑的小结石，能随尿液排出而不引起明显症状，固定在肾盂、下肾盏内又无感染的结石也可以无任何症状。即使较大的鹿角结石，若未引起肾盏、肾盂梗阻或感染，也可长期无明显症状，或仅有轻度肾区不适或酸胀感。

（2）疼痛

1）胀痛或钝痛：主要是由于较大结石在肾盂或肾盏内压迫、摩擦或引起积水所致。

2）绞痛：由较小结石在肾盂或输尿管内移动，刺激输尿管引起痉挛所致。疼痛常突然发作，始于背、腰或肋腹部，沿输尿管向下腹部、大腿内侧、外阴部放射，可伴有排尿困难、恶心呕吐、大汗淋漓等。

（3）血尿

血尿常伴随疼痛出现。有时候患者无疼痛感，只有血尿或者血量极微，肉眼看不出来。尿液检查时用显微镜检查尿液离心后的沉渣，如果看到红细胞数目过多就表示有血尿，有时正是肾结石的早期征兆（图2-2）。

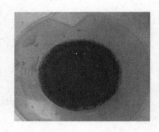

图2-2　血尿

（4）感染症状（脓尿）

合并感染时可出现脓尿，急性发作时可有畏寒、发热、腰痛、尿频、尿急、尿痛症状。

（5）肾功能不全

一侧肾结石引起梗阻，可引起该侧肾积水和进行性肾功能减退；双侧肾结石或独肾结石引起梗阻，可发展为肾功能不全。

5. 肾结石的辅助筛查

（1）实验室检查

1）尿常规。可有镜下血尿伴感染，时有脓尿。

2）血液检查。血常规若发现白细胞计数过高表示可能有感染，也可抽血检查肾功能及电解质等项目。

3）24小时尿磷、尿钙、草酸、尿酸测定。

4）结石成分分析。

5）泌尿系彩超检查。可对肾内有无结石及有无其他合并病变做出诊断，确定肾脏有无积水。尤其能发现X线透光的结石，还能对结石造成的肾损害和某些结石的病因提供一定的证据。

（2）影像学检查（图2-3）

1）泌尿系平片（KUB）：首选检查。

优点：简单、直观，90%为阳性结石，可显示。

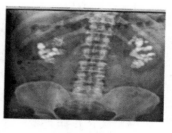

图2-3 肾结石的影像学检查

局限：阴性结石不显影，不能了解肾功能变化。

2）静脉肾盂造影（IVP）：决定治疗方案的最根本检查。

优点：显示尿路形态、功能，部分阴性结石可显示。

局限：碘过敏者；造影剂肾毒性，血肌酐异常者慎做；结果受肾功能影响。

3）逆行肾盂造影：IVP的补充。

优点：不受肾功能影响，显示病变较IVP更清楚、直接。

局限：是侵入性操作检查，有泌尿系感染的风险。

（3）CT检查

CT检查可显示肾脏大小、轮廓，肾结石，肾积水，肾实质病变及肾实质剩余情况，还能鉴别肾囊肿或肾积水；可以辨认尿路以外引起的尿路梗阻病变的原因，如腹膜后肿瘤、盆腔肿瘤等；增强造影可了解肾脏的功能；对因结石引起的急性肾功能衰竭，CT有助于诊断的确立。

（4）磁共振（MRI）

MRI水成像和MRI原始图像结合，更加准确全面，对诊断尿路扩张很有效，尤其是对肾功能损害、造影剂过敏者。

6. 肾结石治疗方法

（1）保守治疗

1）结石直径＜0.6cm，光滑，无梗阻、感染，纯尿酸结石及胱氨酸结石，可先保守治疗。直径＜0.4cm，光滑的结石，一般情况下可自行排出。

2）大量饮水并加强运动，调整饮食。

3）药物治疗，如调节尿液酸碱度及调节代谢的药物。

4）解痉止痛。

5）抗感染。

6）可饮用排石的中药，如五淋化石丸、排石固本方等。

（2）体外冲击波碎石（ESWL）

安全有效，可用X线、B超定位，躺在碎石床上使用冲击波对结石进行体外击碎。

适应证：肾、输尿管上段结石疗效较好。

禁忌证

1）结石远端尿路梗阻。

2）妊娠、出血性疾病、严重心血管疾病。

3）有永久性心脏起搏器，血肌酐＞280mmoL/L。

4）急性泌尿系感染。

5）过度肥胖、肾位置过高、骨关节严重畸形、结石定位不清。

6）育龄妇女输尿管下段结石等。

注意：体外冲击波碎石有能量分级，治疗过程中能量从低到高，同一个部位每次治疗后需要间隔时间不小于7天，体外冲击波碎石后可见肉眼血尿。

（3）经皮肾镜碎石取石术（PCNL）。

（4）输尿管软镜取石、输尿管硕通镜取石，针对＜2cm的肾结石、肾盂结石及输尿管上段结石治疗效果好，从自然通道（尿道口）进入进行手术，无伤口，创伤小，恢复快。

（5）开放手术治疗。

7. 肾结石术后并发症

（1）出血：表现为留置的尿管及肾造瘘引出的尿液颜色鲜红，可应用专科的尿比色卡进行自我观察。尿比色卡是广东省中医院泌尿外科的专利产品，常用于患者自我观察血尿的情况，尿比色卡分1~7色度，1为最浅无出血，7为最深有出血的倾向（图2-4）。

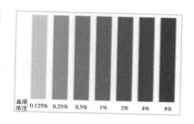

图2-4　尿比色卡

（2）感染：体温＞38.5℃，肾区周围胀痛不适。

（3）结石：结石残留。

（4）内支架管（双J管）异常：内支架管（双J管）移位、脱落。

（5）损伤：损伤周围的器官（手术中发生）。

8. 预防肾结石术后并发症

（1）出血

1）术后需要卧床1~2天，术后未拔除引流管期间，翻身及活动时动作宜慢，可用手按压肾造瘘管术口处，避免牵拉管道引起出血（图2-5）。

2）保持大便通畅，术后可多进食富含粗纤维食品，如火龙果、大蕉（芭蕉）、香蕉、橙汁等；也可予腹部按摩，或用五子散、吴茱萸等中药热包热熨腹部，促进胃肠功能恢复；术后大便未解之前，尽量少进食容易胀气的食物，如牛奶、豆浆、花生等。

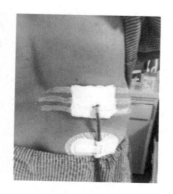

图2-5　引流管

3）多饮水，术后为了达到冲洗泌尿系统的目的，每日饮水量最好达2000~3000mL（心功能不全及心功能衰竭者除外）。

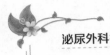

12

（2）感染

1）术后定时测量体温，注意体温的变化情况。

2）遵医嘱使用抗生素，检测尿常规中尿白细胞的情况。

3）留置管道期间，应尽量使用抗反流尿袋，活动时，管道应固定在低于腰部的位置，避免逆行感染，定时挤压管道，避免碎砂石堵塞管道，多饮水，保持引流管通畅；拔除各引流管后，勤排尿，勿憋尿，避免尿液反流引起泌尿系感染。

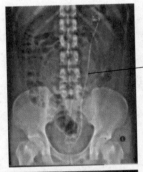

双丁管位移

4）如有尿频、尿急、尿痛、腰疼明显，体温＞38.5℃的情况，及时回院就诊。

（3）残留结石

需根据医生的指示继续下一步治疗，如吃药排石溶石、体外冲击波碎石并结合中药汤剂排石等；定时行泌尿系彩超或腹平片检测残留结石的情况。

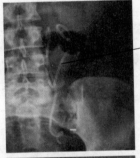

双丁管脱落

（4）内支架管（双J管）移位/脱落（图2-6）

1）术后留置内置管（双J管）期间，勿剧烈运动，如跑、跳、骑、跨等动作，女性勿做瑜伽、跳舞等柔软性的体操，禁止性生活。

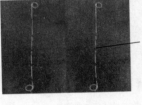

双丁管

2）如有尿频、尿急、尿痛、尿失禁及腰痛明显的情况，有可能是内支架管移位/脱落，及时回院就诊。

图2-6 内支架管（双J管）位移/脱落

9. 肾结石术后留置内支架管（双J管）目的及注意事项

（1）留置目的

双J管又称双猪尾管，因两端卷曲，每端形似猪尾而得名。由于其支架和内引流作用，能解除输尿管炎症、水肿造成的暂时性梗阻；可防止嵌顿性结石的发生和阻挡较大残石坠入输尿管；可使输尿管适度松弛，尿液通过支架管引流至膀胱，保持尿路通畅；防止术后伤口漏尿和输尿管狭窄。

（2）注意事项

1）请勿憋尿。正常人输尿管末端在膀胱开口是具有抗反流功能的，这样膀胱内的尿液就不能沿着输尿管返回到肾脏。留置双J管后，相当于将肾盂和膀胱通路打开了，当膀胱内尿液增多，尿液就可以顺着双J管反流至肾脏，容易造成泌尿系感染，长期尿液回流压迫肾盂还会影响肾功能。

2）多饮水。每天饮水3000mL以上，不但可以防止感染，还可以避免双J管管壁结石形成。

3）避免腰部剧烈活动及性生活。剧烈活动腰部可能造成双J管与组织摩擦，造成出血或双J管移位、脱落。也不要突然下蹲或站起，因为重力原因会使双J管移位脱出。改变体位时，动作要慢。置管后常见的不适症状有腰痛、血尿、尿痛等，多数属于正常现象，一般不需处理，如果出现明显的血尿（大量饮水后仍不能改善）或发热、腰痛难以忍受等，建议及时到医院检查处理。

（3）留置时间

留置时间需根据病情决定，依据出院时医生的嘱咐返院拔管，多为1~3个月不等。

10. 针对肾结石不同的成分合理控制饮食

临床上根据结石的化学成分，肾结石主要分为草酸钙结石、磷酸钙结石、磷酸镁铵结石、尿酸结石、胱氨酸结石。（图2-7）

（1）草酸钙结石

最常见的类型，根据晶体成分分为一水草酸钙（COM）和二水草酸钙（COD）。

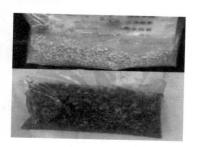

图2-7 肾结石

13

1）COM的特点：咖啡色或褐色，内部结构致密，可在任何pH环境中形成；很硬，难以破碎。

2）COD特点：结石表面是闪光晶莹的刺状突起，内部结构疏松；体积比较大，且易粉碎。

虽然COM与COD的化学结构相同，但在物理性质，特别是力学性质上却大不相同。

3）预防：限制草酸来源，平衡钙的摄入（表2-1）。

表2-1　食物中草酸含量

忌食	（mg/100g）	限食	（mg/100g）
大黄（药物）	1235	可可	567
芒果	874	茶叶	375～1450
菠菜	364	坚果	200～600
芝麻	3800		

4）治疗

纠正低枸橼酸尿及控制高钙尿，常用的药物有两种：

①枸橼酸盐：为成石抑制因子，可抑制结晶的聚集，同时可碱化尿液，造成轻度碱血症来抑制骨骼中钙的流失；

②双氢克尿噻（氢氯噻嗪片，利尿药）：增加远端肾小管对钙的重吸收，主要用于高钙尿症的治疗。

（2）磷酸钙结石

1）以碳酸磷灰石最常见。

2）形成机制主要有①尿液碱化；②骨质脱钙脱磷。

3）外观呈灰白色，平片上常表现为多发结石、鹿角形结石或肾乳头钙化。

4）纯碳酸磷灰石少见，但大多数草酸钙结石中或多或少含有磷酸盐成分。

5）当检出纯磷酸盐结石时，应注意排除肾小管酸中毒及甲状旁腺亢进。

6）预防

①限制草酸：避免坚果、深绿色的蔬菜（如菠菜等）、巧克力、茶叶和维生素C的摄入。

②限钠，避免食物过咸（如腊肉、咸鱼等腌制性食品）。

③限制高钙、高磷和高蛋白食品，包括鱼、肉、奶酪、动物肉类、坚果。

④增加枸橼酸钾的摄入，如橙汁（酸橙汁除外）。

⑤高液体摄入，每天饮水2000mL以上。

7）治疗

①控制高钙尿。

②酸化尿液。

双氢克尿噻（氢氯噻嗪片，利尿药）：控制高钙尿。

L–蛋氨酸：在肾脏内代谢产生大量氢离子，从而酸化尿液，且不会引起全身酸碱平衡紊乱。

氯化铵：原理同L–蛋氨酸。

（3）磷酸镁铵结石

1）灰白色，质地很软。由于结石生长较快，容易被肾内集合系统塑形，往往可形成鹿角形结石。

2）病因明确，即感染所致（感染性结石）。

3）尿液呈碱性，尿培养可发现解脲酶细菌，最常见的为奇异变形杆菌。

4）平片显示结石为半透光阴影。

5）预防

①防止尿路感染，酸化尿液。

②防止结石复发的重要前提是完全清除结石。

③避免肾区、膀胱区和足部受凉。

④多饮用酸性饮料，如苹果汁，有利于尿液酸化。

⑤不宜饮用碱性饮料，如橙汁、可乐等。

6）治疗

①控制尿路感染，如抗生素。

②抑制解脲酶。乙酰氧肟酸（菌石通）为解脲酶竞争性抑制剂，用于体外冲击波碎石术（ESWL）后残留结石或不能外科治疗者。

③酸化尿液，如L–蛋氨酸或氯化铵。

（4）尿酸结石

尿酸结石有4种：无水尿酸、二水尿酸、尿酸钠和尿酸胺，其中无水尿酸最常见。

1）形成取决于三大因素，即尿酸排泄过多、尿pH值降低、尿量少。

2）外观呈黄色或砖红色，表面光滑；X线透光（阴性结石）。

3）溶石效果较好。

4）预防

①避免高嘌呤饮食，禁食动物肝、肾等内脏和鳗鱼、沙丁鱼等海鱼。

②限食富含嘌呤的食品，如肉、鱼、虾类等，少食豆制品、蘑菇，忌食动物内脏。

③禁止烈性酒，以免造成尿中乳酸排泄而致尿液碱化。

④限制黑葡萄汁、茶、咖啡、可口可乐、啤酒等。

⑤高液体摄入，每天饮水2000mL以上。

5）治疗

①增加尿酸溶解度。

②控制尿酸生成。

枸橼酸钾：调整酸碱平衡，升高尿pH值，促进尿中尿酸溶解。剂量取决于尿pH值，尿pH值应达到7.2，可作为溶石疗法时使用；预防性使用时，尿pH值调整至6.8为宜。

别嘌呤醇：抑制黄嘌呤氧化酶，阻止尿酸生成。

（5）胱氨酸结石

1）病因

病因明确，也非常单一，即先天性胱氨酸尿症，是一种罕见的常染色体隐性遗传病。在生理范围的尿pH值中，胱氨酸几乎不溶，故很容易形成结石。

2）临床

临床罕见，结石呈黄色，如塑料制品或蜡样外观。生长迅速，常呈鹿角形。这种结石是一种韧性结石，内部含有10%的基质，ESWL很难将其粉碎。

3）预防

①降低尿中胱氨酸浓度，减少尿中胱氨酸来源。

②每日饮水2000mL以上，宜选用碱性饮料，如橙汁。

③多以蔬菜、谷物饮食为主。

④严格限制高蛋白食物，如肉、鱼肉、蛋、奶制品，体重/日摄入量＜0.8g/kg，少食花生及面粉制品。

⑤严格限制氯化钠摄入，每日摄入量＜5g。

⑥需终身严格预防。

4）治疗

提高胱氨酸的溶解度，将胱氨酸转化为可溶解物质。

①碱性枸橼酸盐可提高尿pH值，增加胱氨酸溶解度。剂量取决于尿pH值，使其稳定在7.5。

②硫普罗宁将胱氨酸转化为可溶解的半胱氨酸。

③维生素C通过氧化还原反应，将胱氨酸转化为半胱氨酸。

11. 肾结石的中医辨证治疗

（1）气滞血瘀证

证候特点：腰腹突然绞痛，并有放射性痛，伴有血尿或尿频，或仅为

18

一侧腰部钝痛、隐痛，舌质正常，脉弦紧或沉。

治法：行气导滞，通淋排石。

常用方剂：石韦散合失笑散加减。

（2）湿热下注证

证候特点：腰腹绞痛或胀痛，或有发热，口干口苦，小便赤，溺时涩痛，淋沥不畅，舌苔黄或腻，脉弦滑或数。

治法：清热利湿，通淋排石。

常用方剂：八正散加减。

（3）肾阴虚证

证候特点：腰酸耳鸣，头晕目眩，面色潮红，五心烦热，口干，小便艰涩，淋沥不爽，舌质红而少苔，脉细数。

治法：滋养肾阴，兼以清热通淋。

常用方剂：六味地黄丸合石韦散加减。

（4）肾阳虚证

证候特点：腰酸膝冷，精神不振，小便频数而清，面色㿠白，畏寒喜暖，大便烂，舌淡苔白，脉沉细弱。

治法：温补肾阳。

常用方剂：济生肾气丸加减。

12. 肾结石引起肾绞痛的中医外治法（图2-8）

（1）四黄散：水蜜热敷。

（2）针灸/电针：常用穴位有肾俞、中脘、京门、三阴交和足三里等。

（3）腕踝针：按疼痛的部位选取区域进行针刺。

（4）雷火灸：促进结石排出。

（5）中药热罨包热熨疗法：四子散、五子散、吴茱萸外敷疼痛处。

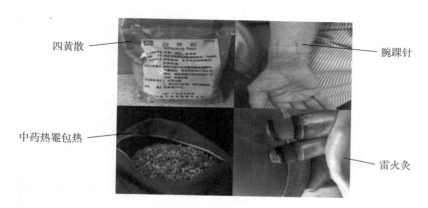

四黄散

腕踝针

中药热罨包热

雷火灸

图2-8 肾结石肾绞痛的中医外治法

13. 肾结石的预防

（1）补充水分（心功能异常者除外，如心功能不全或心功能衰竭者）：喝足够的水会使尿液排出体外，减少肾结石的结晶。水合成还可以帮助肾脏和肝脏更好地过滤毒素，减少肝脏因毒素的积累所致结石。果汁橙汁和柠檬汁含有柠檬酸盐，可以帮助预防草酸钙结石及尿酸结石。

（2）改变饮食习惯：最大限度地减少摄入含有大量草酸盐的食物，如苏打水、茶、巧克力、大黄、草莓和坚果，将有效限制草酸钙肾结石的形成。减少摄入这些食物是预防肾结石的一种简单方法。食用高纤维饮食和控制酒精饮料也是预防肾结石的有效方法。

（3）减少盐摄入量：长期过量摄入盐也是脂肪结石和肾脏疾病的原因。长期过量摄入盐的习惯导致血液循环增加，肾小球被迫工作多，导致肾功能衰竭。因此，限制盐的摄入量，以避免肾结石。富含蛋白质和脂肪的食物会增加胆汁中的胆固醇水平，形成结石。因此，应限制肥肉、动物内脏、鱼卵、蟹黄、蛋黄等菜肴。

（4）增加运动：缺乏运动也会导致肾结石。专家指出，如果人久坐不动，就不利于钙的吸收，导致钙排泄到尿液中，引起肾结石或尿路结石。最好每天锻炼身体以保持身体健康，避免引起肾结石的风险。

（5）定期行泌尿系彩超检查：结石形成的过程通常没有明显的症状，只有在结石引起疼痛、尿潴留时才会发现。我们需要花时间进行体检，定期超声检查，可以检测隐藏在体内的疾病并及时治疗。超声波检查是一种准确的诊断方法，可以诊断结石的大小和数量及是否有肾积液。

14. 肾结石患者的中医辨证饮食指导

（1）核桃粥（图2-9）

【材料】核桃10～12个，大米100g。

【制法】将核桃捣碎成核桃仁，再与大米一起熬成粥。每天早餐食用。

【功效】益气活血化瘀。

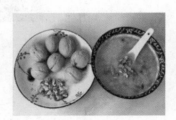

图2-9　核桃粥

（2）藏红花饮（图2-10）

【材料】藏红花5～10根。

【制法】开水或温水冲泡，待水温合适后即可饮用，可续水3次左右，续水3次左右后连藏红花花丝一同吃下。可以每天坚持泡水喝，也可以隔天泡水喝，一周饮用2～3次。

【功效】活血化瘀，解郁安神。

【注意事项】有血尿者禁用。

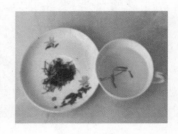

图2-10　红花饮

（3）茅根绿豆饮（图2-11）

【材料】鲜茅根30g，绿豆50g，泽泻15g，冰糖20g

【制法】白茅根切段，与泽泻一起先煮20分钟，捞去药渣，再入绿豆、冰糖，煮至绿豆开花脱皮后，过滤去渣取汁。每日一剂，温饮药汁。

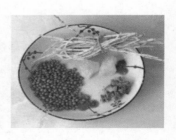

图2-11　茅根绿豆饮

【功效】清热祛湿，通利小便。

【注意事项】阴虚内热，口干舌燥者禁用。

（4）茯苓瘦肉汤（图2-12）

【材料】土茯苓30g，瘦肉150g，扁豆15g，薏米20g，陈皮3g，蜜枣2个。

【制法】排骨洗净后，用开水略烫，去掉油脂，再与土茯苓、扁豆、薏米、蜜枣一起放入锅中加适量水，武火煮沸，再用文火煲2小时。

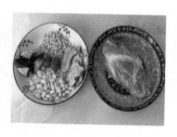

图2-12　茯苓瘦肉汤

【用法】喝汤吃肉。

【功效】清热利湿。

（5）人参北芪炖乳鸽（图2-13）

【材料】红参10g，北黄芪30g，乳鸽1只（重约50g），生姜5片。

【制法】将乳鸽宰杀去毛、内脏切块。北黄芪加水煮沸后约10分钟，然后与红参、乳鸽、生姜一起放入炖盅内，隔水炖3小时，调味后吃肉饮汤。

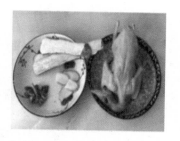

图2-13　人参北芪炖乳鸽

【功效】健脾益气，温补肾阳。

【注意事项】外感、燥热不耐者忌用。

（黄嘉妮　黄亚兰　周春姣）

22

1. 输尿管结石定义

输尿管结石是最常见的上尿路结石，多发生于壮年，男性多发。在泌尿系结石中，大约20%位于输尿管，其中70%位于输尿管下段（图2-14、图2-15）。

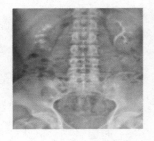

图2-14　输尿管结石

2. 输尿管结石的形成

原发性输尿管结石少见，多继发于一些输尿管疾患，如肾盂输尿管连接部狭窄（UPJO）、输尿管息肉、肿瘤、囊肿、狭窄、憩室及巨输尿管症等，由于输尿管中尿液淤滞，在尿液积聚扩张部位形成结石。

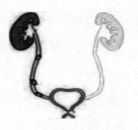

图2-15　输尿管上、中、下结石

3. 输尿管结石的临床表现

如果结石固定又无上述并发症或者只是不完全梗阻，可能无任何阳性症状。结石在活动、嵌顿、梗阻或者合并感染时会表现为下列各种典型的临床症状。

（1）疼痛：为最常见症状，疼痛通常为突然发生，并在短时间内发展至剧烈程度，表现为剧烈的放射性绞痛，绞痛呈阵发性发作并逐渐加重，并伴大汗、面色苍白、血压下降、心悸脉速等休克症状。疼痛剧烈常伴有消化道症状，如腹胀、恶心、呕吐。

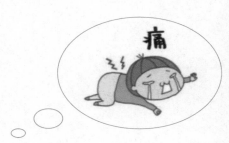

（2）血尿：当结石造成黏膜损伤时，会表现为镜下或肉眼血尿，偶见

小血块排出。

（3）尿频、尿急、尿痛：当合并感染时，可有尿频、尿急和尿痛等刺激症状，此外输尿管膀胱壁段结石也可伴发尿路刺激症状。

（4）寒战、发热：输尿管梗阻合并的肾脏慢性感染则表现为寒战、发热和逐渐加重的腰痛症状。

（5）其他：结石梗阻可引起肾积水、肾功能不全，有的病人可出现胃肠道症状、贫血等。

4. 输尿管结石的相关检查

（1）体征

患者肾区及腰背部可有明显叩压痛，结石部位压痛明显。如果结石位于上段输尿管，男性患者则同侧睾丸检查感觉过敏；如果结石位于下段，同侧阴囊皮肤感觉过敏。女性输尿管膀胱壁段的结石有时可以通过阴道检查发现。

（2）实验室检查

1）血液检查：血常规及生化中的血清检查钙、磷、尿酸、钾、钠、氯及肌酐等。

2）尿液检查：酸碱度、红细胞、白细胞、细菌、脓细胞，有时尿中可见到结晶和结晶团块。尿培养及细菌药物敏感试验可明确感染和病原菌。

3）其他检查：特殊代谢检查如肾小管酸中毒的尿液检查、甲状旁腺功能亢进的代谢检查，高钙尿的实验室检查等。

（3）影像学检查（图2-16）

1）X线平片：90%以上的结石在X线片上显影，显影的深浅和结石的化学成分、大小和厚度有关。断层X线片能在不同层次照出更清晰的平片，对较小的结石也能显示。

2）排泄性尿路造影：可显示结石所致

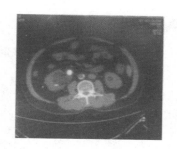

图2-16 输尿管结石的影像学检查

24

之肾结构和功能改变，有无引起结石的局部因素。由于造影剂本身具有一定的肾毒性，因此对于肾功能差的患者，需慎重选择排泄性尿路造影。

3）B型超声检查：结石表现为特殊声影。B超能发现平片上不能显示的小结石和透X线结石；可了解结石梗阻对肾脏结构的影响，如积水程度、肾盂肾盏的扩张情况。

4）膀胱镜检查和逆行肾盂造影膀胱镜检查：不作为常规检查。它适用于排泄性尿路造影仍诊断不明的情况，肾不显影或显影差，考虑阴性结石可能，排除结石下方输尿管的梗阻和狭窄。

5）CT：对X光线不显影的尿酸结石，CT可以确诊。

6）输尿管肾镜检查：KUB未显示结石而IVP显示有充盈缺损，有助于诊断及鉴别诊断。

5. 输尿管结石的治疗方法

（1）保守治疗

1）大量饮水：增加饮水量可以降低尿内结石形成成分的浓度，减少沉淀结晶的机会，促使小结石的排出，也有利于感染的引流。所以结石患者应养成多饮水习惯，保持每日尿量为2000～3000mL，但在急性期应避免过度水化。

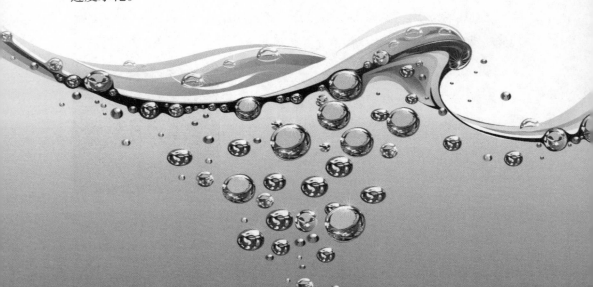

2）药物治疗：常用的排石治疗药物包括利尿剂、扩张输尿管平滑肌药物、抗炎及抗水肿药物。其中，常用的扩张输尿管药物包括 α 受体阻滞剂；抗炎及抗水肿药物主要包括类固醇皮质激素及非甾体消炎药。对于直径小于 10mm 的输尿管结石，排除感染、重度肾积水、严重梗阻、顽固性肾绞痛和肾功能不全等并发症，可选择药物排石治疗。

（2）微创手术治疗

不同部位的结石有不同的治疗方式，选择的手段也有所不同。主要包括体外冲击波碎石术（ESWL）、输尿管镜取石术（URL）、经皮肾镜取石术（PNL）、输尿管软镜技术、腹腔镜下输尿管切开取石术等，治疗效果明确、创伤小，并发症少，是治疗输尿管结石的常规手段。

（3）开放性手术

开放性手术临床很少用，只有在上述治疗方法治疗效果不明显或不起作用时，开放性手术仍是一种有效的方法。

6. 输尿管结石微创手术后的并发症

临床中大多数输尿管结石患者采用微创方式，其术后并发症如下：

（1）近期并发症

1）血尿：较轻微，患者较少有严重血尿。主要是输尿管镜从尿道外口进入尿道、膀胱、输尿管、肾盂，尿路有损伤时会出现出血，更有严重者出现肾脏破裂引起出血。

2）感染：多为轻度泌尿系感染，术后 1 ~ 3 天进行抗生素治疗可得到有效控制，少数患者伴发热或感染中毒性症状等，主要是输尿管镜手术时我们有一个向输尿管内注水的过程，这个注水会导致腔内压力升高，促使细菌入血，引起尿脓毒血症，严重引起感染性休克甚至死亡。

3）结石残留：输尿管镜进入输尿管后，利用钬激光把结石粉碎，有时不能完全取干净，导致残留。

4）输尿管损伤：表现为黏膜轻度挫伤或输尿管穿孔，严重者可出现输尿管的断裂，此为输尿管镜手术最严重的并发症。有时输尿管管径比较小，或术者的技术水平原因，或结石嵌顿，会出现输尿管穿孔、假道出现、黏膜撕脱或脱套、输尿管断裂、黏膜下损伤等。

（2）远期并发症

输尿管狭窄：如手术中输尿管有损伤，经过半年甚至更长时间后会出现输尿管狭窄，严重的可能引起输尿管完全闭锁。

7. 留置内支架管（双J管）的目的

输尿管结石术后需常规放置输尿管支架，因其两端卷曲形似英语字母"J"而取名双J管。输尿管支架在体内一端位于肾脏内，一端位于膀胱，由于其对输尿管有着支撑和内引流的作用，能解除输尿管炎性水肿造成的暂时性梗阻，防止术后伤口漏尿、输尿管狭窄及结石碎片堵塞。

8. 体内留置内支架管（双J管）的注意事项

（1）多饮水，每天2000mL以上，勤排尿，切勿憋尿。

（2）避免做四肢伸展运动、突然弯腰、下蹲等动作，术后4周内避免剧烈运动及体力劳动，防止双J管滑脱和上下移动。

（3）减少引起腹压增高的任何因素，如预防便秘，保持大便通畅；避免剧烈咳嗽，以减少膀胱尿液反流。

（4）根据医嘱术后2~4周回院复查，在膀胱镜下拔除双J管，也可根据病情适当调整，一般最长不超过3个月。

（5）体内放置输尿管双J管可能引起的症状包括膀胱刺激症状和小便前后的不适等。

1）膀胱刺激症状，即尿频、尿急、血尿。

2）小便时腰部酸胀不适。

3）解小便后下腹部疼痛。

（6）如果放置输尿管双J管后发生严重的血尿、腰痛、发热体温＞38.5℃或尿失禁时，要及时就诊。

9. 不同成分输尿管结石的饮食

总的原则是：注意动物蛋白质、谷类、蔬菜纤维素搭配食用。以低糖、低脂、低钠饮食为宜，适当限制钠即食盐的摄入，可减少钠、钙、尿酸和草酸盐的经肾脏排出，有利于预防结石复发。

（1）草酸钙结石应避免食物：萝卜、菠菜、苋菜、芹菜、莴苣、竹笋、土豆及豆制品；可可、巧克力、红茶、酸梅、可乐、啤酒；含维生素C高的食物，如柑橘、柠檬、西红柿、草莓等。此外，口服维生素B_6及镁制剂，有利于预防和治疗特异性高草酸盐结石症。

（2）磷酸钙和磷酸镁铵结石：碱性尿易形成磷酸铵镁结石（尿pH值＞7.2）。宜低磷酸钙饮食并宜食酸性食物；建议加强控制感染。

（3）含钙结石：含高钙食物，如牛奶等，一般不影响机体的钙代谢，可正常饮用。以往有观点建议减少钙质摄取，每天的奶制品不宜超过300mL，新的观点认为补钙对结石形成的影响很小。

（4）尿酸结石：建议采用碱性饮食，限制蛋白质摄入量，多食用新鲜蔬菜和水果。肥胖患者用低热量膳食。宜食用的食品：五谷类应以细粮为主；青菜水果可任意食用；鸡蛋和牛奶可适当摄入。忌用的食品：猪肉、牛肉、鸭肉、鹅肉、动物内脏、腌制或油炸食品、青鱼、沙丁鱼、白带鱼、肉干、各种肉汤、肉汁、蛤、蟹等；菠菜、各种豆类、菜花、龙须菜及薯类；酒、浓茶、咖啡、可可等；强烈的香料及调味品。不宜饮酒，饮酒可增加尿酸水平，酒后还易引起尿的浓缩。

（5）胱胺酸结石：低蛋氨酸饮食。

10. 输尿管结石患者生活管理

（1）**大量饮水**：每日饮水至少2000mL（相当于一暖瓶水），保证每日尿量2000mL以上。

（2）**限食钠盐**：钠盐可造成尿钙排泄增加，所以每日食用氯化钠（食盐）不应超过5g，忌食味精、鸡精，增加水果、粗纤维素的摄入。

（3）**限制高嘌呤饮食**：包括烧烤、啤酒、炖汤、动物的内脏（包括肝脏、肾脏等）、家禽皮、海鲜、沙丁鱼等。

（4）**忌食含大量草酸的食物**：高草酸食物主要包括菠菜、大黄、芒果、草莓、芝麻、可可、巧克力、茶叶。

（5）**适度运动**：有利于微小结石排出，但应防止过度运动导致脱水，造成尿液浓缩。

（6）**控制体重**：肥胖易导致结石形成，肥胖者应减重。

（7）**定期体检**：每年应常规复查泌尿系彩超。

11. 输尿管结石的中医治疗方法

输尿管结石属中医学"尿石症"范畴。中医治疗尿石症的方法众多，中药内服汤剂的治疗参照第一节"肾结石的中医辨证治疗"部分，中医外治法有其独特的优势与显著的临床疗效，在长期临床实践中得到广泛应用，常见外治法如下（图2-17）：

（1）**针灸疗法**：具有操作简便、安全性高、见效快、费用低廉等优势，主要通过辨证取穴以通经活络、通调水道，从而达到缓急止痛、解除痉挛，促进结石排出等效果。

（2）**耳穴疗法**：操作更为方便，有效缓解内脏平滑肌痉挛、镇静、促进排石等作用。

（3）**穴位注射**：又称"水针"，综合针灸与药物肌注的两种方法，在

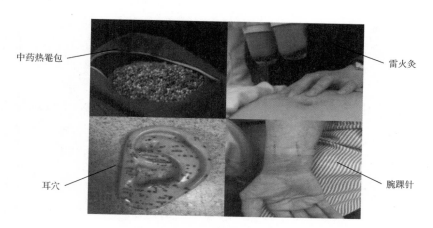

图 2-17　输尿管结石的中医外治方法

镇痛方面有独特的效果。

（4）腕踝针：按疼痛的部位选取区域进行针刺，可止痛。

（5）雷火灸：温通经络，对促进结石排出有一定作用。

（6）中药热罨包热熨疗法：四子散、五子散、吴茱萸外敷疼痛处，可缓解疼痛。

12. 输尿管结石患者的中医辨证饮食指导

（1）湿热下注型

辨证要点：腰部及小腹部胀痛不适，小便混浊、频数，排尿时有中断、滴沥，舌红，苔黄腻，脉滑数。

饮食建议：宜清淡，平时可多吃冬瓜汤和核桃仁粥（核桃仁 50g，粳米 100g）；内金赤豆粥（鸡内金 20g，赤小豆 50g，粳米 50g），将鸡内金、赤小豆、粳米洗净，加适量水放入锅中，武火煮沸，再用文火炖 30～40 分钟（图 2-18）；金钱草 60g 水煎代茶。

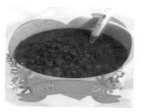

图 2-18　内金赤豆粥

30

（2）气滞血瘀型

辨证要点：腰腹胀痛或绞痛，疼痛向外阴部放射，小便黄或赤，舌暗红或有瘀斑，脉弦。

饮食建议：饮食宜清淡，可选用理气活血之品，如佛手、玫瑰花、刀豆、桂皮、山楂等及萝卜粥、枣仁粥、菊花茶等，忌肥甘香燥、辛辣刺激之品（图2-19）。

（3）脾肾阳虚型

辨证要点：劳累时，腰部胀痛加重，精神疲惫，四肢无力，舌淡苔腻，脉细弱无力。

饮食建议：选用芝麻、黑豆、核桃肉、山药、大枣、莲子、桂圆、禽蛋、羊肉，以及芡实茯苓粥、当归羊肉汤（将羊肉放入装有凉水的锅中煮开飞水，去血腥，开锅捞出；将食材一同放入砂锅，加水2L，大火烧开，转小火，慢火炖2小时，图2-20）等温补肾阳健脾之品，忌寒凉、生冷食物。

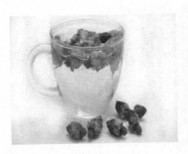

图2-19　玫瑰花饮

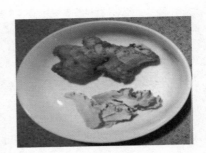

图2-20　当归羊肉汤

（刘双　李思逸　周春姣）

第三　膀胱结石

1. 膀胱结石定义

　　膀胱结石是指存在于膀胱中的结石，可在膀胱内形成，也可以是上尿路（肾、输尿管）的结石随尿液排入膀胱。膀胱结石是尿路结石中的一种。（图2-21）

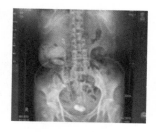

图2-21　X线下的膀胱结石

2. 膀胱结石的临床症状

　　（1）排尿不畅：结石可在膀胱内活动，排尿困难症状时重时轻，有时出现排尿中断，必须改变体位才能继续排尿。

　　（2）排尿疼痛：疼痛向会阴部及阴茎放射，前列腺梗阻伴发结石患者的疼痛常不明显。

　　（3）血尿和排尿刺激症状：由于结石的刺激，可产生膀胱炎症和膀胱黏膜的损害，从而导致血尿和尿频、尿急等排尿刺激症状（图2-22）。

　　（4）肾功能损害：部分膀胱结石引起的梗阻，可以造成肾积水和肾盂肾炎，导致肾功能的损害。

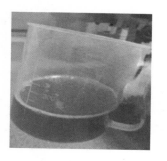

图2-22　血尿

3. 膀胱结石的形成

　　尿液在肾脏形成，在膀胱中暂存并经尿道排出体外。若尿液经常在膀胱中潴留无法排空，就容易形成结石。形成膀胱结石主要有两方面的原因：一是肾、输尿管的结石进入膀胱，尤其是输尿管下段的结石；二是原发于膀胱的结石，常因下尿路梗阻引起。尿路梗阻时，尿液在膀胱内潴留，水分被逐渐吸收，尿液中某些成分，如草酸、磷酸盐、钙等浓度增加，可导致结石的形成。

4. 膀胱结石的诱发因素

（1）膀胱结石家族史。

（2）肥胖、高血压。

（3）反复发作的泌尿系感染。

（4）患有可引起下尿路梗阻的疾病，如尿道狭窄、前列腺增生、神经源性膀胱、膀胱内异物、膀胱憩室等。

（5）接受过膀胱手术或导尿等医学操作。

（6）气候。长期生活在热带或亚热带等高温高湿地区，夏季是高发季节。

（7）饮食。长期摄入水分不足，长期低蛋白、低磷酸盐饮食，维生素A、维生素B_6长期摄入不足。

5. 膀胱结石的治疗

膀胱结石的治疗原则：取出结石，纠正形成结石的原因。膀胱结石外科治疗方法包括内窥镜手术、开放性手术和ESWL。经尿道钬激光碎石是治疗膀胱结石首选的治疗方法，钬激光还能同时治疗下尿路梗阻病变，如尿道狭窄、前列腺增生等（图2-23、图2-24）。

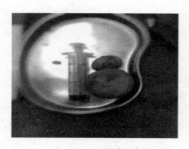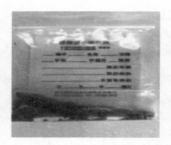

图2-23 手术取出的膀胱结石   图2-24 手术打碎的膀胱结石

6. 膀胱结石的预防

膀胱结石可以治愈，但容易复发，在治疗膀胱结石的同时积极治疗原发病，养成良好的生活习惯，从而达到降低膀胱结石复发率的目的。

（1）每天需多饮水：饮水量为2000～2500mL，勤排尿，勿憋尿。

（2）饮食应多样化：多进食富含营养和维生素的食物，如新鲜的蔬菜水果。

（3）根据结石成分分析，饮食具有针对性：草酸钙结石患者忌食菠菜、欧芹、芦笋、草莓、李子、浓茶、巧克力及各种干果，如核桃、栗子、花生等。磷酸钙结石患者不宜饮用碱性饮料。限用食盐，每日5g以下，忌食味精。限食肉、蛋等高蛋白食品。尿酸结石患者忌食动物内脏和酒类；限食肉、鱼、虾类，每日不超过100g；少食蘑菇、豆类；蛋、奶中的嘌呤含量很低，可以食用，以补充人体所需的蛋白质。磷酸铵镁结石患者要防止尿路感染，积极治疗反复发作的泌尿系感染。胱氨酸结石患者复发率极高，应严格限制肉、蛋、花生和豆类食品，应以大米为主食，多食蔬菜、水果。

（4）治疗：积极治疗尿路感染，及时解除尿路梗阻因素。

7. 膀胱结石的中医辨证治疗

中医辨证治疗适用于原发性结石直径＜0.6cm患者，或手术碎石等围手术期术后处理，常见辨证分型及治疗如下：

（1）膀胱湿热证

辨证要点：尿频、尿急、尿痛或终末血尿，排尿中断、疼痛，舌红苔黄腻，脉滑数。

治法：利湿通淋，利尿排石。

常用方剂：八正散加减；中成药可用五淋化石丸。

34

（2）肾虚夹热证

辨证要点：多为高龄患者，小便淋沥，夜尿频多，或尿急、尿痛，腰酸膝软，舌苔微黄，舌尖红，脉虚数。

治法：滋阴清热，通淋排石。

常用方剂：猪苓汤合二至丸加减；中成药可用尿石通、石淋通等。

8. 膀胱结石患者的中医辨证饮食指导

（1）薏米山药莲子粥（图2-25）

【材料】薏米50g，山药50g，莲子20g，茯苓20g，扁豆20g，粳米100g。

【做法】将上述食材洗净，浸泡一小时，再将食材倒入砂锅中，大火煮开后，转小火熬煮30分钟。

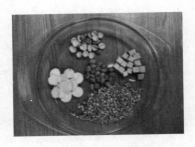

图2-25　薏米山药莲子粥

【功效】健脾祛湿，滋补肝肾。

【禁忌】口干、盗汗等阴虚火旺者忌用。

（2）玫瑰花茶

【材料】玫瑰花10g。

【做法】泡茶。

【功效】理气活血。

（郭媛）

第四 尿道结石

1. 尿道结石定义

尿道结石较为少见，仅占尿路结石的12%～12.4%，分原发性和继发性两种。尿道结石大部分来自膀胱，且大多数发生在男性，由于男性尿道长，结石排出过程易停留在前列腺部尿道、球部尿道或舟状窝处及尿道外口（图2-26）。极少的尿路结石是因尿道狭窄、尿道憩室等在尿道内直接形成。女性结石偶见嵌顿于尿道口。

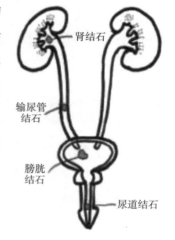

图2-26　尿道结石

2. 尿道结石的危险因素

结石危险因素分为内因和外因两种。

（1）内因

1）遗传因素：13%～46%的泌尿系结石患者有家族性病史，结石患者的家族中结石发病率高于非结石病患者家族。有些常染色体遗传所致的肾小管功能障碍、先天性酶欠缺等都是与结石形成关系密切的一些遗传疾病。

2）局部病因：尿道狭窄、尿路梗阻、感染和尿路中存在异物是诱发结石形成的主要局部因素。

3）代谢异常：除一些先天性或后天性疾病引起的代谢异常外，还有一些原因不十分清楚的代谢异常，如特发性高尿钙、特发性高尿酸等。

4）疾病：一些疾病如甲亢、皮质醇增多症、溶骨性骨肿瘤等都有诱发结石形成的可能。

（2）外因

1）药物：乙酰唑胺、维生素D中毒、大量口服维生素C、皮质激素、磺胺类、阿司匹林等均可发生结石。

2）饮食：不喜欢喝水的人结石发生率升高；高嘌呤饮食是结石的危险因素；大量食用菠菜可增加尿中草酸的排量，有增大结石形成因素的可能；钙摄入过量也是导致结石的因素。

3）环境：地区、气候条件的差异也是结石形成的因素，如炎热的地区可因出汗多导致尿液浓度升高及水中钙质成分的增加都可使尿路结石更易于形成。

3. 尿道结石的临床症状

（1）排尿痛，排尿困难，甚至尿潴留是尿道结石的主要临床表现。结石嵌于尿道，表现为排尿费力，尿线变细或呈滴沥状，有时尿流中断，甚至引起急性尿潴留，患者非常痛苦。疼痛一般为钝痛，前尿道结石疼痛常局限于结石嵌顿处，后尿道结石疼痛常放射至会阴及肛门，结石突然嵌入尿道内，可为锐痛，可放射至阴茎头部，有时出现血尿。合并感染时可出现膀胱刺激症状及脓尿。

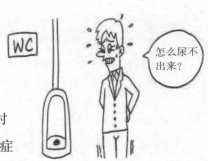

（2）女性尿道憩室结石，主要为下尿路感染症状，有尿频、排尿痛、夜尿多、脓尿及血尿；性交痛为突出的症状；有时尿道排脓。男性尿道憩室结石除尿道有分泌物及尿痛外，在阴茎下方可出现一逐渐增大且较硬的肿物，有明显压痛但无排尿梗阻症状。

4. 尿道结石的检查

（1）尿常规检查：见红细胞、白细胞和盐类结晶。

（2）X线平片：见不透光结石影，同时需要做IVU，以了解泌尿系全面情况，并有助于了解尿道结石来源。若无上尿路结石或膀胱结石，则应做尿道造影以发现有无尿道狭窄和尿道憩室等情况。

（3）B超：尿道内可见强回声，后方伴声影图。

（4）金属尿道探子检查：在尿道结石部位能探知粗糙感及摩擦音。

（5）尿道镜检查：能直接观察到结石，并可发现尿道并发症。

5. 尿道结石的治疗方法

治疗旨在尽快取出结石，解除痛苦，防止尿潴留，之后再行结石的病因治疗。治疗方案根据结石的大小、形状、所在部位和尿道状态而定，以符合最易于取出结石并对尿道损伤最小的原则。

（1）新近进入尿道内的较小的继发尿道结石，如尿道明显病变，结石有自行排出之可能，应促其排出，可服用利尿消炎排石中药；尿道内注入液状石蜡，增加润滑可助于排石。

（2）经尿道口直接取出，用于大部分前尿道结石，可用器械将结石直接取出，必要时切开尿道外口。小结石可用手将结石轻轻挤出尿道口，切忌使用暴力。

（3）将结石推入膀胱后取出，适用于后尿道结石及无法由尿道口取出的前尿道结石。经尿道注入液状石蜡，用尿道探子将结石轻轻地推入膀胱，再按膀胱结石处理。如果无法及时进行手术治疗，可先行导尿留置尿管，防止结石再次嵌顿于尿道，结石留作下一步处理。

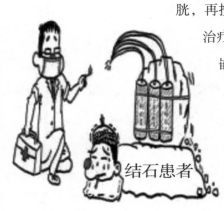

结石患者

4）原位处理尿道结石适合以上3种方法不能处理的尿道结石。可在尿道内行气压弹道、超声式等碎石术。

5）手术仅适用于紧嵌于尿道无法取出的结石或有尿道憩室需同时

切除者。开放性手术取石适用于结石过大或嵌顿时间已久，经以上治疗失败，或伴有尿道狭窄、憩室，需手术一并处理者。

6. **尿道结石的中医特色外治法**

（1）**腕踝针**：对尿道结石疼痛者采用下1、下2区针刺，能起到快速止痛的作用（图2-27）。

（2）**雷火灸**：根据证型采用补法或泄法进行施灸，取穴包括肾俞穴、水道穴、天枢穴、八髎穴等，有促进结石排出的作用（图2-28）。

（3）**穴位贴敷疗法**：穴位贴敷可选神阙穴、水道穴、天枢穴、三阴交穴、中极穴等，每次2~4小时，每天1次，可利尿排石（图2-29）。

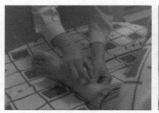 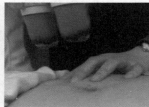 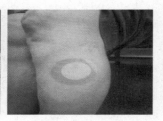

图 2-27　腕踝针　　　　　图 2-28　雷火灸　　　　　图 2-29　穴位贴敷

7. **通过中医体质辨识对尿道结石患者的健康调养**

根据体质辨识进行健康调养，从改变体质入手，标本同治，以降低复发概率或延长结石复发时间。

（1）**湿热质**

常见表现：平素面垢油光，易生痤疮粉刺，口苦口干，身重困倦，心烦懈怠，大便黏滞不畅或燥结，小便短赤，男性易阴囊潮湿，女性易带下增多，舌质偏红，苔黄腻，脉滑数。

调养方案：饮食清淡，多吃甘寒、甘平的食物如西红柿、草莓、绿豆、冬瓜、藕、西瓜、芹菜、黄瓜、薏米、苦瓜等。忌辛温滋腻，少吃海鲜，少喝酒，不熬夜，避免过于劳累。适合做运动量大的锻炼，如中长跑、游泳、爬山、各种球类、武术等。夏季应尽量保持凉爽，避免暑湿，盛夏暑湿较重的季节减少户外活动，可按摩曲池、三阴交、丰隆等穴位进行保健。

（2）气郁质

常见表现：神情抑郁，情感脆弱，烦闷不乐，胸胁胀满，或走窜疼痛，或嗳气呃逆，或咽间有异物感，或乳房胀痛，睡眠较差，食欲减退，惊悸怔忡，健忘，大便多干，小便正常，舌淡红，苔薄白，脉象弦细。

调养方案：多吃佛手、橙子、柑皮、小麦、海带、海藻、萝卜、金橘、山楂等具有行气、解郁、消食、醒神作用的食物。睡前避免饮茶、咖啡等提神醒脑的饮料，可少量饮酒以活动血脉、提升情绪。气郁质者宜动不宜静，尽量增加户外活动，可坚持较大量的运动锻炼，如跑步、登山、游泳、武术以流通气血，另外，多参加社交活动，多结交朋友，及时向朋友倾诉不良情绪，解除自我封闭状态，要主动寻快乐，常看喜剧、励志剧、听相声，多听轻松开朗音乐。经常按摩太冲穴、膻中穴等能起到疏肝解郁作用。

（3）瘀血质

常见表现：肤色晦暗，色素沉着，口唇黯淡，眼眶发黑，头发易脱落，容易健忘，容易出现瘀斑，胸闷胸痛，舌黯或有瘀点，舌下络脉紫黯或增粗，脉象细涩或结代。

调养方案：可多食黑豆、核桃、紫菜、萝卜、胡萝卜、金橘、橙、柚、山楂、醋、玫瑰花、红糖、丝瓜、月季花、绿茶等活血祛瘀、散结行气、疏肝解郁作用的食物，保持足够的睡眠，但不可过于安逸，可进行一些有助于促进气血运行的活动，如太极拳、八段锦、舞蹈、步行等。培养乐观情绪。血得温则行，居住环境宜温不宜凉。保健按摩可使经络畅通，达到缓解疼痛、稳定情绪、增强人体功能的作用，如搓后腰的腰眼（就是肾俞）、脚心，泡脚等，可促进血液循环。

40

（4）肾阳虚质

常见表现：以畏寒怕冷、手足不温等虚寒表现为主要特征。表现为精神不振，睡眠偏多，舌淡胖嫩边有齿痕、苔润，脉象沉迟而弱，毛发易落，大便溏薄不成形，小便清长，怕风，喜热饮食，腰膝酸软，无论冬夏手脚冰凉，全身乏力。

调养方案：阳虚体质患者，冬天避寒就温，夏天不露宿室外，睡眠不直吹电扇及空调，开空调室内外温差不要过大，避免在树荫、水亭及过堂风大的过道久停，多晒日光浴，可适当洗桑拿、温泉浴，除了夏季外，在上午的9～10点、下午的3～4点晒背，升发阳气。秋冬注意保暖，尤其是足下、背部及下腹部丹田部位的防寒保暖。可做一些舒缓柔和的运动，如慢跑、散步、打太极拳、八段锦、广播操等；可多吃容易"发"的食物，如牛羊狗肉、葱、姜、花椒、鳝鱼、韭菜、辣椒、胡椒等补阳祛寒、温养肝肾之品，少食生冷寒凉食物，如雪糕、冷饮、黄瓜、藕、梨、西瓜等。阳虚者情绪不佳，应保持沉静内敛，消除不良情绪，善于调节情绪，多与别人交谈，平时多听一些激扬、高亢、豪迈的音乐。可自行按摩气海、足三里、涌泉等穴位，以助阳气升发。

（5）肾阴虚质

常见表现：形体消瘦，手足心热，目干涩痛，视物昏花，面颊潮红或偏红，皮肤偏干，口苦口燥咽干，怕热，喜冷饮，大便干结，小便灼热发黄，舌红少津，脉细数。

调养方案：平时宜克制情绪，遇事要冷静，可以用练书法、下棋、旅游来愉悦性情。平时多听一些曲调舒缓、轻柔、抒情的音乐，防止恼怒。可吃滋养肝肾之品，如女贞子、山茱萸、五味子、麦冬、天冬、玉竹、枸杞子等，多吃甘凉滋润的食物，如绿豆、冬瓜、芝麻、百合、银耳、木瓜、菠菜、无花果、冰糖等。少食葱、姜、蒜、辣椒、羊肉、狗肉等辛辣燥烈品。宜选动静结合中小强度、间断性运动，如太极拳、太极剑、八段锦等，控制出汗量，及时补充水分。中午保持一定的午休时间，避免熬夜、剧烈运动和在高温酷暑下工作。保持平和的心态，少参加容易使人情绪激动的文娱活动。可自行按摩三阴交、照海、太溪等穴位，以养阴。

8. 尿道结石的预防

根据结石成分、代谢状态及流行病学因素，坚持长期预防，对减少或延迟结石复发十分重要。

（1）**大量饮水以增加尿量，稀释尿液，可减少尿中晶体沉积。**成人保持每日尿量在 2000mL 以上，尤其是睡前及半夜饮水，效果更好。

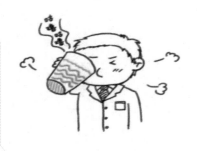

（2）**活动与休息。**有结石的病人在饮水后多活动，以利结石排出。

（3）**解除局部因素。**尽早解除尿路梗阻、感染、异物等因素，可减少结石形成。

（4）**饮食指导。**根据所患结石成分调节饮食。含钙结石者宜食用含纤维丰富的食物；限制含钙、草酸成分多的食物，如牛奶、奶制品、豆制品、巧克力、坚果等含钙高食品，浓茶、菠菜、番茄、土豆、芦笋等含草酸高的食物也少吃；避免大量摄入动物蛋白、精制糖和动物脂肪。尿酸结石患者不宜食用含嘌呤高的食物，如动物内脏、啤酒等。

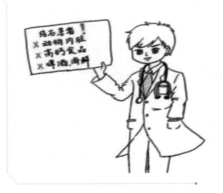

（5）**药物预防**。根据结石成分，应用药物降低有害成分，碱化或酸化尿液，预防结石复发。维生素 B_6 有助减少尿中草酸含量，氧化镁可增加尿中草酸溶解度。枸橼酸钾、碳酸氢钠等可使尿 pH 值保持在 6.5～7，对尿酸和胱氨酸结石有预防意义。口服别嘌醇可减少尿酸形成，对含钙结石有抑制作用；口服氧化氨使尿液酸化，有利于防止磷酸镁铵结石的生长。

（6）**预防骨脱钙**。伴甲状旁腺功能亢进者，必须手术摘除腺瘤或增生组织。鼓励长期卧床者功能锻炼，防止骨脱钙，减少尿钙含量。

（7）**复查**。出院后一个月复查B超，之后每年行尿液检查、X线或B超检查，观察有无复发及残余结石情况，如出现血尿、尿痛、排尿困难等情况及时就诊。

（张秀琼　刘明　李思逸　雷振华）

"保卫"前列腺

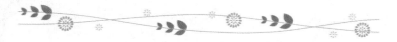

第一 前列腺增生

1. 前列腺：男性独有的"神秘之地"

前列腺是男性特有的性腺器官，附属于泌尿生殖系统。是男性的"神秘之地"，它像一颗倒置栗子，底朝上，尖朝下，上与膀胱相紧贴，前面与耻骨相邻，后面依着直肠，尿道贯穿其中。射精管从前列腺底部后方邻近膀胱处穿入，后斜行开口于精阜中央的前列腺两侧（图3-1）。

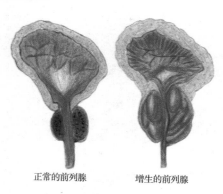

正常的前列腺　　　增生的前列腺

图 3-1　正常与增生的前列腺

2. 前列腺的作用

正常前列腺底部横径4cm，纵径3cm，前后径2cm，重量约20g，因为前列腺是性腺器官，所以具有内、外双重分泌功能。首先，前列腺外分泌功能主要是分泌前列腺液，构成精液的一部分，有利于精子的生存和活动。其次，作为内分泌功能，前列腺可以分泌一种激素，称为前列腺素，是一类不饱和脂肪酸组成，具有多种生理作用的活性物质。

3. 前列腺增生常见的诱发因素

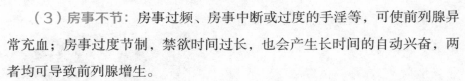

（1）**不健康的生活习惯**：如酗酒、吸烟、长期食用辛辣刺激油腻的食物等，或者长期居湿热之地，导致湿热蕴结，使前列腺充血，促使前列腺纤维组织增生。

（2）**缺乏锻炼或方式错误**：久坐不运动的人群，如久坐的人缺乏锻炼，动脉易于硬化，导致前列腺局部血液循环不良，促使前列腺增生。长期骑车、骑马的人，前列腺受到挤压，同时阴部充血，影响局部血运循环，导致前列腺炎发生，甚至前列腺增生。

（3）**房事不节**：房事过频、房事中断或过度的手淫等，可使前列腺异常充血；房事过度节制，禁欲时间过长，也会产生长时间的自动兴奋，两者均可导致前列腺增生。

（4）**外感受凉**：感冒受凉可引起人体的交感神经兴奋，从而导致前列腺管收缩、尿道压力增高、前列腺液排泄不畅而郁积性充血，导致前列腺增生。

（5）**其他因素**：近年来，专家认为肥胖、家族史、人种等与前列腺增生的发生有关系。

综上所述，不健康的生活习惯、不规律的性生活、不正确的锻炼方式都可以导致前列腺增生。养成良好的生活习惯，经常锻炼身体，做到早预防、早发现、早治疗。

4. 前列腺增生的病因

前列腺增生的病因复杂，可能与以下几个因素有关。

（1）**年龄与睾丸因素**：目前研究人员发现良性前列腺增生的两个重要

因素，分别是老龄化和有功能的睾丸。对于先天睾丸发育不全或者睾丸切除的人，是不会有前列腺增生的；同时大部分老年男性都会有不同程度的前列腺增生。

（2）**内分泌因素**：随着年龄的增加，雄激素分泌下降，睾丸内非雄激素类物质的作用，导致前列腺长期充血、腺泡淤积等引起前列腺增生。

（3）**泌尿生殖系统炎症因素**：如慢性前列腺炎未得到根治或出现反复泌尿道感染、前列腺囊肿等刺激，也会导致前列腺充血、增生。

（4）**其他因素**：如尿道狭窄、膀胱或尿道结石等，导致下尿路排尿不畅，造成前列腺充血和增生等。

5. 前列腺增生的临床症状

前列腺增生的临床症状有膀胱刺激症状（储尿期症状）、梗阻症状（排尿期症状）、排尿后症状及尿路梗阻引起的其他并发症。

（1）**膀胱刺激症状（储尿期症状）**：主要包括尿频、尿急、夜尿增多及急迫性尿失禁等。

尿频、尿急是前列腺增生的"早期信号"，其原理是前列腺增生刺激压迫了后尿道和膀胱颈，引起尿频、尿急。夜尿次数的增多更具有临床警示意义，如老人原来晚上睡觉后不起夜，现在出现起夜1~2次，常常反映早期梗阻，若次数增加或者有来不及去厕所而尿湿裤子的现象，说明病情发展并加重了。

（2）**梗阻症状（排尿期症状）**：膀胱出口梗阻表现为排尿费力、排尿中断、排尿时间延长、尿线变细甚至分叉、需要按压小腹辅助排尿等。

（3）**排尿后症状**：膀胱内残余尿增多，会出现尿后滴沥不尽等症状；如果膀胱因残余尿过多，膀胱内压力增高，尿液自行从尿道溢出，导致充溢性尿失禁。随着膀胱不能有效排空，残余尿越来越多，当受凉、劳累、饮酒、憋尿等因素引起交感神经兴奋，前列腺收缩导致膀胱梗阻，进而可突然发生成急性尿潴留。

（4）尿路梗阻引起的其他并发症：如血尿、泌尿系感染、膀胱结石、膀胱憩室、肾盂积水、肾功能不全甚至尿毒症、腹股沟疝、痔疮、脱肛等。

6. 前列腺增生是否需要立即治疗

良性前列腺增生患者因个体差异而治疗有所不同，有些患者的临床症状在很长的时间内没有明显变化，并且患者对疾病症状的忍受程度各不相同，所以并不是每一个患者都需要立即治疗。因此，对于此类患者，需要定期复查，动态观察病情的变化，即"观察等待"。

7. 应及时治疗的早期症状

（1）尿频：是前列腺增生的"早期信号"。前列腺增生导致排尿阻力的升高，使膀胱逼尿肌需要通过过度收缩才能完成整个排尿过程，从而导致膀胱三角区代偿性肥厚，久而久之，极少量的尿液也会刺激三角区，使人产生尿意，从而产生尿频，同时还可伴有尿急、尿等待、尿无力、尿不尽等症状，若我们能早发现这些"早期信号"，并早预防，早治疗，就可有效地预防前列腺增生带来的严重并发症，甚至避免手术。

（2）排尿中断或者膀胱结石：前列腺增生后，尿液潴留在膀胱里，尿结晶体容易凝集形成膀胱结石，出现排尿中断。老年人排尿中断和出现膀胱结石是前列腺增生的"强烈信号"。

8. 尿潴留的处理

尿潴留可分为急性尿潴留、慢性尿潴留。

（1）急性尿潴留：是指因受凉、劳累、饮酒、憋尿、服用药物或者其他因素引起交感神经兴奋，膀胱逼尿肌收缩无力，前列腺及膀胱颈部突然充血水肿，造成急性梗阻而不能自行排尿。临床表现为患者突然发病，痛苦面容，膀胱区胀满但不能自行排尿或者排尿滴沥；在小腹甚至脐下可触及胀满的膀胱。

如突发急性尿潴留，应首先解除尿潴留，首选留置尿管。为避免膀胱出血，留置尿管后首次放尿不应大于800mL。夹毕尿管30分钟～1小时，再放剩余的尿液。一般留置尿管为3～7天，继续门诊复诊。

（2）慢性尿潴留：由于前列腺增生长期膀胱出口梗阻、膀胱逼尿肌收缩乏力等，每次不能完全排空尿液，导致膀胱内的尿液堆积，形成慢性尿潴留。

长期的慢性尿潴留可导致输尿管扩张、肾积水，严重的发生肾功能不全等并发症，若肾功能正常，可行手术治疗；若出现肾功能不全，应先留置尿管，等肾功能恢复或接近正常后再择期手术。

9. 前列腺增生相关检查

（1）肛门直肠指检：是前列腺增生患者最简便及必要的检查。通过检查可以了解前列腺大小、外形、有无压痛，是否存在前列腺结节，从而对前列腺疾病进行初步诊断和筛查（图3-2）。需要注意的是检查前应先排空尿液。

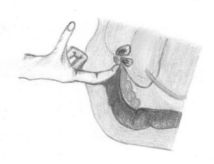

图3-2　直肠指检

（2）B超：是检查前列腺的常用见方法，有经直肠探测法和经耻骨上腹部探测等方法，可以了解前列腺大小、结构是否正常及膀胱有无残余尿等（图3-3）。B超具有简捷、方便、无创等优点。

（3）前列腺CT或MRI检查：主要用于良性前列腺增生与前列腺癌的鉴别

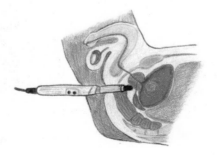

图3-3　直肠B超

诊断。

（4）**残余尿量测定**：检查前要求排空尿液，正常人剩余尿不大于10mL，几乎为零，残余尿越多，表明梗阻程度越严重或者膀胱逼尿肌收缩乏力。残余尿量测定是前列腺增生的重要检查之一。

（5）**尿流动力学检查**：包括尿流率检查、膀胱压及尿道压的测定，是判断逼尿肌功能及损害程度的检查方法，可以客观评价尿路梗阻的程度，有助于选择治疗方案。

（6）**尿液分析**：可以发现尿路感染，判断有无血尿、尿糖、胆红素，以及尿涂片镜检、中断尿培养等。

（7）**膀胱镜检查**：必须在患者确定无尿路感染的情况下根据病情需要选择是否检查。膀胱镜检查可以发现膀胱内有无其他病变，并决定手术方案。

（8）**血清前列腺特异性抗原（PSA）测定**：可以初步排除是否存在前列腺癌的可能。

（9）**血清尿素氮（BUN）、肌酐（Cr）测定**：可以初步了解双肾功能。

10. 前列腺增生的治疗方法

根据患者的病情，我们有以下几种治疗方法。

（1）**观察等待**：适用于轻度前列腺增生的患者，早期无症状或症状很轻，残余尿量小于10mL，可以定期检查，随诊即可。一旦发现病情加重，则需积极治疗。

（2）**西药治疗**：近年来，药物治疗的重要性越来越受到重视，特别是早期的前列腺增生，应作为一线治疗方案，从而降低手术概率。目前主要有3种类型药物：α-受体阻滞剂，代表药物如坦索罗辛，主要抑制尿道内压上升，以减轻排尿阻力；α还原酶抑制剂，代表药物为非那雄胺，能使前列腺体积缩小、腺体萎缩，改善排尿困难；M受体拮抗剂，代表药物如酒石酸托特罗定和琥珀酸索利那新，可以降低逼尿肌高张力，减轻膀胱痉挛，改善储尿症状等。

（3）透药疗法：指射频和微波治疗，是一种物理治疗方法，只适用于早期前列腺增生的患者或无法手术的患者。

（4）中药治疗：根据患者中医辨证论治，不同证型使用不同的方剂，随病情变化而随症加减，个性化施治。

（5）手术治疗：是主要的治疗方法，对良性前列腺增生引起严重并发症的患者，建议手术治疗。

11 前列腺增生手术适应证

在保守治疗期间出现以下情况应手术治疗：

（1）LUTS症状严重，已明显影响生活质量，经正规药物治疗无效或拒绝药物治疗的患者可考虑手术治疗。

（2）反复尿潴留，至少在一次拔管后不能排尿或两次尿潴留。

（3）反复血尿，药物治疗无效。

（4）反复泌尿系感染。

（5）膀胱结石。

（6）继发性上尿路积水（伴或不伴有肾功能损害）。

（7）合并膀胱大憩室、腹股沟疝、严重的痔疮或脱肛，临床诊断不解除下尿路梗阻难以达到治疗效果者，应当考虑手术治疗。

12 前列腺增生手术方式

前列腺增生的治疗方法包括外科手术治疗、激光治疗及其他治疗方式。

（1）外科手术：目前包括经尿道前列腺电切术（TURP）、经尿道前列腺切开术（TUIP）及开放性前列腺摘除术。其中经尿道前列腺电切术是治疗前列腺增生的首选手术方式。

（2）激光治疗：包括YAG激光（钬激光）、KTP激光（绿激光）及

2μm激光（铥激光）。激光治疗手术适合一些高龄、中重度贫血、器官功能衰退等高危因素的患者。

（3）**其他治疗**：如经尿道微波热疗，可部分缓解前列腺增生患者的症状；经尿道针刺消融术，适用于不能接受外科手术的高危患者，一般不推荐为一线治疗方法；前列腺支架，仅适用于伴反复尿潴留不能接受外科手术的高危患者，作为导尿的一种替代疗法。

13. 经尿道前列腺电切术（TURP术）

经尿道前列腺电切术（TURP术）是指通过尿道插入电切镜，在直视下切除前列腺突入尿道的部分，是一种具有痛苦小、创伤小、恢复快、住院时间缩短的手术方法，是前列腺增生患者治疗的"金标准"。主要适用于治疗前列腺体积在80mL以下的前列腺增生患者。

14. 经尿道前列腺电切术术前准备

（1）术前调整心态，树立信心，积极面对手术，以达到预期目标。

（2）术前1周禁烟酒，预防感冒，保证充足睡眠。

（3）学习前列腺增生健康教育视频。

（4）学会深呼吸、有效咳嗽、扩胸运动等方法。

（5）学习盆底肌训练，如电子生物反馈治疗、提肛训练。

（6）提前了解手术中的体位，提前练习体位、保护受压的皮肤。

（7）术区域皮肤准备。

（8）术前日下午口服导泻剂，如乳果糖、番泻叶等，避免手术麻醉后肛门括约肌松弛排便于手术台引起感染，并可减少术后腹胀，减少术后用力大便后前列腺出血。

（9）用物准备包括柠檬一个（可缓解麻醉后恶心呕吐等反应）、女性卫生护垫一包（用于术后包裹尿道口）、便盆一个、护理包一个（内含护理垫、管道固定贴、一次性手套等）。

15. 经尿道前列腺电切术术后注意事项

（1）手术当天

1）体位：术后需要在不垫枕头的情况下平卧4～6小时，防止麻醉后的头晕头痛等不适。如有呕吐倾向时请把头侧向一边，可闻柠檬缓解恶心欲呕感。如需大便，要在护士指导下床上使用便盆。

2）管道：术后留置尿管，尿管需保持引流通畅，若发现偏红（达到床头比色卡5度或以上）或尿管不畅通等情况，或感觉尿频尿急、腹胀不适等情况，立即告知医护人员。术后翻身的时候，不能牵扯、折叠尿管，避免尿管脱出或不通。

3）监测/吸氧：一般需要持续6小时，心电监测用于观察手术后身体基本情况，吸氧有助于术后恢复，无特殊情况6小时后拆除。

4）饮食：术后6小时如病情无特殊可逐渐开始进食。建议术后第1次进食以粥、米汤、牛奶等流质食物为主。

5）运动：定时翻身，可以在床上进行运动，如深呼吸、扩胸运动、踝泵运动，避免高抬腿运动，以免尿管牵拉前列腺部引起出血。

（2）术后1～2天

1）术后：第1天以卧床休息为主，第2天会根据患者的具体情况指导下床活动。第1次下床必须有家属或护士陪同，以防止跌倒。

2）管道：必须保持尿管引流通畅及固定在位，尿袋应挂于低于膀胱的位置，防止尿液反流造成感染。正常尿液颜色应为淡黄色或淡红色，如引出的尿液为鲜红色，或者长时间未见尿液引出，并且自己感觉到下腹部的胀痛，应及时告知医护人员。第2天会根据病情选择是否拔除尿管，拔除后要登记每次排尿量，如果术后可能会有尿频、尿急、甚至尿失禁等现象，可能与手术创面尚未完全愈合有关。

3）运动：可进行一些舒缓的床上锻炼方式，如深呼吸、扩胸运动、踝泵运动、抬腿运动，亦可进行适量的床下活动，同时避免下蹲等动作。

4）大便：术后大便时请尽量避免用力，如出现大便难解等情况，可告知医生使用通便药，减少术后创口出血的可能。

16. 经尿道前列腺电切术术后并发症

目前经尿道前列腺电切术术后主要并发症包括短期并发症及远期并发症。

（1）短期并发症

1）术后出血：是手术后最常见的并发症，与患者手术时间长和前列腺体积大等有关。

2）电切综合征：又称"水中毒"，指手术的创面因冲洗液的过多、过快吸收引起的以机体循环容量超负荷及或稀释性低钠血症为主要特征的临床综合征。

3）穿孔及冲洗液外渗：患者表现为腹胀、腹痛、脉速，其发生率约为1.7%。

4）误损伤：如输尿管口、直肠及尿道外括约肌。

5）膀胱痉挛：留置镇痛泵可有效预防术后发生膀胱痉挛。

6）急性尿潴留：TURP术后排尿不畅，急性尿潴留发生率约为4.5%，是其常见并发症。

7）泌尿生殖系感染：TURP术后尿路感染平均发生率为4.1%。

（2）远期并发症

1）尿失禁：发生率为30%～40%。

2）逆行射精：发生率为65%～70%。

3）膀胱颈梗阻：发生率为0.3%～9.2%。

4）尿道狭窄：发生率为2.2%～9.8%。

17. 前列腺增生术后出院注意事项

（1）生活起居：术后3个月内勿提重物或剧烈活动，避免久坐、乘坐长途汽车、骑自行车，避免性生活，有利于手术创面的修复。可选择八段锦或太极拳等柔缓的运动。有暂时性尿失禁的患者手术一周后进行提肛训练：具体步骤为每次保持收缩肛门10秒，再放松肛门10秒，收缩和放松记为一次，每天做100～150次，每天早、中、晚各锻炼50次左右，锻炼时不限体位。如出现血尿或尿失禁症状加重立即停止训练并及时就诊。

（2）饮食调护：出院后的饮食宜清淡营养易消化之品，多食新鲜蔬菜水果，忌食辛辣刺激性食物，戒烟酒，保持二便通畅，特别需注意避免大便用力，腹压增加。多喝水，每天饮水量为2000mL左右，勤排尿，勿憋尿。

（3）中医特色疗法

1）温肾保健操：能够增强盆底肌肉的力量，从而起到温肾固肾、燮理阴阳、行气活血、增强自我控制二便的作用。

2）穴位按摩：适合术后增强胃肠功能康复的按摩方法。调理胃肠功能及保健穴位：如足三里穴、合谷穴、中脘穴、天枢穴、内关穴等。按摩时以拇指用力下按即可，按时停留10秒，抬起再按下，反复进行30～50次，调理效果显著。

（4）复查和随访：出院一周后复诊。之后按医嘱定期复查，按医嘱完成后续治疗，如出现大量鲜红色血尿、尿潴留、下腹部剧烈疼痛、高热等不适应立即就诊。

18. 前列腺增生的中医病因病机

前列腺增生属于中医学"精癃""癃闭"范畴。中医学认为本病多由

54

久病体虚、劳伤肾精，导致脾肾不足，三焦水液运化失常，膀胱开合失司所致。本病的发病病位虽在肾与膀胱，但与上焦、中焦也密切相关。肺主治节，为水之上源，肺病则肺气不能输布，影响肺"通调水道，下输膀胱"的作用，以致尿出不畅或尿闭。中焦脾胃功能紊乱，运化失常，湿热下注膀胱，气化失常，尿液不能正常渗泄，发生癃闭，膀胱失于约束，则小便闭而不易排出。下焦为肾所主，主水藏精，与膀胱相表里，若肾气不足，温煦乏力，则膀胱气化不利，开合失常，则见小便频数，滞涩不爽。肺、脾、肾三脏分调上、中、下三焦之水液代谢、气机运化，三脏功能密切相关，且都与"精窿"的发病有关。

19. 前列腺增生的中医常见辨证分型、特色疗法及食疗推荐

（1）**肺热失宣型**：主要表现为小便不畅或点滴不通，兼见咽干、口燥、胸闷等，舌红，苔薄黄，脉滑数。

1）遵医嘱给予清热宣肺化痰药物。

2）协助患者拍背咳嗽，必要时行雾化吸入。

3）中医特色疗法包括膀胱经、督脉拔火罐或者火龙罐，用于清热宣肺祛湿。

4）食疗方推荐薏苡仁百合汤（图3-4），可清热宣肺祛湿。薏苡仁200g，百合50g。两者放入砂锅内，加水5碗，熬至3碗。

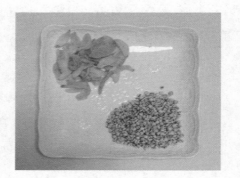

图3-4　薏苡仁百合汤

（2）**湿热下注型**：主要表现为尿少黄赤，尿频涩痛，点滴不畅，甚至尿闭，小腹胀满，口渴不欲饮，发热或大便秘结，舌红，苔黄腻，脉数。

1）鼓励多饮水，急性发热期，遵医嘱使用药物降温或用物理降温，

注意体温的变化。

2）大便秘结时，可使用通便药物，术后必要时可用毛冬青液保留灌肠。

3）中医特色疗法包括按医嘱针刺三阴交、阴陵泉、足三里等穴，用泻法通利膀胱排尿。或者按摩膀胱，手法促进排尿，但切忌用力过猛。

4）食疗方推荐金钱草玉米须瘦肉汤（图3-5），可清热化湿利尿。金钱草20g，玉米须10g，瘦肉300g，蜜枣2粒。金钱草、玉米须稍加清洗，瘦肉洗净、切块飞水。所有材料加入汤煲中，加1500～2000mL清水，武火先煲15分钟，改文火煲45分钟，加盐调味。

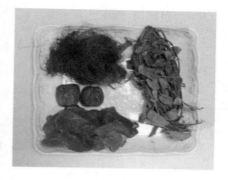

图3-5　金钱草玉米须瘦肉汤

（3）中气下陷型：主要表现为小腹坠胀，小便欲解不爽，尿失禁或夜间遗尿，精神倦怠，少气懒言，舌淡，苔薄白，脉濡细。

1）病室宜凉爽通风，温度适宜，整洁、安静舒适。

2）保持会阴部、尿道口清洁，尿闭不出时可用按摩等诱导排尿，无效者予导尿。

3）尿失禁者，保持床褥清洁干燥，做好皮肤护理。

4）中医特色疗法可艾灸气海、关元穴，以促进排尿。

5）食疗方推荐黄芪鲤鱼汤，益气健脾。鲜鲤鱼500g，黄芪30g，太子参30g，车前子20g，香菜50g，食油、盐、醋、葱、姜、蒜适量。把鲤鱼内脏去掉，将药材洗净后用纱布包好，与鱼一起炖2小时，喝汤。

（4）肾阴亏虚型：主要表现为小便频数不爽，淋沥不尽，伴有头晕目眩，腰酸膝软，失眠多梦，咽干，舌红，苔黄，脉细数。

1）病室宜凉爽通风，温度适宜，整洁、安静、舒适。

2）观察排尿、发热等情况，并注意舌象、脉象变化。

3）中医特色疗法可选穴位敷贴法，用天灸粉调成糊状外敷神阙、关元、气海或八髎穴，每日1次，每次贴敷1~2小时，达到补肾理气、通调水路功效。

4）食疗方推荐黄芪猴头菇鸡汤，滋阴补肾。黄芪30g，猴头菇150g，嫩鸡肉250g，生姜3片。黄芪、猴头菇稍浸泡；鸡肉切块，稍炒片刻。一起下瓦煲，加清水2000mL，武火滚沸后改文火煲约1.5小时，加盐便可。

（5）肾阳虚损型：主要表现为排尿无力，失禁或遗尿，点滴不尽。面色㿠白，神倦畏寒，腰膝酸软无力，手足不温，舌淡，苔白，脉沉细。

1）注意休息，节制房事，防止过劳。

2）中医特色疗法可用吴茱萸、粗盐各适量，布包加热，行小腹热敷，消胀通尿。

3）食疗方推荐当归生地羊肉汤，温补肾阳、健脾祛湿。当归15g，生地黄10g，羊肉500g，生姜6片。中药稍浸泡；羊肉洗净，切块，在加了姜、葱、绍酒的沸水中稍滚片刻，再洗净（即汆水）。一起与生姜下瓦煲，加入清水2500mL，武火滚沸后改文火煲约2小时，加盐便可。

（6）气滞血瘀型：主要表现为小便努责方出或点滴全无，会阴、小腹胀痛，偶有血尿或血精。舌紫暗或有瘀，苔白或黄，脉沉弦或细涩。

1）嘱患者保持心情舒畅，生活有规律。

2）中医特色疗法可以用热水袋热敷，或按医嘱用吴茱萸、粗盐各适量，加热布包，行小腹热敷，消胀通尿。也可针刺三阴交、阴陵泉、阳陵泉等穴，艾灸关元、气海、肾俞等穴，按摩膀胱区，用手法排尿。

3）食疗方推荐可用田七炖乌鸡汤，行气活血化瘀。乌鸡（竹丝鸡）1只，南枣6粒，陈皮1块，田七20g，水6碗，盐1茶匙。南枣用水浸洗。乌鸡宰洗干净，切去鸡尾。田七砸碎，连同其他已洗净的材料一并放入炖盅内，隔水炖4小时，加盐调味即可食用。

（7）电切术后中医食疗推荐方：鲜山药芡实陈皮煲鲫鱼，健脾益气。鲜山药100g，芡实 30g，陈皮10g，鲫鱼1条（约400g），猪瘦肉50g，生姜3片。山药切段；芡实、陈皮浸泡；鲫鱼宰洗净，煎至微黄，溅入少许热水。一起与猪瘦肉、姜下瓦煲，加入清水2000mL，武火滚沸改文火煲约1小时，加盐便可。鲫鱼多骨，可以将鲫鱼装袋煲汤再煮，建议只饮汤不吃鱼。

20. 前列腺增生的日常保养

（1）**避免久坐和长时间骑车**：我们要避免长时间的坐位、长时间骑车，因为坐位可使血液循环变慢，尤其是会阴部的血液循环变慢，导致盆腔淤血。

（2）**避免饮酒**：酒精进入人体后引起扩张血管的作用，尤其以扩张内脏血管最为主，加重肝肾的负担，若有急性前列腺炎的患者应绝对禁酒，不利于治疗。

（3）**避免食用刺激食物**：经常食用辛辣、肥腻、重口味等食物，会导致湿热蕴结，使前列腺充血，不利于血液循环，多饮水，根据情况每日2000～3000mL，起到内冲洗的作用。

（4）**避免久居湿热之地**：经常居住在潮湿的环境，会导致湿气内蕴化热积蓄在体内，造成身体血液循环不畅。

（5）**不健康的性行为**：有些年轻人性生活过频或过多的手淫导致频繁的性冲动等，都可使前列腺不正常的充血。但性生活过度节制，忍精不射或压迫会阴的行为，导致精液逆流入前列腺，也不利于前列腺的健康。一般每周1次性生活比较适宜，这样即可起到前列腺按摩的作用，又可缓解性紧张并得到精神心理上的满足。

（6）**前列腺按摩**：是治疗前列腺炎的常用方法，定期的前列腺按摩，有利于前列腺液的排泄及疏通，但一般在医院由医生进行。

（7）适当体育锻炼：每天可进行适当的八段锦、太极拳等中医养生操，可以促进全身血液循环，增强免疫力，促进身体健康。

（杨友友　刘明　陈娟　肖英超）

第二 前列腺癌

1. 前列腺癌定义

前列腺癌是发生在前列腺上皮的恶性肿瘤，是男性生殖系统最常见的恶性肿瘤之一，组织学类型以腺癌为主。随着年龄的增长，其发病率也明显增加（图3-6）。地区差异是另外一个重要影响因素，欧美国家发病率较我国更高，但随着我国人口老龄化时代的到来，其发病率也逐渐增加，目前位于癌症发病率的第2位，仅次

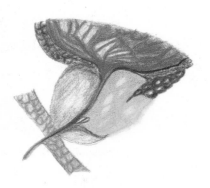

图3-6 前列腺癌

于肺癌。随着现代医学发展，前列腺癌的诊断方法也在不断改进，越来越多的早期前列腺癌能够得到确诊并得到及时的治疗。

2. 前列腺癌的危险因素

（1）**遗传因素**：具有前列腺癌家族史的人，其患前列腺癌的机会就比一般人高2~3倍。

（2）**性激素因素**：雄激素分泌越旺盛的男性，其患前列腺癌的机会也越大。

（3）**年龄因素**：本病多发生在50岁以上的男性，发病率随着年龄的增加而增加。

（4）**环境因素**：经常接触镉污染的环境，也会加大前列腺癌的发生概率。国外有研究发现，农民更容易发生前列腺癌，可能与应用杀虫药多有关。

（5）**饮食因素**：高脂饮食是前列腺癌的危险因素，研究报道其中红肉类，如猪肉、牛肉等危险性最大。维生素E、硒等摄入不足，可能会影响

前列腺癌进程。

（6）**体重因素**：体质指数（BMI）越高，患前列腺癌的危险系数越大。

（7）**感染因素**：长期、慢性泌尿生殖系统感染，也会增加患前列腺癌的风险。

（8）**性活动因素**：性活动频繁是前列腺癌的诱因之一。

（9）**种族因素**：研究显示欧美地区较高，我国以前发病率较低，但由于人口老龄化，近年来发病率也在逐步增加。

3. 前列腺癌的临床症状

前列腺癌早期通常无临床症状，一旦肿瘤增大堵塞尿道或侵犯周边器官或组织时，则会出现以下症状。

（1）**压迫症状**：前列腺随着肿瘤进展而增大，压迫尿道可引起排尿困难，临床表现为尿频尿急、尿不尽、夜尿增多、尿失禁、排尿无力、尿线变细等。压迫直肠则表现为排便困难；压迫输精管则会导致射精量减少；压迫周围神经引起会阴部疼痛，甚至发生坐骨神经痛。

（2）**转移症状**：前列腺癌一旦侵犯周围器官，如膀胱、精囊、血管神经束等，分别会出现血尿、血精、阳痿等临床症状。前列腺癌转移最常见为骨转移，引起腰骶部疼痛；盆腔及腹股沟淋巴结转移可引起下肢淋巴回流功能障碍，从而出现下肢水肿。

（3）**其他症状**：骨转移会出现病理性骨折、压迫脊髓甚至截瘫等症状，转移到肺、肝、脑等则出现相应的脏器病变症状。

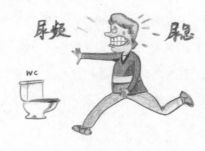

4. 前列腺癌的早期筛查

目前，前列腺癌的早期筛查常用手段包括3种检查方法。

（1）**直肠指诊**：由于前列腺紧贴在直肠的前面，经过直肠指诊可以很容易了解到前列腺的情况。

（2）**前列腺特异性抗原（PSA）的检测：**

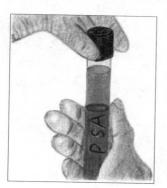

这是国际公认的前列腺癌最有诊断价值和特异性的肿瘤标志物。正常前列腺组织可分泌少量的PSA进入血液循环，通过血液检测可以准确测得它的含量，正常在0~4ng/mL的范围内。如果前列腺组织发生恶变，PSA就会被大量释放入血，因而可检测到血液中的PSA明显升高。

（3）**前列腺超声检查**：部分早期前列腺癌患者腺体的结节很小或者位于腺体中央区域，直肠指检不能探及，这种情况需借助超声检查，可以准确了解结节的大小、数量、软硬度及血运等情况，弥补了指检的不足。

5. 前列腺穿刺的指征和前列腺癌的诊断金标准

前列腺穿刺的指征：①直肠指诊发现结节，任何PSA值；②彩超发现前列腺低回声结节或MRI发现异常信号，任何PSA值；③PSA > 10ng/mL，任何f/tPSA和PSAD值；④PSA4-10ng/mL，f/tPSA异常和PSAD值异常。

目前，诊断前列腺癌的金标准为前列腺穿刺术的病理检查，主要的穿刺方法为经直肠前列腺穿刺术及经会阴前列腺穿刺术。

6. 经直肠前列腺穿刺

病人取左侧卧位，双腿屈曲，常规消毒，铺巾，医生将直肠探头置入直肠，探头紧贴直肠前壁，取前列腺矢状切面，了解其大小与周围器官的情况，由直肠进入前列腺，以穿刺架引导平行探头进针，分别对前列腺左叶、右叶及怀疑病灶部位进行穿刺取组织的过程。

7. 经会阴前列腺穿刺

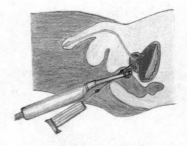

病人取截石位，常规会阴消毒，铺巾，静脉麻醉，医生将探头置入直肠，取前列腺矢状面，了解其大小及周围器官的情况，在阴囊下方与肛周皮肤，以穿刺架引导平行探头进针。分别对前列腺左叶、右叶及怀疑病灶部位进行穿刺取组织的过程（图3-7）。

图3-7　前列腺穿刺

8. 经直肠前列腺穿刺与经会阴穿刺前的准备

（1）经直肠前列腺穿刺前准备：术前当天静脉滴注抗生素；术前2小时0.02%稀释碘伏保留灌肠；保证术前晚睡眠充足；保持心情愉快。

（2）经会阴前列腺穿刺前准备：术前6小时禁食，4小时禁饮；进行会阴部周围皮肤备皮；保证术前晚睡眠充足；保持心情愉快。

9. 前列腺穿刺治疗后的注意事项

（1）观察有无血尿及便血。

（2）穿刺后多饮水，每日2000~3000mL，达到内冲洗的作用。

（3）若有出血尿或大便带血，出血多于1~3天逐渐消失，持续性血尿或术后出现尿潴留，及时告知医护人员，需要置入导尿管并起到压迫前列腺止血的目的，并使用适量应用止血药。

（4）会阴穿刺后肛周皮肤少许疼痛感，一般24~48小时逐渐减轻。

10. 前列腺癌的治疗方法

（1）等待观察：是指主动监测前列腺癌的进程，在出现肿瘤进展或临床症状明显时给予其他治疗。仅适于年老或预期寿命较短且不愿意或不适合接受主动治疗的前列腺癌患者。选择等待观察过程中，肿瘤存在局部进展和转移的风险，需要患者和家属充分知情并进行密切随访。

（2）前列腺癌根治性手术治疗：根治性前列腺切除术（简称根治术）是治疗早期局限性前列腺癌最主要的手段。根治术的主要目标是根治肿瘤，要全面评估肿瘤的临床分期、患者预期寿命和身体状况后才能施行。

（3）前列腺癌的放射治疗：放射治疗同样是治疗前列腺癌的重要治疗手段，具有疗效好、适应证广、并发症少等优点。主要分为外照射治疗和内放射治疗（组织间插植和粒子植入）。放射治疗不仅适用于早期局限性的前列腺癌，也适用于局部晚期的前列腺癌，但必须配合内分泌治疗；如前列腺癌术后肿瘤残存，包膜受侵或 PSA 增高，可行术后放射治疗。因前列腺癌对放疗比较敏感，其敏感性与肿瘤的分化程度成反比，临床分期越晚，放疗效果越差。

（4）前列腺癌内分泌治疗：前列腺癌内分泌治疗方案有很多种，其中比较常用方法是去势治疗和雄激素阻断治疗。去势治疗又包括手术去势（双侧睾丸切除）和药物去势（如诺雷德、达菲林等）。目前，去势加抗雄激素药物最大限度地阻断雄激素的作用，即"全雄阻断"，是目前最常用也是效果最好的内分泌治疗手段。

（5）前列腺癌的化疗：化疗是去势抵抗前列腺癌（CRPC）的重要治疗手段。化疗可以延长 CRPC 患者的生存时间，缓解疼痛，改善癌性疲乏，从而提高生存质量。

64

11. 前列腺癌根治术的施行条件

（1）临床分期：临床诊断为局限性前列腺癌，分期为T1~2N0M0。

（2）预期寿命：预期寿命≥10年者。

（3）健康状况：身体状况良好，没有严重的心肺疾病的患者适合根治术。

（4）其他情况：对于PSA＞20ng/mL或Gleason评分＞8的局限性前列腺癌高危患者，符合上述三个条件，术后予放射性治疗、内分泌或化学治疗。

12. 前列腺癌根治性切除术前准备

（1）术前调整心态，缓解恐惧心理，树立信心，积极面对手术。

（2）术前1周禁烟酒，预防感冒，保证充足睡眠。

（3）学习前列腺癌健康教育视频。

（4）学会深呼吸、有效咳嗽、扩胸运动等方法。

（5）学习盆底肌训练，如电子生物反馈治疗、提肛训练。

（6）提前了解手术中的体位，提前练习体位、保护受压的皮肤。

（7）手术区域皮肤准备。

（8）术前日下午口服导泻剂；术日晨清洁灌肠，避免手术过程损失直肠。

（9）用物准备：柠檬一个（可缓解麻醉后恶心呕吐等反应）、女性卫生护垫一包（用于术后包裹尿道口）、便盆一个、护理包一个（内含护理垫、管道固定贴、一次性手套等）。

13. 前列腺癌根治性切除术后的注意事项

（1）手术当天

1）体位：全麻清醒前，去枕平卧位，头偏向一侧，全麻清醒后，低

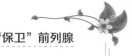

半卧位或侧卧位。清醒后可行床上功能锻炼，如踢腿、踝泵运动、深呼吸等。

2）管道：术后需要留置尿管、盆腔引流管（必要时颈部深静脉管）。

留置尿管：需保持通畅，不能夹闭。

盆腔引流管：翻身或活动的时候，不要牵拉、折叠、扭曲引流管，以免管道脱出和移位。

颈部深静脉管：用于术中及术后补液的通道，必要时留置。

3）饮食：术后暂禁食禁饮，根据医护要求进食。

（2）术后第1天

1）体位/活动：半卧位，至少两小时翻身一次。床上功能锻炼：踢腿、抬臀、踝泵运动、扩胸运动、深呼吸及有效咳嗽等。

2）管道：保持尿管和盆腔引流管的通畅和固定在位，防脱管。注意观察引流液的颜色和量。

3）饮食：肛门排气后无腹胀，开始饮用少量温开水，30分钟~1小时后无腹胀腹痛、呕吐等不适，可进食全流饮食，少量多餐，应避免易产气难消化的食物，如牛奶、豆浆、糖汽水等。逐渐过渡为半流饮食、软饭及普通饮食。

（3）术后第2~7天

1）体位/活动：根据病情，适当活动，以促进预防肺部感染，避免深静脉血栓的发生。

2）管道：保持尿管和盆腔引流管通畅和固定在位。盆腔引流管拔除后需卧床休息1小时，保持伤口敷料干洁，伤口一般1~2天后自行闭合。

（4）术后1个星期

尿管一般需要留置1个星期左右，需多饮水（少量多次），每天保证2000~3000mL的饮水量，保持外阴清洁，预防感染。尿管拔除后，如出现轻微的尿频、尿急、漏尿等情况是正常的，因为手术后盆底肌肉功能暂未完全恢复，可进行盆底肌肉功能锻炼：保持腹肌松弛，收缩肛门，每次保持收缩 10 秒，再放松 10 秒，收缩和放松肛门为一次，每天做 100~150 次，每天早、中、晚各锻炼 50 次左右，锻炼时不限体位，并持之以恒。如出现血尿，停做此项运动。

14. 前列腺癌根治性切除术后并发症

目前，前列腺癌根治术主要并发症包括短期并发症及远期并发症。

（1）短期并发症

1）损伤直肠：由于前列腺位于直肠前方，紧贴直肠前壁，术前要做好充分的肠道准备。

2）术后出血：保持管道固定在位，适当活动。

3）伤口疼痛：目前腹腔镜手术病人创伤小，但仍会出现创伤、疼痛。必要时可服用止痛药物及中医针灸止痛。

4）腹胀：如果实行腹腔镜前列腺癌根治术手术，手术需要在 CO_2 人工气腹下进行，术后会有残留气体不能完全吸收，容易造成胃肠胀气，可用电针、中药外熨等特色方法缓解症状。

5）下肢深静脉血栓（DVT）：术后应尽早活动，避免发生下肢深静脉血栓。

6）尿漏：术后尿管堵塞、扭曲、受压、组织修复不良等均可能导致尿外渗。

（2）远期并发症

1）尿失禁：手术过程中可能损伤或牵拉尿道括约肌，术后出现暂时性尿失禁，术前、术后都可以通过盆底操进行盆底肌的锻炼，术前锻炼更为重要。

2）吻合口狭窄：手术损伤尿道、术后尿路感染等均可导致尿道膀胱吻合口狭窄。

3）性功能障碍：前列腺癌根治术后可能出现性功能障碍，与手术、解剖、心理多因素有关。大多数患者可在术后1年左右勃起功能恢复正常。

15. 前列腺癌中医病因病机

前列腺癌属于中医学"癃闭""精癃""血尿""癥瘕"等范畴。中医学认为其病因涉及外邪、饮食、精神等因素，并与脏腑亏虚及年龄相关，主要病机要素为癌毒、痰瘀、失调与虚损。本虚标实，虚实夹杂，早期以邪实为主，主要以湿、痰、瘀、毒为多见；晚期本虚标实，虚实夹杂，以虚为主。晚期前列腺癌内分泌治疗敏感期以气阴两虚多见；去势抵抗型前列腺癌（雄激素非依赖性前列腺癌）以脾肾两虚多见；激素难治性前列腺癌的病机主要为肾阳亏虚，阴精耗竭。

16. 前列腺癌的中医辨证治疗

（1）湿热蕴结型：尿频、尿急、尿痛，排尿不畅，或小便点滴而出，或尿血，会阴腰骶疼痛，小腹胀满；舌红，苔黄腻，脉滑数。

治法：清利湿热，化瘀散结。

常用方剂：八正散加减。

（2）瘀血内阻型：小便滴沥不畅，或尿细如线，或点滴不通，腰骶小腹胀痛；舌质紫暗，脉弦细。

治法：化瘀散结，通利水道。

常用方剂：膈下逐瘀汤加减。

（3）阴虚内热型：小腹胀痛，腰膝酸软，低热不退，小便滴沥不畅或点滴不通；舌红，苔薄黄，脉细数。

治法：养阴清热，化瘀散结。

常用方剂：知柏地黄汤加减。

（4）肾气亏虚型：小便不畅或点滴不通，小腹胀痛，腰膝酸软，疲乏无力，食欲不佳；舌淡少苔，脉沉细。

治法：补肾益气，化瘀散结。

常用方剂：肾气丸加减。

17. 前列腺癌根治术后的出院注意事项

（1）**生活起居**：一个月内避免久坐、骑车及剧烈运动，根据体力，适当锻炼，如八段锦、太极拳等，以增强体质。部分病人术后会有尿失禁症状，应每天坚持盆底肌肉锻炼：收缩肛门，每次保持收缩10秒，再放松10秒，收缩和放松肛门为一次，每天做100~150次，每天早、中、晚各锻炼50次左右，锻炼时不限体位，并持之以恒。如尿失禁改善或者消失后也应每天坚持锻炼。

（2）**饮食调护**：出院后按时服药，勿擅自停药或更改药量。避免辛辣高脂饮食，尤其是动物内脏、高胆固醇食物。坚持低脂肪饮食。适当补充钙和维生素D、维生素E、胡萝卜素。多饮水，每天保证2000~3000mL的饮水量，保持大便通畅，避免大便用力。

（3）**中医特色疗法**

1）温肾保健操：能够增强盆底肌肉的力量，从而起到温肾固肾、调理阴阳、行气活血、增强自我控制二便的能力。

2）穴位按摩：适合术后回家增强肺功能康复、胃肠功能康复的按摩方法。调理肺功能康复的穴位，如曲池穴、列缺、合谷和鱼际穴。调理胃肠功能及保健穴位：如足三里穴、合谷穴、中脘穴、天枢穴、内关穴等。按摩时以拇指用力下按即可，按时停留10秒，抬起再按下，反复进行30~50次，调理效果显著。

（4）**复查和随访**：出院一周后复诊。之后按医嘱定期复查，按医嘱完成后续治疗，如出现大量鲜红色血尿、尿潴留、下腹部剧烈疼痛、高热等不适应立即就诊。

18. 前列腺癌根治术后的中医食疗方

（1）鲜怀山芡实陈皮煲鲫鱼（图3-8）

【材料】鲜怀山100g，芡实30g，陈皮10g，鲫鱼1条（约400g），猪瘦肉50g，生姜3片。

【做法】各物洗净，怀山切段；芡实、陈皮浸泡；鲫鱼宰洗净，煎至微黄，加入少许热水。怀山、芡实、陈皮、鲫鱼与猪瘦肉、姜入瓦煲，加入清水

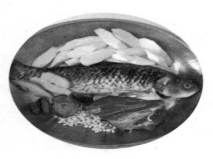

图3-8　鲜怀山芡实陈皮煲鲫鱼

2000mL，武火滚沸改文火煲约1小时，加盐便可。

【功效】健脾益气。

【注意事项】鲫鱼多骨，可以将鲫鱼装袋煲汤再煮，建议只饮汤不吃鱼。

（2）黄芪猴头菇鸡汤

【材料】黄芪30g，猴头菇150g，嫩鸡肉250g，生姜3片。

【做法】黄芪、猴头菇稍浸泡；鸡肉切块，稍炒片刻。一起下瓦煲，加清水2000mL，武火滚沸后改文火煲约1.5小时，加盐便可。

【功效】健脾益气，补气滋阴。

【注意事项】外感、尿频尿急尿痛者慎用。

19. 内分泌治疗期间中西医护理注意事项及中医食疗方

内分泌治疗期间患者中医辨证以气虚、阴虚证常见。一方面因肿瘤和（或）手术易耗气伤阴，另一方面因内分泌治疗药物的副作用，而出现气短无力、疲乏倦怠、潮热汗出、纳差失眠等气阴两虚的表现。在治疗期间的注意事项有：

（1）环境安静、整洁、空气清新，温湿度适宜。

（2）充分调整心态，保持乐观心态。

70

（3）晚期前列腺癌目前最常用的治疗方案就是雄激素阻断治疗。其疗效好，安全性高，并发症少。但其疗程较长，不能随意停药，定期检测血清睾酮、PSA水平及肝肾功能。定期门诊随访，评估治疗效果和药物的副作用对身体的损害，在医生的指导下选择合理的间歇性治疗。

（4）保持大便通畅，避免大便用力。

（5）坚持低脂肪饮食，避免高脂肪的摄入，控制每天的总热量及脂肪总量，特别是动物脂肪及红色肉类摄入。可以多食用纤维食物，如蔬菜、水果、谷物及豆类食物。适当补充钙质及维生素。视肾功能情况，每天保证2000~3000mL的饮水量。

（6）推荐中医食疗方，如下。

1）西洋参益气养阴粥

【材料】西洋参30g，黄精50g，山药100g，泥鳅100g，粟米100g。

【做法】黄精、胡桃仁、西洋参、泥鳅洗净切碎，与粟米文火熬粥，共饮食。

【功效】益气养阴，补肾，健脾，和胃。

【注意事项】阳虚水肿，口水频多者慎用。

2）黄芪太子参瘦肉汤（图3-9）

【材料】黄芪10g，太子参10g，猪脊肉30g。

【做法】将黄芪、太子参、猪脊肉洗净，加入适量水煮30分钟，喝汤。

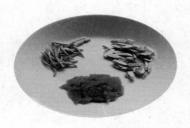

图3-9　黄芪太子参瘦肉汤

【功效】益气养阴，补脾肺肾。

【注意事项】外感咽痛者慎用。

3）雪梨银耳百合汤

【材料】雪梨1个，银耳1小朵，莲子10g，百合10g，红枣5~6颗，冰糖少量。

【做法】干百合、莲子、红枣洗净放入水中泡发30分钟；将1小朵银耳泡发1小时左右，撕成小碎，去除根部。用适量的水将百合、莲子、红枣、银耳炖煮2小时；雪梨去皮切成小块，最后加入炖煮40分钟，可根据喜好加入适量冰糖。

【功效】滋阴润肺，清心安神，补中益气，健脾和胃。

【注意事项】糖尿病的患者慎用。

4）黄芪鲫鱼汤

【材料】鲜鲫鱼500g，黄芪30g，太子参30g，车前子20g，香菜50g，油、盐、醋、葱、姜、蒜适量。

【做法】把鲫鱼内脏去掉，将药材洗净后用纱布包好，与鱼一起炖2小时，喝汤。

【功效】益气养阴，利尿。

【注意事项】鲫鱼多骨，可以将鲫鱼装袋煲汤再煮，建议只饮汤不吃鱼。

5）黄精枸杞甲鱼汤

【材料】甲鱼（鳖）1只，枸杞子30g，黄精30g，山萸肉20g，女贞子20g。

【做法】洗净共煲汤。

【功效】健脾益肾，滋阴补虚。

【注意事项】口干燥热、外感咽痛者慎用。

20. 放疗期间中医护理注意事项及中医食疗方

放疗期间，病人辨证以气阴两虚证、湿热瘀结证多见，因热毒伤阴、瘀热内结，临床表现以尿频尿急、会阴隐痛、大便干结为主要表现。护理注意事项如下。

（1）饮食管理：建议选择营养丰富且易消化的食物，如蛋类、乳类、鱼类等，多吃新鲜蔬菜及水果；放疗期间多饮水，每日2000~3000mL饮水量。

（2）肠道准备：直肠与前列腺癌相邻，放疗可能对其造成损伤，甚至造成放射性肠炎，建议定位前2周开始调整饮食，保持大便通畅，必要时可配合药物达到充分的排气排便。

（3）膀胱准备：放疗同样可能对膀胱造成损伤，在放疗前应在耐受范围内适当充盈膀胱200~400mL尿液。

（4）物品准备：放射治疗室不能带金属物品入内，如手机、手表等，金属的义齿需取下妥善保管。

（5）皮肤护理：放疗期间放射区皮肤可能出现放射性皮炎，皮肤会出现萎缩、变薄、毛细血管扩张，甚者会出现皮肤溃疡。故应注意：①保持局部皮肤干洁、防止感染，选用棉质衣服，局部皮肤避免冷敷、热敷、胶布等刺激，勿用肥皂水擦洗；②照射野画线十分重要，治疗期间切勿擦拭，如发现退色，立即告诉医护人员；③放疗照射一定次数后，皮肤会有灼热、干燥、瘙痒等不适，切忌搔抓、私自应用药物。

（6）适当的活动：有利于健康，调整好睡眠，早睡早起。

（7）随访：放疗后常规随访内容包括血常规、前列腺癌相关的临床表现、血清PSA水平和直肠指检等，根据临床需要，可适当增加随访频率。

（8）推荐中医食疗方

①枣米粥（图3-10）

【材料】花生米、红枣各30g，龙眼肉10g，粳米50g。

【做法】将花生米、红枣、龙眼肉、粳米，加水约500mL，同煮粥。每日早晚食用。

【功效】益气养血。

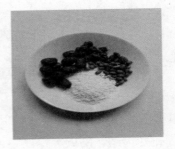

图3-10　枣米粥

【注意事项】糖尿病的患者慎用。

②冬瓜肉片汤（图3-11）

【材料】猪瘦肉250g，冬瓜500g，生姜3片，食盐、花生油适量。

【做法】冬瓜去皮切片，猪瘦肉切片，热油起锅，放入生姜、冬瓜爆炒，加入适量清水，大火烧开转小火煮20～30分钟，调味即可。

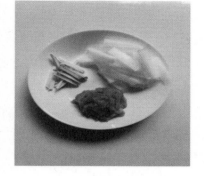

图3-11　冬瓜肉片汤

【功效】清热利水祛湿。

③党参红枣汤（图3-12）

【材料】党参15g，红枣50g，红糖25g。

【做法】以党参、红枣洗净，用冷水泡发后，放入砂锅内，加500mL清水，先煎煮1小时，再加红糖25g煮开，即可。每日1～2次食用，吃枣喝汤。

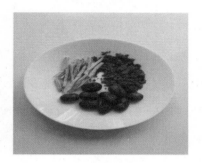

图3-12　党参红枣汤

【功效】益气养血。

【注意事项】外感咽痛、糖尿病患者慎用。

④龙眼大枣炖甲鱼

【材料】甲鱼1只约250g，龙眼肉20g，大枣20g，盐姜适量。

【做法】甲鱼宰杀去肠脏洗净，和龙眼肉、大枣加水1000mL，炖1小时，和盐姜调味。每周1～2次。

【功效】健脾补中，添精生血。

【注意事项】外感咽痛、糖尿病患者慎用。

21）化疗期间中医护理注意事项及中医食疗方

（1）注意事项

化疗期间常见的中医辨证以阳虚证、气虚证多见，主要表现为精神疲乏，面色苍白，形寒肢冷，少气懒言，四肢乏力，纳呆眠差，舌淡胖、苔薄白、脉沉迟无力等症状。化疗期间注意事项有：

1）化疗前留置合适的静脉管道，如深静脉管道、PICC、输液港等，降低药物外渗的风险。

2）化疗前12小时、3小时、1小时，口服地塞米松7.5～9.0mg，降低过敏反应。

3）化疗前后静脉使用止呕药物。

4）每日应多饮水，建议每日饮水量3000mL，降低化疗所致毒副作用。

5）化疗期间使用心电监护，根据病情监测生命体征。

6）每日监测体重的变化，了解是否有体液潴留。

7）建议使用中性洗发水，减少洗发次数，以防严重脱发。

8）保持床周围清洁，可使用帽子或棉布头套，以防外感。

9）注意保持口腔清洁，预防口腔炎症和溃疡，可用温开水或生理盐水每日多次漱口。

10）饮食宜高蛋白、高热量饮食，均衡膳食，保持良好的营养状态。

11）保持适量运动，避免长时间（超过半天）卧床，减少探视。

12）建议睡前洗热水澡、温水泡脚、中医特色疗法可用艾炷灸百会、开天门等可帮助睡眠。

13）建议化疗后第7天和第14天查血象，如无异常，可不用做处理，若血象异常，随时复查，并及时就医处理。

（2）推荐中医食疗方

1）鲜藕姜汁粥

【材料】鲜藕（去节）500g，生姜汁10g，粳米100g。

【做法】共入1000mL水，以文火煮粥，约1小时，熟后加入姜汁即成。每日1～2次。

【功效】行气止呕，健脾开胃。

2）生姜陈皮粥（图3-13）

【材料】陈皮10~15g，大米小半碗，生姜若干片。

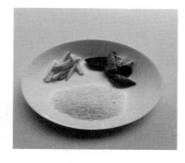

【做法】陈皮加清水，大火煮开后小火煎20~30分钟。捞出陈皮，只取这个陈皮水熬粥。将米倒入陈皮水里，熬至米烂即可食用。

【功效】行气止呕，健脾开胃。

图3-13　生姜陈皮粥

3）五红汤

【材料】枸杞、红豆、红皮花生米各50g，红枣6~7粒，红糖（糖尿病患者不加）适量。

【做法】将各种材料洗净后放适量清水大火煮开后，改小火煮20分钟即可。温时服用，早晚各1次。

【功效】补气养血。

4）清蒸鲫鱼（图3-14）

【材料】鲫鱼一条（约500g），冬笋片60g，香菇30g，葱姜适量。

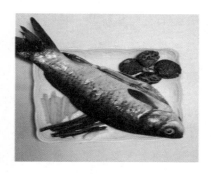

【做法】鲫鱼去鳞、鳃、内脏，洗净，盛入盆中，把冬笋片、香菇、葱、姜依次放在鱼上，入锅煎20分钟，然后放入蒸锅中，加入清水500mL，水开后调味即可。每日1次。

图3-14　清蒸鲫鱼

【功效】健脾和胃，利水下气。

5）阿胶参枣糯米粥

【材料】白糯米50g，东阿阿胶15g，红参（或花旗参）1~2g，红枣6~7粒。

【做法】将以上材料慢火熬制30分钟左右，煮成阿胶参枣粥，当早餐服用。

【功效】补气养血，添精生血。

【注意事项】外感咽痛、脾胃虚弱、糖尿病患者慎用。

76

22. 前列腺癌骨痛的中医治疗方法

前列腺癌骨痛的患者多为晚期骨转移患者，癌毒侵犯前列腺、肾，致肾阴阳耗损明显，肾主骨，正气亏虚，故临床多表现为疲乏、畏寒、面色㿠白、腰痛、髂骨处痛或肋骨疼痛、下肢骨痛为主，骨痛以夜间痛多见。常用的中医治疗方法有：

（1）蜂针疗法：对于骨痛明显患者，由专科护士通知患者每周回院行蜂针疗法。选穴原则主要有3个方面：第一为阿是穴，即主要的疼痛部位；第二为寻经取穴，主要选取盆腔区域的肝经、肾经、督脉、任脉等相关穴位；第三为遵循前列腺的血流分布，前列腺静脉丛接受阴茎背深静脉，并有交通支与膀胱静脉丛吻合，经膀胱下静脉汇入髂内静脉或其属支，即阴茎根部等区域，可促进蜂针液吸收，直达前列腺病灶。由专科护士配合医生操作。

（2）中药四子散外敷法：对前列腺癌骨转移癌痛患者及四肢酸痛患者给予四子散热熨疼痛部位，起到行气活血止痛的效果。

（3）火龙灸督脉疗法：运用热力将艾绒及火龙液的作用渗透到相表里的穴位，起到温经散寒、通经活络、补肾壮阳、止痛化瘀等功效。

（4）音乐疗法：参考中央音乐学院民乐团演奏的中国传统五行音乐制作中医五行音乐播放碟（包括角、微、宫、商、羽音），鼓励患者倾听。

（5）运动：进行合理的有氧运动，如温肾十步功、太极拳等提高机体免疫力；避免剧烈劳累，注意佩戴腰围，防止病理性骨折的发生。

23. 前列腺癌的预防

（1）50岁以上的老年男性健康检查时，应特别注意仔细检查前列腺情况，如抽血PSA、直肠指检、直肠超声检查等。

（2）对于不能确诊的患者，应该定期随访。

（3）摄入足量硒。临床实验发现，凡血液中硒浓度高的男性，患前列腺癌的概率会低4～5倍。而元素硒普遍存在于土壤中，在鸡蛋和青花鱼中含有大量无机硒。绿色蔬菜中有机硒比无机硒更利于被人体吸收。常吃富含西红柿红素的食物，如西红柿、杏、西瓜、红葡萄等。

（4）减少高脂肪饮食的摄入，尤其是红色肉类（猪肉等）。国外的一项饮食结构与前列腺癌发病率相关性的调查显示，总摄入脂肪量最高和最低者相比，前者比后者患病的危险性高出1倍。

（5）绿茶的饮用在亚洲地区非常普遍，它的主要成分——多酚具有抑制癌细胞生长的作用，不排除是亚洲人前列腺癌发病率低的原因之一。因而，可适当增加绿茶的饮用。

（6）国内的一项研究显示，食用豆腐及大豆能够抑制动物模型中前列腺癌细胞的生长，考虑与大豆及豆类制品中含有多量的植物雌激素有关，因而可适当增加食用。

（7）在番茄中发现的一种物质叫番茄红素，能够抑制前列腺癌细胞的生长，一些临床证据亦表明其能够降低前列腺癌风险，可作为老年人常备食品。

（8）国外的发病人群特征研究发现，肥胖与前列腺癌侵袭性和复发性之间存在关联，肥胖和超重分别使前列腺癌的风险上升12%和6%，因而适当控制体重亦可作为预防前列腺癌的手段。

（杨友友　黄亚兰　刘明　陈娟）

第三 前列腺炎

1. 前列腺炎定义

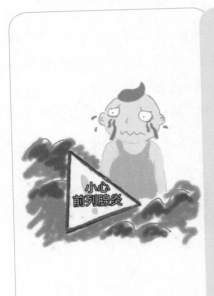

小心前列腺炎

前列腺炎是指前列腺在病原体和（或）某些非感染因素作用下，患者出现以骨盆区域疼痛或不适、排尿异常等症状为特征的一组疾病。前列腺炎可分为四型：Ⅰ型为急性细菌性前列腺炎，Ⅱ型为慢性细菌性前列腺炎，Ⅲ型为慢性无菌性前列腺炎/慢性骨盆疼痛综合征，Ⅳ型为无症状性前列腺炎。根据目前大多数临床资料的报道统计，前列腺炎综合征以Ⅲ型患者占大多数，急性细菌性前列腺炎少见。

2. 易发生前列腺炎的人群

前列腺炎尤以50岁以下的成年男性患病率较高。前列腺炎的发病因素繁多，与气候、饮食、社会生活环境、职业压力、性活动、泌尿生殖道炎症、下尿路综合征及精神心理因素等有关。

以下几类人因不良生活方式易致前列腺炎的发生：

（1）经常大量饮酒、嗜食辛辣刺激性食物者。

（2）频繁手淫或性能量得不到及时释放者；性冲动频繁而导致前列腺广泛持久充血者。

（3）煤矿和油田工人、远洋海员、军人等因夫妻分居，缺乏规律的性宣泄途径，可导致无菌性炎症。

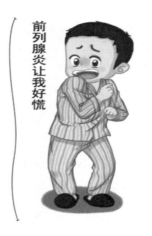

前列腺炎让我好慌

（4）由于工作生活节奏快、生活压力大或无规律等原因，机体抵抗力下降，导致其他部位感染的细菌乘虚而入，通过血液、淋巴液等途径进入前列腺，继而导致细菌性前列腺炎。

（5）久坐工作、驾车司机也易患前列腺炎。

3. 急性细菌性前列腺炎的临床症状

患者起病突然，突发会阴部疼痛、膀胱刺激征及排尿困难，甚至急性尿潴留，有时可见尿道有炎性分泌物排出，同时可合并发热、寒战等。患者可有全身不适并伴有关节痛和肌肉痛。上述症状并非全部出现，需与尿路感染相鉴别。

4. 慢性前列腺炎的临床症状

慢性前列腺炎患者的临床表现很不一致，有的毫无症状，有的则引起全身多处不适。

（1）无症状的慢性前列腺炎就是所谓的隐性前列腺炎，一般患者是因男子不育症或性功能障碍来就诊的，医师在仔细寻找病因时才被发现。

（2）有症状的慢性前列腺炎患者个体差异很大，即使同一患者在不同阶段的症状也不相同。

1）排尿异常：尿频、尿急、排尿不畅或不适，尿道灼热，尿末涩痛，尿线分叉及尿末滴沥等，或尿道口时有黏性分泌物，尿末或解大便时尿道口有白浊液体溢出。合并精囊炎时，可有血精。

2）疼痛：是常见症状之一。常以会阴部、下腹部及肛周区域疼痛不适，或有腰骶部酸胀感，偶有射精疼痛。工作压力大、重体力劳动、久坐、久骑自行车或房事后，皆可使疼痛加重。

3）性功能紊乱：早期可有性欲亢进，但持续一段时间后则转为性欲减退，举而不坚，坚而不久，或早泄、阳痿、遗精。

4）精神神经症状：患者常常为该病伴随症状、疾病预后等问题所困扰，部分患者常因症状反复、疗效欠佳等问题而悲观失望，久之可出现记忆力减退，思想不集中，伴有失眠、精神萎靡不振、神疲乏力等症。

前列腺炎的症状表现多种多样，有很大的不确定性，故不能一出现以上某个症状就怀疑得了前列腺炎而徒增精神负担，还是要到正规医院请医生诊治。

5. 前列腺炎综合征的相关检查

（1）前列腺液检查：前列腺炎患者首要检查内容之一，通过前列腺按摩取前列腺液进行化验，可发现白细胞及巨噬细胞增多。

（2）病原体检查：用前列腺液作标准的细菌学检查，若反复培养到同一种细菌，可认定为致病菌。前列腺液培养需排除尿道细菌污染的可能，最简单准确鉴别细菌性和非细菌性前列腺炎和确诊慢性前列腺炎的方法是同时作尿道、膀胱尿液和前列腺按摩液的细菌定量培养。

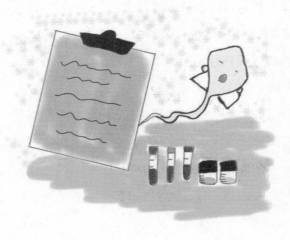

（3）精液检查：慢性前列腺炎患者可出现精液量减少、精子活动力减低、畸形精子增多等。

（4）免疫学检查：细菌性前列腺炎患者的精液和前列腺液免疫球蛋白增高，研究表明前列腺炎患者免疫学改变可能与细菌持久存在有密切关系。

（5）影像学检查：慢性前列腺炎B超检查见前列腺断面轻度变形，体积无明显增大，被膜凹凸不整，不连续。急性细菌性前列腺炎患者B超检查可见前列腺普遍肿胀增大，腺体内不均匀，包膜不完整，并有小脓灶或脓肿形成。

6. 前列腺炎的治疗原则

前列腺炎应采取综合治疗，其总的治疗原则如下：

（1）急性细菌性前列腺炎（Ⅰ型）主要以广谱抗生素抗感染治疗、对症治疗和支持治疗为主。合并尿潴留者应用耻骨上膀胱穿刺造瘘引流尿液；前列腺脓肿者，建议尽快外科手术引流。

（2）慢性细菌性前列腺炎（Ⅱ型）治疗应以抗生素为主，可根据病原学检查选择敏感药物治疗，应至少维持4~6周，其间对患者进行阶段性的疗效评价，如前列腺液常规、前列腺液培养等，疗效不满意者应尽快更换其他敏感抗生素。

（3）无菌性前列腺炎（ⅢA型），可先口服广谱抗生素2~4周，根据其治疗效果决定是否继续抗生素治疗，同时可选用α受体阻滞剂、非甾体抗炎镇痛药、植物制剂、M受体阻滞剂等药物改善排尿症状和疼痛。

（4）慢性无炎性骨盆疼痛综合征（ⅢB型）患者可选择α受体阻滞药、非甾体抗炎镇痛药、植物制剂和M受体阻滞药等治疗。

（5）Ⅳ型即无症状性前列腺炎，一般无需治疗。

（6）各型前列腺炎患者均可根据具体情况，辨证使用中药治疗。

并非所有患者均需要治疗，部分患者通过改善生活习惯、工作习惯等可以得到好转。慢性前列腺炎的治疗目标主要是缓解疼痛，改善排尿症状和提高生活质量，疗效评价应以症状改善为主。

7. 慢性前列腺炎的治疗方法

由于慢性前列腺炎病程长，病因复杂，症状多变，药物到达前列腺有一定的困难，故在治疗上较为棘手，现在大体上可概括为内治法、外治法、一般性治疗和心理治疗。

（1）内治法主要是中医治疗和西药治疗。

（2）外治法常用的有前列腺按摩、针灸、坐浴、中药保留灌肠或直肠点滴，敷脐、前列腺内药物注射、穴位注射、刺络、挑治，以及各种物理疗法，如超短波、微波、激光、高频热疗、射频、磁场、直流电药物离子导入等。

（3）一般性治疗包括养成良好的生活习惯，注意饮食的调配。

（4）除一般的心理治疗外，还包括加强精神心理状态的自我调节等。

慢性前列腺炎通过上述治疗方法有机结合起来，取长补短，综合运用方能取得相应的疗效。

8. 前列腺炎的中医病因

前列腺炎属于中医"精浊""白淫"等范畴。中医学认为本病多与思欲不遂、房劳过度、酒色劳倦、脾胃受损、湿热下注、败精瘀阻等因素有关。房事过度或欲念不遂，相火妄动，精室不能内藏，精离其位，与尿并出。饮食不节，嗜酒过度，致湿热之邪侵袭精室。病久相火郁遏不泄，湿热长期不清，则精道气血瘀滞，症以会阴、少腹、睾丸胀痛不适为主。相火妄动，则肾阴易伤，而病之日久，或者过用寒凉，肾阳亦不足，而见阳事易亢或不振、早泄或阳痿等。

9. 前列腺炎的中医治疗

（1）**气滞血瘀型**：以会阴、少腹及阴囊部疼痛为主，或有肛门胀坠不适，便意频频，腰酸乏力，血尿或血精，舌质可见瘀点或瘀斑，脉多沉涩或弦。

治法：活血祛瘀，行气通络。

常用方剂：失笑散合天台乌药散加减。

（2）**湿热下注型**：尿频、尿急、尿痛，排尿不适或灼热感，尿末有白色或白浊分泌物滴出，会阴腰骶胀痛，舌红苔黄或腻，脉滑数。

治法：清利湿热。

常用方剂：八正散加减。

（3）**肾阴虚型**：腰酸膝软，头晕眼花，失眠多梦，遗精，阳事易兴，小便灼热不适，尿黄，舌红少苔，脉细数。

治法：滋肾清热。

常用方剂：知柏地黄丸加减。

（4）**气虚湿阻型**：神疲，乏力，尿道口时白浊或清液溢出，或尿频，便烂，舌质淡，苔淡黄略腻，脉濡。

治法：健脾益肾，分清泌浊。

常用方剂：程氏萆薢分清饮加减。

10. 慢性前列腺炎的中医外治法

（1）**针灸疗法**：用毫针选取中极、膀胱俞、水道、水分、京门、肾俞、三焦俞等主穴，再根据辨证选取相应的配穴进行治疗。

（2）**灸法**：必选会阴穴、秩边穴，再按辨证取穴如脾俞、肾俞、足三里、三阴交、气海等穴位治疗，艾炷或艾条灼烧或熏烤，每次20分钟，每

84

日1次。

（3）穴位注射：按照辨证分型选用相应穴位和药物。常用药物有清开灵注射液、双黄连注射液、丹红注射液、血塞通注射液、鹿茸注射液等每日或隔日注射1次，每次1种药物，按正常肌注用量1/4～1/2，15次为一个疗程，休息5～7天可进行下一个疗程的治疗。

（4）耳针以辨证选穴为主，辅以对症选穴，常用穴位有肝、脾、肾、前列腺、尿道、外生殖器、膀胱、三焦、神门、交感等，常用压王不留行子、莱菔子、磁珠等或毫针刺法，每次2～4穴，每3天1次。

（5）中药保留灌肠法：辨证后选择合理的中草药配方调制药，如三花通窍方、红莓通窍方等50～100mL行保留灌肠。每日1次，每次保留30分钟～1小时，10～14天为一疗程。灌肠前最好让患者先排空大便，必要时可先行清洁灌肠，以利于药物的吸收；药液温度以37℃为宜。

（6）栓剂塞肛疗法：用前列安栓、前列消炎栓等中药栓剂或灭滴灵栓塞肛，每日1次，10天为一疗程。

（7）坐浴法：根据具体情况可取热水坐浴法或中药坐浴法，每次30分钟，隔日1次。

（8）中药熏洗法：辨证后取适合的中药水煎后熏洗会阴部，每次30分钟，每日1次。

（9）中药热敷法：辨证后取合适中药搅匀成糊状，温热敷于下腹部，每次敷4～6小时，每日1次，10次为一疗程。

（10）中药敷脐法：辨证后取合适中药调敷脐孔，外用胶布固定，7次为一疗程。

此外，还可取推拿、射频和微波治疗及前列腺按摩疗法等来缓解症状，治疗慢性前列腺炎。

11. 慢性前列腺炎常用物理治疗方法

（1）电针针刺疗法（图3-15）：常用穴位有两组：第一组有关元、膀胱俞、合谷穴；第二组为中极、肾俞、尺泽穴。两组穴位交替使用；每日或隔日1次，每次15分钟左右，10次为一疗程。针刺这些穴位有补肾利水、理气活血之功效。治疗时以中强度刺激，采用提插捻转手法。针刺关元、中极穴时以患者阴茎头或尿道口出现酸胀感为好。

（2）超短波治疗（图3-16）：双电极对置于下腹部及腰骶部，用微热量或温热量，使用前先行中药保留灌肠后使用效果尤佳。每日1次，每次20分钟。

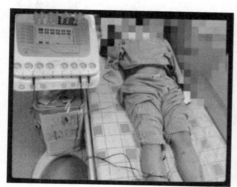 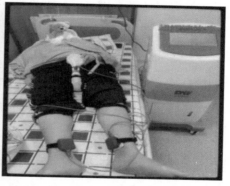

图3-15　电针针刺疗法　　　　　　　图3-16　超短波治疗

（3）前列腺多效应治疗仪：是集远红外热疗、磁疗、振动按摩多种功能于一体的现代理疗仪器。通过上述多种物理因子释放的物理能量作用于人体，从而达到解痉镇痛、化瘀消肿、促进血液循环的作用，每日1次，每次20分钟。

（4）微波穴位照射：微波治疗仪主要应用微波在组织内部产生的热效应，改善局部血液循环，从而达到解痉、止痛、促进炎症消散等临床治疗作用。照射下腹部气冲穴或根据辨证选穴治疗，每日1次，每次20分钟，照射时绝对避免照射睾丸。

（5）中频及离子导入法：通过电流使电极板下浸有中药药液（前列腺灌肠液、黄柏液或毛冬青灌肠液）的纱布垫释放中药离子，选取合适穴位，包括关元、中极、八髎等穴位，根据经络传变的原理直接或间接导入病变部位。每日1次，每次20分钟，10次为一疗程。

12. 前列腺按摩疗法

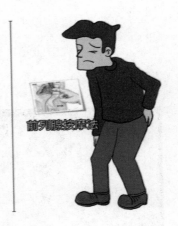

前列腺按摩法

前列腺按摩疗法既是诊断方法，又是治疗手段。通过定期按摩，可以收集前列腺液化验检查，并可以解除前列腺分泌物淤积，促进引流，排出炎性分泌物，改善局部血液循环，促使炎症的吸收和消退。

按摩的方法是患者取膝胸位，术者右手食指戴橡皮指套，涂以石蜡油先轻轻按摩肛周，然后，食指缓缓伸入直肠内，通过直肠面间接摸到前列腺腺体后，先了解它的大小、边界、硬度、光滑度、压痛等特征，然后用食指的最末指节对着前列腺的直肠面，从外上向内下按摩两侧前列腺，每侧按摩2～3次，随即从中央自上而下方向进行压挤，反复几次，前列腺液体便会顺着尿道向外滴出。按摩时手法既要轻柔、均匀，又要有一定的力量，尤其是注意"压"的力量宜缓慢持续。切忌粗暴地反复强力按压，避免造成前列腺组织新的损伤或直肠壁损伤，加重病情。按摩后应尽快排尿，使积留于后尿道的炎性分泌物随尿液排出。

慢性前列腺炎急性发作期间禁止做前列腺按摩，以免引起炎症扩散。前列腺萎缩、硬化者不宜用按摩疗法。疑为结核、肿瘤的患者，前列腺按摩亦属禁忌。

13. 慢性前列腺炎治疗期间的注意事项

慢性前列腺炎患者经治疗后能否维持疗效、减少复发，与饮食、生活调理有密切关系。

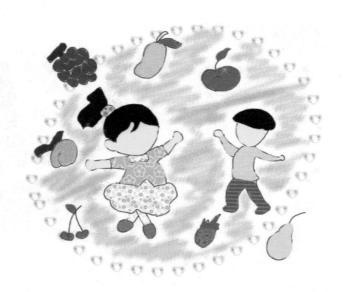

（1）治疗期间要戒烟酒，忌食辛辣刺激及肥甘厚腻之品，饮食宜清淡而富有营养。既要忌口，又要保证治疗康复的营养需要。

（2）患者需戒除手淫等不良习惯，性生活宜节制，根据个人身体情况，治疗期间以1~2周一次性生活为宜；积极投身工作学习和娱乐活动，减少杂念和不良刺激，减少性兴奋。

（3）注意改善生活和工作环境，少穿紧身厚裤，尽量使外阴温度降低，避免久坐；司机和厨师职业要尽量使工作环境温度降低，或适当进行休息，降低外阴温度；控制骑自行车时长，每次骑车以不超过半小时为佳，以免压迫和刺激会阴，加重前列腺充血。

（4）多饮水以增加尿量，冲刷尿道，促使前列腺分泌物的排出。尽量不憋尿。

（5）适当参加体育锻炼，促进气血运行，增强体质。但不主张剧烈的运动。

（6）注意个人卫生，避免不洁的性接触。包皮要经常外翻清洗，去除污垢。包皮过长，特别是包茎者建议行包皮环切术。

14. 前列腺炎的预防

（1）减少性冲动，适度性生活，宣泄性能量，注意性卫生。建议男子尽量减少性冲动，注意节制房事，适度进行性生活，宣泄性能量，降低性张力，性交不频不禁，有助于减轻前列腺的持续充血状态，并使前列腺液保持常流常新的动态平衡状态。

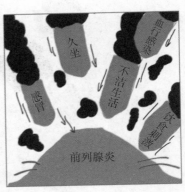

（2）忌食辛辣食品，因酒及辛辣刺激性食物对前列腺及尿道具有刺激作用，食用后能够引起前列腺的血管扩张，加剧充血，使慢性前列腺炎的症状加重、炎症复发。

（3）勿长时间骑车和久坐。

（4）注意会阴部清洁，养成良好卫生习惯。

（5）增强机体抵抗力，生活规律，不熬夜，做到劳逸结合。

（6）积极合理治疗，不滥用抗生素，不要自己随意停用药物和滥用药物，同时彻底治疗其他泌尿生殖器炎症。

（7）保持乐观向上的心态，心情舒畅，正确对待本病，了解本病。

（8）避免不必要的医疗检查和操作，不必要的过于频繁和手法过重的按摩可能对前列腺造成一定的损害。

（9）普及前列腺疾病的相关知识如不憋尿、多饮水，通过排尿经常冲刷尿道，帮助前列腺分泌物排出，并防尿液反流入前列腺，诱发感染。

（10）坐浴，如有会阴坠胀感，则可配合热水坐浴，以改善前列腺的血运，防止炎症复发。

（11）积极锻炼，建议做一些有益的运动，如慢跑、登山、太极拳、游泳、体操、气功、较快速的散步等。

15. 慢性前列腺炎症的自我保健方法

慢性前列腺炎贵在"三分治疗，七分调理"。

（1）运动疗法

慢性前列腺炎的根本病理在于湿热瘀血阻滞腺体，引起前列腺腺体充血，腺管不通畅，进而引起胀痛，阻塞尿路引起尿频、尿急、尿痛。治疗关键就是减少前列腺充血，增进前列腺腺体循环，而运动促进全身各部位血液循环，对慢性前列腺炎最适合。

1）慢跑：最简单，但慢跑要在氧气充足的环境效果最好。因为慢跑中要配合呼吸，边跑边深吸气，使气归小腹利于前列腺保健。

2）太极拳：效果好，属身心同修，可以潜心修炼，终身受益。

3）气功：气功既能健身又能预防疾病，如中医学认为"气在血之前""气行则血行"和"气滞则血瘀"，以意引气，强身健体，祛病养精。

4）游泳：推荐夏季游泳，禁止冬泳。夏天游泳可以促进全身血液循环。尤其是蛙泳，使腰部、腹部得到充分锻炼。进而前列腺也得到保养。

（2）自我按摩疗法

1）第一揉肚脐：用手掌顺时针轻揉肚脐200下，中医称肚脐为神阙穴，作用巨大，神阙穴与人体生命活动密切相关。

2）摩小腹：用手掌顺时针摩擦小腹部，直到微热。小腹部的穴位如关元、气海、中极、曲骨都是治疗前列腺要穴。

3）点压会阴穴：会阴穴为阴囊根部和肛门连线的中点，其深部就是前列腺，用食指、中指揉按会阴穴，对前列腺直接起到改善循环、减轻充血的作用。

4）敲打脚跟：脚跟是前列腺在足部的反射区，热水泡脚之后，用双拳敲打脚跟。

16. 慢性前列腺炎的饮食禁忌

（1）前列腺炎患者应忌烟酒，吸烟能增加前列腺充血，从而加重急慢性前列腺炎的症状；饮酒能扩张脏器血管，增加血液的灌注量，因此也能使前列腺的充血加重，导致治愈的前列腺炎复发。

（2）前列腺炎不能吃辛辣食品，如大葱、生蒜、辣椒、胡椒等刺激性食物可导致血管扩张和器官充血，对于前列腺炎患者来说，这些食物会导致前列腺炎迁延难愈。

17. 前列腺炎患者的中医辨证饮食指导

（1）赤小豆鲫鱼粥（图3-17）

【材料】鲫鱼一条，赤小豆50g。

【做法】先煮鱼取汁，另水煮赤小豆作粥，临粥熟入鱼汁调匀。

【功效】鲫鱼、赤小豆均具行水消肿、利小便之功效，故相合为粥食之。适用于前列腺炎湿浊下注的患者。

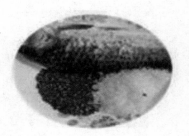

图3-17　赤小豆鲫鱼粥

【注意事项】赤小豆本身性微寒，有利尿的作用，多尿或者气虚的患者不建议食用。阴虚而无热湿者忌食赤小豆。赤小豆中的嘌呤含量比较高，有痛风的患者尽量不食用，胃肠功能差的患者应少食，多食会造成腹胀。

（2）丝瓜粥

【材料】鲜嫩丝瓜1条，白米50g，白糖适量。

【做法】如常法煮米作粥，未熟时放入丝瓜（洗净切成粗段），粥熟后，即可作早餐食之。

【功效】丝瓜甘凉，清热利湿解毒，适用于前列腺炎湿热型的患者。

【注意事项】丝瓜性凉，脾胃虚寒、腹泻者少吃。

（3）桃仁墨鱼汤（图3-18）

【材料】桃仁6g，墨鱼1条。

【做法】将墨鱼去骨洗净，与桃仁同煮。

【功效】桃仁味甘苦平，破血行瘀；墨鱼味咸而入于肝肾，养血滋阴。二药相辅相成，祛瘀而不伤正，适用于前列腺炎气滞血瘀的患者。

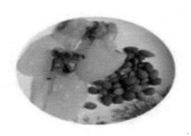

图3-18 桃仁墨鱼汤

【注意事项】桃仁性温，含油脂多，多食会上火生痰，阴虚火旺、痰热咳嗽、痰湿、腹泻等症患者不宜食用。桃仁不宜与酒同食。

（4）生地黄蒸鸡

【材料】乌鸡一只（约500g），生地黄250g，饴糖150g。

【做法】先将鸡去毛洗净，将生地黄切成细丝与饴糖混匀，放入鸡腹中，置盆中用蒸锅蒸熟。

【功效】乌鸡益精血，生地黄滋养阴血，饴糖补中。适用于前列腺炎肾精亏损的患者。

【注意事项】生地黄苦寒清热，脾胃有湿邪及阳虚者忌服生地黄。

（5）海参粥

【材料】粳米30～50g，海参15～20g。

【做法】先将发好的海参切成小块，与粳米同煮作粥为常法。

【功效】海参味咸偏温能润补肾脏，为补益精气之佳品。适用于肾之精气亏虚的前列腺炎患者。

【注意事项】肾功能差不宜多吃海参，海参蛋白含量相当高，而蛋白质会分解成氨基酸，会通过肾脏排出，过多食用海参会对肾脏造成很大的负担。

（6）山药粥（图3-19）

【材料】生山药60g（去皮为糊），粳米60g，酥油、白蜜适量。

【做法】将山药为糊后用酥油和蜜炒，令凝，用勺揉碎，另煮米成粥，放入搅匀，亦可加糖少许。

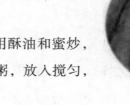

图3-19　山药粥

【功效】山药甘平，为滋补脾肾之品，酥油甘平，有补益虚劳、润脏腑和血脉的作用；蜂蜜甘平，安五脏诸不足，益气补中。三品相合，实为补肾益脾之佳肴，适用于肾之精气不足、脾失温煦而引起前列腺炎患者。

【注意事项】山药中的淀粉含量较高，胸腹胀满、大便干燥、便秘者宜少吃。山药甘平且偏热，体质偏热、容易上火的人要慎食。山药助湿，所以湿盛中满、有积滞或有实邪者不宜。

（7）茯苓粉粥（图3-20）

【材料】茯苓粉30g，粳米30g，红枣（去核）7个。

【做法】先煮米几沸后放入红枣，至将成时放入茯苓粉，用筷子搅匀成粥，或加糖少许。

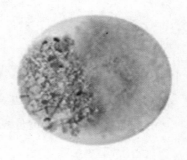

图3-20　茯苓粉粥

【功效】茯苓甘淡，益脾除湿，加粳米、红枣和胃益中。适用于因脾气不充，运化失调而引起的前列腺炎患者。若大便溏泻、畏寒、手足发凉者，可加入干姜3片同煮。

【注意事项】阴虚而无湿热、虚寒滑精、气虚下陷、肝肾阴亏者慎用茯苓。

（张游　刘明　黄亚兰　周春姣）

泌尿系肿瘤的防护康养

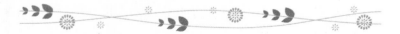

第一　肾癌

1. 肾癌定义

肾癌（图4-1），又称为肾细胞癌、肾腺癌，是起源于肾实质泌尿小管上皮系统的恶性肿瘤，是最常见的肾实质恶性肿瘤，高发年龄为50~70岁，男女比例约为2:1。肾癌发生于肾小管上皮细胞，多累及一侧肾脏，可破坏整个肾脏，也可以侵及相邻脂肪、肌肉、血管、淋巴管。肿瘤可直接扩展至肾静脉、腔静脉形成癌栓；亦可转移至肺、脑、骨、肝等。淋巴转移的首站为肾蒂淋巴结。

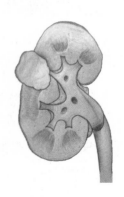

图4-1　肾癌

2. 肾癌的病因

病因尚未明确，有关危险因素为：

（1）吸烟。

（2）环境污染。

（3）职业暴露，如石棉、皮革等。

（4）染色体畸形。

（5）抑癌基因缺失。

3. 肾癌的临床症状

（1）**血尿**：无痛性血尿是肾脏肿瘤最常见的症状，约60%的患者都有肉眼或镜下血尿。

（2）**腰痛**：肾癌引起的腰痛多为持续性隐痛。

（3）**腰部肿块**：肾癌病人的腰部肿块质地较硬，表面不光滑。

（4）**精索静脉曲张**：多见于左侧。

（5）**全身症状**：表现在全身的不舒适、食欲下降、体重下降等，少许患者还会出现不同程度的发热、贫血、高血压及淋巴结转移等症状。

4. 肾癌相关检查

（1）**B超**：是目前肾肿瘤普查的方法。能够准确地区分肿瘤和囊肿，查出1cm以上的肿瘤，发现肾癌的敏感性高。

（2）**X线检查**：泌尿系平片（KUB）可见肾外形增大；静脉尿路造影（IVU）可见肾盏肾盂因肿瘤挤压或侵犯，出现不规则变形、狭窄、拉长、移位或充盈缺损。肿瘤较大、破坏严重时，患肾不显影，做逆行肾盂造影可显示患肾情况。

（3）**CT**：是目前诊断肾癌最可靠的影像学方法，可明确肾肿瘤大小、部位、邻近器官有无受累等，有助于肿瘤的分期和手术方式的确定。

（4）**MRI**：对肾癌诊断的准确性与CT相仿，但在显示邻近器官有无受侵犯、肾静脉或下腔静脉内有无癌栓，效果则明显优于CT。

5. 常见的治疗方法

（1）**手术治疗**。肾癌主要以手术治疗为主，分为肾部分切除术和根治性肾切除术，根治性肾切除术是肾癌最主要的治疗方法。近年开展的腹腔镜肾癌根治术具有创伤小、术后恢复快等优点。

（2）放射治疗。肾癌对放疗并不敏感，因而放射治疗目前仅被用于辅助治疗。

（3）化学治疗。

（4）内分泌治疗。

（5）免疫治疗。

6. **肾癌术前准备**

（1）术前放松心情，树立治疗信心，保证充足的睡眠。

（2）戒烟酒，术前学会功能锻炼，如吹气球，有效咳嗽、咳痰，深呼吸，踝泵锻炼，训练床上二便。

（3）学习肾癌相关教育资料。

（4）术前皮肤准备，必要时备血。

（5）术前加强营养支持，避免刺激性食物，根据情况给予高热量、高蛋白、高维生素、易消化、低脂、少渣的饮食。

7. **肾癌手术后的注意事项**

（1）一般护理：①给予持续心电监护及低流量吸氧，严密监测患者体温、血压、心率、呼吸、意识。②准确记录出入量，密切监测尿量，因尿量的多少反映术后肾功能的情况，出现尿量减少，每小时少于30mL时应予重视。③腹部术口予腹带加压包扎。

（2）管道：①关注术口有无渗液、渗血，观察并记录引流液的性状、颜色及量；若出现引流液由暗红色变为鲜红色，或者量由少变多、血压下降、心率增快等现象时提示有出血的可能，应引起重视，立即通知医生。②妥善固定管道并做好标识，预留长度固定，翻身时避免牵拉。③3天更换1次引流袋，严格遵照无菌要求，避免感染。④会阴部保持清洁，可用

96

0.1％碘伏进行会阴抹洗或使用洁悠神抗菌辅料外喷。⑤术后2~3天可拔除尿管，如引流管24小时引流量＜20mL，可拔除引流管。

（3）疼痛：使用疼痛量表进行评估，及时处理，常采用的镇痛措施包括静脉镇痛泵、非甾体消炎药、阿片类等，中医方面有穴位贴敷、腕踝针、热罨包热敷等。

（4）活动：术后麻醉未完全清醒，床上进行下肢的被动运动；清醒后可取半坐卧位，同时进行下肢自主运动，如踝泵锻炼、肌肉等长收缩；采用循序渐进的活动原则，以患者能耐为度。

（5）饮食：术后暂禁食，6小时后可进食少量温水和药物，待肠功能恢复后，可由流质饮食过渡到普食，禁忌刺激、辛辣的食物，加强营养，无糖尿病的患者可多吃新鲜水果和蔬菜，如香蕉、火龙果、绿叶蔬菜等利于排便之品，保持大便通畅，避免便秘，勿用力排便，必要时使用通便药物。

8. 肾癌术后的并发症

（1）出血：多发生于术后3~5天，表现为引流管量≥100mL/h，颜色深红，或出现血压降低、心率增快、尿液颜色变为血性应立即处理。

（2）感染：监测体温、观察术口有无红肿、渗液情况，术后加强翻身拍背，指导有效咳痰，预防肺部感染。

（3）高碳酸血症：临床表现为烦躁、乏力、心律不齐、面色青紫等症状，主要由于腹腔镜手术时是在高压CO_2气腹下完成的。应注意观察神志及呼吸频率、节律，维持水、电解质平衡。

（4）下肢深静脉血栓：主要表现为下肢肿胀疼痛，主要原因是由于术后长时间卧床。教会患者正确穿压力袜，配合下肢气囊进行按摩。制定术后康复锻炼卡，有针对性地指导患者术后锻炼。病情允许，指导患者尽早下床活动。

9. 肾癌的中医病因病机

肾癌属于中医学"血尿""腰痛""肾积"等范畴。肾癌病位在肾，与脾胃、肝相关，为本虚标实之证，其发病根本为肾脏亏虚，病机关键为阴阳失调，脾肾阳虚，肝血肾阴不足，痰瘀毒互结。肾元亏虚是肾癌发生的本质，肝脾肾三脏功能失调是重要病机，痰瘀毒互结是疾病发生发展的病理过程。中医治疗也应扶正祛邪贯穿始终，疏肝健脾补肾，调和三脏，并配合化痰、解毒、祛瘀等治法协同治疗。

10. 肾癌围手术期的中医特色治疗

（1）艾灸治疗：改善排尿。选穴：中极、关元、气海、肾俞穴，以补肾气、利小便。

（2）腕踝针：镇痛，可减轻患者的不舒适感，缓解疼痛。

（3）吴茱萸热敷腹部：温通散寒、行气止痛，促进胃肠蠕动，缓解腹痛腹胀。

11. 肾癌术后出院指导

（1）保持伤口周围清洁，避免感染，伤口拆线后2~3天后可淋浴。

（2）3个月内避免重体力劳动，避免进行过度的扭腰弯腰动作。

（3）避免对肾功能有损害的食物、药物。戒烟戒酒，避免肥胖，进食优质蛋白、低脂、低盐、多维生素饮食。

（4）每3个月复查一次，包括B超、CT、尿常规、胸片、肾功能等检查，及早发现有无肺部转移灶，定时进行免疫治疗。

（5）嘱患者注意尿液的观察，如有血尿腰痛，体重持续下降，咳嗽咳痰等症状及早就医。

12. 肾癌患者的中医辨证饮食指导

（1）板栗煲鸡汤（图4-2）

【材料】鸡1/4只，板栗10个，姜片2片，盐适量。

【做法】鸡过水，板栗、姜片洗净放入汤锅，加入适量的水，水开后慢炖1.5小时，加入适量盐。

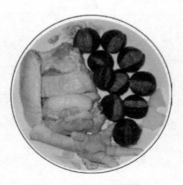

图4-2 板栗煲鸡汤

【功效】开胃消积，养血补气。用于脾胃气虚证，主要表现为纳差、食少腹胀、气短。

【注意事项】阳虚水泛者不宜多食；湿热内蕴，尿频尿痛者不宜多食。

（2）三样枣鸡蛋茶

【材料】红枣5粒，黑枣5粒，蜜枣1颗，鸡蛋1个。

【做法】将红枣、黑枣、蜜枣去核，鸡蛋煮熟拨壳，加适量水放入锅内一起煲，水开后改小火30分钟。

【功效】补气血。用于气血两虚证，主要表现为少气懒语、面色萎黄、四肢无力、形体消瘦、经血不调等。

【注意事项】阳虚水泛者不宜多食。

（3）玉米须茶

【材料】玉米须10g，蜂蜜或糖适量。

【做法】将玉米须洗净，加入适量水，煲开后改小火10分钟，加适量蜂蜜或糖饮用。

【功效】清热祛湿，利尿排毒。用于湿热蕴毒证，主要表现为尿频、尿急、尿痛，小便赤，大便不畅等。

【注意事项】糖尿病患者可不加糖或蜂蜜。

（4）海马杏仁汤（图4-3）

【材料】瘦肉200g，海马一对（一公一母），南北杏5g，无花果2~3个，蜜枣1个，姜片2片，盐适量

【做法】瘦肉过水，海马提前温水浸泡20分钟，材料洗净放入炖锅，水开后慢炖1.5小时，加入适量盐。

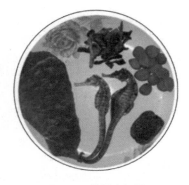

图4-3　海马杏仁汤

【功效】补肾纳气，化痰止咳平喘。用于肾不纳气型喘咳，主要表现为局部肿块刺痛、肢体麻木、胸闷多痰、气短咳喘等。

【注意事项】海鲜过敏者慎用。

（5）韭菜饺（图4-4）

【材料】韭菜250g，猪肉500g，饺子皮适量，油、盐、酱、醋、姜、蒜各适量。

【做法】韭菜、猪肉剁成肉末，加入适量油、盐、酱油、姜末调味，包成饺子，放入开水中煮熟透，捞起装碟。

剁蒜末加入适量醋和酱油调成酱料配饺子。

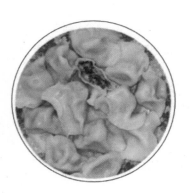

图4-4　韭菜饺

【功效】补肾排毒。

【注意事项】阴虚火旺，口干烦躁者慎用。

（6）海马核桃汤（图4-5）

【材料】瘦肉400g，海马一对（一公一母），核桃3~5个，红枣4~5个，姜片2片，盐适量。

【做法】瘦肉过水，核桃拨开连壳，海

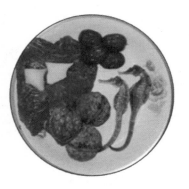

图4-5　海马核桃汤

马提前温水浸泡20分钟，材料洗净放入汤锅，加入适量的水，水开后慢炖1.5小时，加入适量盐。

【功效】补肾壮阳，补益肝肾。用于肝肾阴虚证，主要表现为失眠多梦、倦怠乏力、视物不清、五心烦热等。

【注意事项】海鲜过敏者慎用。

13. 肾癌的预防

（1）保证充分的休息，适当的运动锻炼及娱乐活动。

（2）慎起居，调饮食，注意饮食卫生及营养搭配，避免接触患癌的危险因素，避免长时间接触石棉、皮革、辐射等，戒烟戒酒。

（3）定期体检，定期查泌尿系B超、血尿常规、胸部X线，尽早发现，发现后及时到正规医院就医，尽早手术治疗。

（李嘉玲　黄亚兰　周春姣　雷振华）

第二　肾盂癌

1. 肾盂癌定义

　　肾盂癌是肾盂或肾盏黏膜上皮细胞发生的恶性肿瘤，约占肾肿瘤的10%。肿瘤多为单侧发生，绝大多数为尿路上皮癌，鳞癌约占肾盂肿瘤的15%，腺癌极为少见。肾盂癌发病年龄多在40岁以后，男性多于女性。

2. 肾盂癌的病因

　　病因尚未明确，有关危险因素为：①吸烟。②环境污染。③职业接触，如石棉、皮革等。④遗传。⑤巴尔干肾病。⑥镇痛药。

3. 肾盂癌的临床症状

　　肾盂癌的临床症状主要有以下几个方面：

　　（1）间歇性、无痛性、全程肉眼血尿。血尿常为首发和主要症状，也是肾盂癌患者就诊的原因。出血严重也可能出现条索状的血块。

　　（2）肾区疼痛。多为钝痛，血块堵塞输尿管时可发生绞痛。

　　（3）多无阳性体征，触及肿块者少见，偶有锁骨上淋巴结肿大或恶病质。

4. 肾盂癌相关检查

　　（1）B超：肾盂癌早期症状无特异性，以影像学诊断为主。泌尿系B超常作为泌尿系肿瘤的初筛和术后随访项目，可以区分肾盂肿瘤和阴性结石，并可动态观察肾脏肿瘤的形态及肾窦集合系统的变化特点。

　　（2）CT检查：CT尿路造影具有简单、快速、全面、分辨率高等优点，能清晰显示肾盂、肾盏和肾实质形态及破坏程度，能初步评估患者肾功能、肾脏周围组织器官浸润，也能显示有无腹膜后淋巴结转移，以提高

102

临床分期的准确率。

（3）核磁共振：MRI虽然对软组织有较高的分辨率，但当CT尿路造影检查不能做出正确判断时，或患者对碘剂过敏、肾功能差时，亦可行MRI检查，而且对于实质浸润型肾盂癌的诊断及鉴别诊断也具有一定的价值。

（4）静脉肾盂造影：广泛应用于肾脏及输尿管疾病的诊断中，可以发现肿瘤，还可初步评估肾脏功能。

（5）膀胱镜及输尿管镜检查：尿路上皮癌是全尿路疾病，怀疑是肾盂癌的患者应常规行膀胱尿道镜检查，查看整个尿道和膀胱内部情况，明确上述部位有无多个肿瘤的发生。

（6）尿脱落细胞学检查：尿脱落细胞学检查费用低、操作简单方便，具有无创、可重复及特异性高等优点，应作为肾盂癌的筛查手段。

5. 肾盂癌的治疗方法

（1）手术治疗：肾盂癌根治性肾输尿管切除术及膀胱袖状切术仍然是非转移性肾癌治疗的金标准。近年来腹腔镜肾盂癌根治术在临床中的应用也越来越广泛，其具有手术时间短、切口小、失血少、康复快、住院时间短、术后并发症少等优点，且其预后与开放手术相比并没有明显差异，已经成为传统开放手术的替代治疗方法。

①保留肾脏的手术：对于孤立肾、肾功能较差及全身情况欠佳根治手术风险较大的肾盂癌患者，采用根治性切除手术后将严重影响患者的生活质量。内镜下保留肾脏的手术在切除瘤体的前提下，可以最大限度提高患者的生活质量，但术后应密切随访。

②动脉栓塞治疗：动脉栓塞治疗在肾盂癌中很少应用，仅用于患者一般情况差无法耐受根治性手术及远处转移无法手术的患者。

（2）非手术治疗：有远处转移的晚期患者可行放疗或化疗，但疗效不理想，预后差。

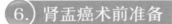

6. 肾盂癌术前准备

（1）心理。术前调整心态，放松心情，缓解恐惧心理，树立信心，积极面对手术。

（2）饮食。根据情况给予高热量、高蛋白、高维生素的食物。戒烟、戒酒，避免刺激性食物。术前6小时禁食，4小时禁饮。

（3）完善术前相关检查，包括血常规、尿常规、大便常规、肝肾功能、电解质、凝血全套、尿的细菌培养+药敏、B超、CT、静脉肾盂造影等。

（4）提前学习肾盂癌宣教资料。

（5）术前进行功能锻炼，如深呼吸、吹气球、有效咳嗽咳痰等，训练床上二便。

（6）术区皮肤准备。

（7）手术当天早晨去除假牙、内衣裤、配饰等，更换病人服。

7. 肾盂癌术后注意事项

（1）一般护理：①给予持续心电监护及低流量吸氧，严密监测患者体温、血压、心率、呼吸、意识。②准确记录出入量，密切监测尿量，因尿量的多少反映术后肾功能的情况，出现尿量减少，每小时少于30mL应予重视。③切口处予腹带加压包扎。

（2）管道：①关注术口有无渗液、渗血，观察并记录引流液的性状、颜色及量；若出现引流液由暗红色变为鲜红色，或者量由少变多、血压下降、心率增快等现象时提示有大出血的可能，应引起重视，立即通知医生。②妥善固定管道并做好标识，预留长度固定，翻身时避免牵拉。③3天更换1次引流袋，避免感染。④会阴部保持清洁，可用0.1%碘伏进行会阴抹洗或使用洁悠神抗菌敷料外喷。⑤术后2～3天可拔除尿管，如引流管24小时引流量＜10mL，可拔除引流管。

104

（3）疼痛：使用疼痛量表进行评估，常采用的镇痛措施有静脉镇痛泵、非甾体消炎药、阿片类等，中医方面有穴位贴敷、腕踝针等。

（4）活动：腹腔镜肾盂癌根治术术后麻醉未完全清醒，可行下肢被动运动；清醒后可取半坐卧位，进行下肢自主运动，如踝泵锻炼、肌肉等长收缩；术后1天，在陪护协助下可予床边坐立，病情允许，可指导下床活动；肾盂癌根治性手术术后患者，翻身动作宜轻柔，并卧床休息2~3天，待创面基本愈合可下地活动。活动的原则为循序渐进，在患者耐受及病情允许的范围内进行。

（5）饮食：术后暂禁食，6小时后可进食少量温水和药物，待肠功能恢复后，可由流质饮食过渡到普食，禁忌刺激、辛辣的食物，加强营养，无糖尿病的患者可多吃水果，如香蕉、火龙果等利于排便之品。多食蔬菜，以绿叶蔬菜为主，保持大便通畅，避免便秘，勿用力排便，必要时使用通便药物。

8. 肾盂癌术后并发症

（1）出血。

（2）感染。

（3）肾周脏器损伤。

（4）肾衰竭。

（5）尿漏。

（6）深静脉血栓的形成。

9. 肾盂癌的出院指导

（1）保持伤口周围清洁，避免感染，伤口拆线后2~3天可淋浴。

（2）3个月内避免重体力劳动，避免进行过度的扭腰、弯腰动作。

（3）避免对肾功能有损害的食物、药物。戒烟戒酒，避免肥胖，进食优质蛋白、低脂、低盐、多维生素饮食。

（4）每3个月复查一次，包括B超、CT、尿常规、胸片、肾功能等检查，及早发现有无肺部转移灶，定时进行免疫治疗。

（5）嘱患者注意尿液的观察，如有血尿腰痛、体重持续下降、咳嗽咳痰等症状及早就医。

10. 肾盂癌的中医病因病机及辨证分型

（1）病因病机

中医认为本病是因气血不足，阴阳失调，加以饮食或情志所伤，或感受湿热毒邪，致使瘀、毒、湿、痰等郁结，聚于下焦而成。

（2）辨证分型

①肾阴虚证：小便短赤带血，潮热盗汗，口燥咽干，腰膝酸软，腰痛腹部肿块。舌红，苔薄而干，脉沉细。

②心火亢盛证：小便热赤带血鲜红，排尿时或有轻微热灼之感，心烦口渴，口舌生疮，夜寐不宁，腰部肿痛。舌红，苔少，脉细数。

③脾肾两虚证：腰痛腹胀，尿血或腰腹部肿块，纳差，恶心，呕吐，身体消瘦，虚弱。舌淡，苔薄白，脉沉缓。

④湿热蕴肾证：腰痛，坠胀不适，尿血，低热，身沉困，饮食不佳，腰腹部肿块。舌红，苔黄厚腻，脉滑数。

⑤瘀血内阻证：面色晦暗，血尿频发，腰部钝痛，腰腹部肿物日渐增大，肾区憋胀不适，口干舌燥。舌暗红，苔白，脉弦。

11. 肾盂癌患者的中医辨证饮食指导

（1）银耳虫草花炖瘦肉（图4-6）

【材料】银耳1朵，虫草花20g，瘦肉250g。

【做法】银耳提前两三小时泡发，虫草花洗净

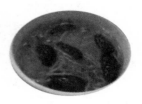

图4-6 银耳虫草花炖瘦肉

后加入开水泡10分钟左右备用，瘦肉切成片，焯水洗净血水备用。把瘦肉、银耳及虫草花依次放入炖盅中，注入适量开水，盖上保鲜膜入蒸锅中炖两个小时左右即可，每周食用两三次。

【功效】养阴清热凉血。适用于肾阴虚者。

【注意事项】脾胃气虚，运化失司者慎用。

（2）莲子心甘草茶（图4-7）

【材料】莲子心5g，甘草2g，绿茶5g

【做法】以上材料一并放入茶杯内，冲入开水浸泡，待水温适合后即可饮用。

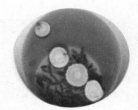

图4-7 莲子心甘草茶

【功效】清心泄火，凉血止血。适用于心火亢盛者。

【注意事项】脾胃功能差、阳虚畏寒者慎用。

（3）沙苑粥（图4-8）

【材料】沙苑子20g，粳米100g，冰糖50g。

【做法】将沙苑子洗干净，用纱布包好，粳米洗干净。砂锅置火上，注入清水1000mL，放粳米、药包煮粥，至米烂汤稠，表面浮有粥油时，加冰糖再煮5分钟。

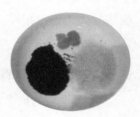

图4-8 沙苑粥

【功效】健脾益肾，软坚散结。适用于脾肾两虚者。

【注意事项】相火炽盛、阳强易举者慎用。

（4）荷叶薏苡仁粥（图4-9）

【材料】荷叶、陈皮各10克，薏苡仁、粳米15g。

【做法】先煎煮薏苡仁、陈皮、粳米，水开后20分钟，再加荷叶煮5分钟。香气大出即可。

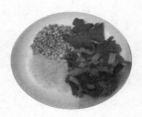

图4-9 荷叶薏苡仁粥

【功效】清热利湿，解毒化瘀。适用于湿热蕴肾者。

【注意事项】津枯便秘、滑精、阴虚口干者均慎用。

（5）当归粥（图4-10）

【材料】当归20g，粳米55g，红枣20g。

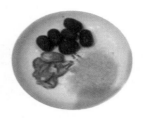

图4-10　当归粥

107

【做法】当归洗净后放入砂锅内，用温水约600mL浸泡10分钟，在火上煎熬两次，每次煮沸后再慢煎20～30分钟，共收汁150mL。红枣浸泡洗净，粳米淘洗干净，将粳米、红枣、白糖同入锅中，加入当归汁，加水适量煮粥，亦可配合藏红花饮。

【功效】活血化瘀，理气散结。适用于瘀血内阻者。

【注意事项】阴虚肺热、肝阳痰火、肾虚湿热者慎用。

12. 肾盂癌的预防

（1）维持理想的体重，积极锻炼身体，适当的运动，如散步、太极拳等，增强自身体质和抵抗力。太极拳的最佳练习时间应该在早上日出之后，进行练习前最好排空二便，并且适当进食一些早餐，不能空腹但也不宜吃得过饱。对初学太极拳的人来说，可以适当缩短练习的时间，每天早晚各练习半个小时即可。想通过练习太极拳来改善体质的人群，则需要进行运动练习1个小时左右，具体也要根据自身的体质，进行适当的增减，不可盲目逞强。

（2）清淡饮食，宜清淡、高纤维食物、多种蔬菜和水果，避免食用辛辣刺激、腌制、熏制及含亚硝酸盐类食物。

（3）戒烟、限酒。

（4）定期体检，早预防，早发现，早治疗。

（蒋慧　刘明　周春姣　高倩）

第三　输尿管肿瘤

1. 输尿管肿瘤定义

　　输尿管肿瘤指发生在输尿管管壁各种组织的肿瘤。输尿管肿瘤比较少见，占泌尿系肿瘤的1%～2%，男性与女性之比2∶1；患者年龄大多在50岁以上。输尿管肿瘤分为良性肿瘤与恶性肿瘤，以恶性肿瘤为主，约有3/4肿瘤位于输尿管下段（图4-11）。

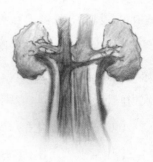

图4-11　输尿管肿瘤

　　输尿管肿瘤的分类如表4-1。

表4-1　输尿管肿瘤的分类

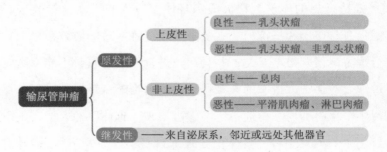

2. 引起输尿管肿瘤的病因

　　输尿管肿瘤病因尚未明确，一般认为能引起肾盂肿瘤、膀胱肿瘤的致癌物质，均可引起输尿管肿瘤。

3. 输尿管肿瘤的临床症状

　　（1）血尿：约3/4的病人都有不同程度的血尿。

　　（2）疼痛：是输尿管肿瘤最常见的症状，当继发上尿路梗阻时可伴有患侧腰部胀痛或钝痛。

（3）腹部包块：肿瘤压迫输尿管引起肾积水导致腹部包块。

（4）其他症状：部分病人可伴发腹痛、发热、贫血、膀胱刺激征、感染、脓尿等。

109

4. 输尿管肿瘤相关检查

（1）尿常规检查：可查见红细胞。

（2）尿液脱落细胞学检查：应用流式细胞仪（FCM）可以敏感地发现肿瘤细胞，但不能确定肿瘤部位。

（3）静脉肾盂造影（IVP）：可显示输尿管有偏心性或中心性充盈缺损，表面毛糙、凹凸不平，形状不完整或呈长圆形，病变处输尿管轮廓消失；梗阻上方有不同程度积水，肿瘤下方呈杯口状。高分级的肿瘤可引起肾脏不显影或严重的积水。

（4）B超：一般只能发现肾积水和较大的转移灶，有时可见肿瘤实性团块回声，病变输尿管上方扩张。

（5）逆行尿路造影：可显示肿瘤下方输尿管扩大呈杯口状，对确诊有重要意义。

（6）输尿管镜检查：可直接观察到肿瘤的形态、位置及大小，并可取活组织进行病理检查，86%～92%的患者可以确诊。

（7）膀胱镜检查：可见患侧输尿管口喷血并可观察膀胱内有无肿瘤。

（8）CT、MRI检查：可发现输尿管肿瘤，并可了解肿瘤浸润范围并进行分期。

5. 输尿管肿瘤的治疗方法

（1）输尿管肿瘤的治疗以手术切除为主。一般将肾、输尿管及输尿管口、部分膀胱一起切除。

110

（2）恶性度高或有肌层浸润的肿瘤要行术后放射治疗，对恶性度低的输尿管肿瘤进行局部切除及电灼肿瘤基底的手术，效果与肾输尿管切除术相似。

（3）孤立肾的输尿管肿瘤更应采用保守的手术治疗。

（4）输尿管息肉应行部分切除或输尿管部分切除再吻合术，有时输尿管病变范围较大，可考虑用回肠代输尿管而保留肾脏。

6. 输尿管肿瘤手术前准备

（1）心理护理。患者术前均会产生恐惧心理，主动关心、帮助患者和家属了解治愈疾病的方法，并且通过认真细致的工作态度、娴熟的技术取得病人及家属的信任，从而消除病人的思想顾虑和恐惧心理。

（2）术前准备包括确认患者已完成术前相关检查，如心电图、X线胸片、凝血生化、肺功能或CT等；术前一天进食稀饭、面条等易消化食物，避免进食豆类等易产气食物；嘱患者手术前禁食牛奶及固体食物6小时，禁饮4小时，以防手术麻醉中呕吐，引起窒息。

（3）术前进行功能锻炼，如深呼吸、有效咳嗽咳痰、踝泵锻炼，训练床上二便。

（4）术前学习相关健康教育资料。

（5）术前皮肤准备。

（6）手术当日早晨去除假牙、内衣裤、配饰等，更换病人服。

7. 输尿管肿瘤切除术后注意事项

（1）一般护理：密切观察生命体征，安置心电监护及吸氧，嘱患者平卧6小时，如果有恶心呕吐反应，将头偏向一侧，并立即清理呕吐物以防窒息。6小时后，可以取舒适的半卧位或坐位，可使膈肌下降利于呼吸，而且利于肠蠕动、恢复肠功能，还利于切口引流及炎症局限；观察伤口有无渗血，腰腹部有无皮下气肿，要高度警惕有出血可能，应及时报告医生并配合抢救。

（2）**管道**：①关注术口有无渗液、渗血，观察并记录引流液的性状、颜色及量；若出现引流液由暗红色变为鲜红色或量由少变多、血压下降、心率增快等现象时提示有出血的可能，应引起重视，立即处理。②妥善固定管道并做好标识，预留长度固定，翻身时避免牵拉。③3天更换1次引流袋，避免感染。④会阴部保持清洁，可用0.1%碘伏进行会阴抹洗或使用洁悠神抗菌材料外喷。⑤术后2～3天可拔除尿管，如引流管24小时引流量＜10mL，可拔除引流管。

（3）**活动**：术后麻醉未完全清醒，可行下肢被动运动；清醒后可取半坐卧位，进行下肢自主运动，参考肾盂癌术后康复活动，注意循序渐进。

（4）**饮食**：术后6小时可少量饮水，肛门排气后，可进低糖、含钠的流质饮食，逐渐过渡到半流质饮食，再到普食，应食清淡、高纤维、高营养的食物，忌辛辣刺激的食物，根据快速康复理念，注重早期肠内营养。不仅有助于促进胃肠道血液循环，修复和保持肠道生物屏障及免疫屏障，促进术后胃肠功能恢复，还可降低患者病死率及感染的发生率。

8. 输尿管癌患者的中医辨证饮食指导

（1）**杞子百合莲子粥**（图4-12）

【材料】枸杞子30g，百合20g，去心莲子20g，生薏苡仁30g。

【做法】枸杞子、百合、去心莲子、生薏苡仁、小米、水适量，共煮成粥。

【功效】益肾养阴清热，主要用于肾阴不足者，主要表现为尿频、尿急、尿道涩痛

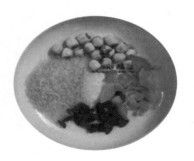

图4-12　杞子百合莲子粥

不适，腰酸腿软，神疲乏力，或有低热，或伴尿血色红，间歇发作，头昏眼花，口干欲饮，大便干结。

【注意事项】痰多水肿者慎用。

（2）土茯苓鳖甲汤（图4-13）

【材料】土茯苓50g，鳖甲1只，枸杞子20g，红枣5颗。

【做法】鳖甲洗净后，用开水略烫，去掉油脂等，再与土茯苓、枸杞子、红枣一起放入锅中加适量水，武火煮沸，再用文火煲2小时。

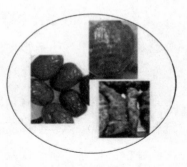

图4-13　土茯苓鳖甲汤

【功效】祛痰化瘀。多用于泌尿系统肿瘤中晚期痰瘀阻滞者，主要表现为尿血成块，排尿困难或癃闭，少腹坠胀疼痛或可触及癥积肿块。

【注意事项】脾胃虚寒，食少便溏及孕妇禁服，过敏体质者慎用。

9. 输尿管癌术后出院宣教及随访

（1）伤口：保持伤口清洁，待伤口愈合后可进行淋浴。

（2）饮食：多饮水，每日尿量达到2000～3000mL，饮食清淡易消化，避免刺激辛辣之品。

（3）活动：多注意休息，3个月内避免剧烈运动；留置双J管的患者，不宜做四肢及腰部同时伸展的运动，不做突然下蹲及用力扭腰的动作。

（4）服药：切勿擅自服药，坚持在医师指导下服药，避免对侧肾功能受损。

（5）复查：定期门诊进行膀胱灌注化疗或膀胱镜检查，注意观察尿液颜色，如出现腰部疼痛、血尿、异常咳嗽等情况及时就诊。

（林淑梅　刘明　高倩）

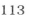

第四　膀胱癌

1. 膀胱癌定义

　　膀胱癌是指发生在膀胱上的恶性肿瘤。是泌尿系统常见的肿瘤之一，男性发病率高于女性，在世界范围内，膀胱癌为第6位常见肿瘤（图4-14）。

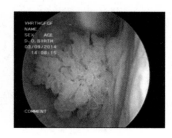

图4-14　膀胱癌

2. 膀胱癌的病因

　　（1）吸烟。吸烟与膀胱癌有一定关系，是一种重要体外诱因。吸烟者膀胱癌发病率4倍于非吸烟者，而且与吸烟的量有关。

　　（2）特殊职业。染料工业可能引起职业性膀胱肿瘤，如从事橡胶、纺织印染、电缆、油漆、燃料、皮革、印刷、焦油和农药等工作，这些物品大多含有致癌物质，而致癌物质主要通过皮肤、呼吸道或消化道进入人体，在尿中以邻羟氨基酚类物质排出而使尿路上皮细胞癌变的。

　　（3）人体色氨酸代谢异常。

　　（4）感染、结石等。慢性膀胱炎症和其他感染在膀胱肿瘤的发生中也起重要作用，如长期膀胱结石、先天性膀胱外翻、膀胱憩室和长期留置尿管易并发膀胱癌。

　　（5）其他，如长期大量使用镇痛药如非那西汀能引起膀胱移行上皮癌。

3. 膀胱癌的主要临床表现

　　（1）**血尿：**膀胱癌最常见的症状是血尿，约有80%的患者出现肉眼血尿或者镜下血尿。典型血尿是无痛性和间断性的。

　　（2）**膀胱刺激征和排尿症状：**膀胱刺激征和排尿症状是膀胱癌患者第

2常见症状，它主要表现为尿急、尿频和排尿困难。

（3）膀胱排尿梗阻：这是膀胱癌患者少见的症状。膀胱排尿梗阻症状包括尿潴留、盆腔胀满、耻骨上痛或不适，可伴有耻骨或盆腔肿块。

4. 膀胱癌的诊断

（1）尿常规：检查可见镜下血尿或肉眼血尿。

（2）尿脱落细胞检查：用专用容器留取晨尿约200mL，连续3天，主要目的是初步明确肿瘤细胞的存在，这种方法简便易行，也可用于肿瘤治疗效果的评价。

（3）B超：可发现直径0.5～1cm以上的肿瘤，并可了解肿瘤对膀胱浸润的深度。

（4）CT检查：对于有浸润的膀胱癌，能较准确地了解膀胱肿瘤的浸润深度，更准确地分期。能清晰显示1cm左右的膀胱内肿瘤，可辨出肌层、膀胱周围脂肪浸润及精囊有无浸润，显示肿瘤是否侵入直肠、前列腺等邻近器官，有无盆腔肿大的淋巴结。

（5）核磁共振：可进行矢状和冠状断面成像，有助于诊断。

（6）静脉泌尿系检查：了解上尿路同时有无肿瘤、积水及肾功能情况。

（7）膀胱镜检查：可以直接看到肿瘤的形态、部位、数目、大小，并可取活检。膀胱镜检查可初步鉴别膀胱肿瘤是良性还是恶性。

5. 膀胱癌的治疗

（1）手术治疗

①经尿道膀胱肿瘤切除术（TURBT）：适用于表浅膀胱肿瘤的治疗（Ta、T1）的治疗，切除范围包括肿瘤基底部分周边2cm的膀胱黏膜。

②膀胱部分切除术：适用于T2期分化良好、局限的膀胱肿瘤。切除范围包括距离肿瘤源2cm以内的全层膀胱壁，如肿瘤累及输尿管口，切除

后需行输尿管膀胱吻合术。

③根治性膀胱全切术：适用于反复复发、多发或侵犯膀胱颈、三角区的膀胱肿瘤。切除包括膀胱、前列腺和精囊。膀胱切除术后需行逆流改道和膀胱替代。最常用的是回肠或结肠代膀胱术，分非可控性和可控性，后者又分为异位可控和正位可控性肠代膀胱术（如原位新膀胱术）。

（2）化学治疗：有全身化疗及膀胱灌注化疗等方式。全身化疗多用于有转移的晚期病人；为预防复发，对保留膀胱的病人，术后可采用膀胱内灌注化疗药物。

（3）放射治疗：作为辅助治疗。

6. 膀胱癌手术前的准备工作

（1）术前调整心态，缓解恐惧焦虑心理，树立信心。

（2）术前一周戒烟，进行心肺功能锻炼，如深呼吸、吹气球、有效咳嗽等。

（3）行膀胱全切除腹壁造瘘的患者，术前学习腹壁造口的相关知识，术前评估腹部皮肤，模拟佩戴造口袋，根据患者站立、坐、躺卧的姿势选择最佳的造口位置，并做好标记。造口位置的选择要避开皮肤病处和裤腰处，方便术后自我护理，减少并发症的发生。

（4）需要行回肠替代膀胱的患者，术前3天以无渣易消化食物为主，如米汤、瘦肉水、蛋白粉等，术前1天禁食，可饮水，术前1日口服导泻药，同时术前1晚禁饮食、饮水，保证肠道干净，必要时术晨清洁灌肠。

（5）术前营养支持。

（6）术区皮肤准备。

7. 膀胱癌手术后的注意事项

（1）一般护理：密切观察患者的生命体征，准确记录出入量，监测血

常规、血生化及动脉血气分析结果，发现异常，及时汇报并配合处理。

（2）**管道**：①术后引流管要标记清楚，避免混淆，妥善固定，固定时可让患者变更不同的体位从而采取合适位置固定，避免翻身折叠或折管脱出。②记录引流液的颜色及量，若发现引流液大量增加，颜色鲜红立即处理。每3天更换引流袋，避免出现逆行感染。回肠代膀胱的患者，因肠黏膜分泌黏液会引起管道堵塞，要定时挤压引流管，确保引流通畅。

（3）**疼痛**：使用疼痛量表进行评估，及时处理，镇痛措施参考肾盂癌术后相关内容。

（4）**饮食**：胃肠功能恢复后，可进食无渣流质饮食，由无渣流质饮食逐渐过渡到普食，遵循少食多餐的原则，多饮水，保持大便通畅。

（5）**活动**：术后麻醉未完全清醒，可行下肢被动运动；清醒后可取半坐卧位，进行下肢自主运动，参考肾盂癌术后康复活动，注意循序渐进。

（6）**腹壁造口的护理**：①术后3天，对造口血运情况进行密切观察，出现异常及时处理。②造口初期，每天用温盐水清除造口周围黏液，避免堵塞和感染。③教会患者及家属正确自行护理清洁的方法。

8. 膀胱癌手术后有哪些并发症

（1）**出血**：最明显的表现为引流管引流出鲜红色液体或术口敷料渗血，发现后立即处理，并密切关注心率、血压、尿量变化，谨防低血容量性休克。

（2）**尿漏**：临床表现为出现腹膜刺激征，术口渗出清亮液体或腹腔引流管引流出尿液，需及时汇报处理，必要时可留取标本送检。

（3）**感染**：监测体温及血白细胞变化，术后加强翻身拍背，指导有效咳痰，预防肺部感染。

（4）**下肢深静脉血栓**：教会患者正确穿戴压力袜，配合下肢气囊进行按摩。制定术后康复锻炼卡，有针对性地指导患者术后锻炼。病情允许，指导患者尽早下床活动。

（5）肠梗阻：临床表现为腹痛腹胀，食欲减退，恶心呕吐，肠蠕动减弱或肠鸣音消失，停止排气、排便。因此，术后早期活动至关重要，同时采取合适的中医外治法如电针、中药热熨治疗效果显著。

9. 膀胱癌的中医病因病机

膀胱癌属于中医学"血尿""淋证""癥瘕"等范畴。中医学认为本病是因湿毒内侵、饮食不节、抑郁房劳等因素导致体内阴阳失调，气血逆乱，败精瘀浊聚积而成。如六淫之邪，伤人正气；或化热伤津、迫血妄行；或耗伤气血，脾肾不充；或邪毒阻塞经络，气血、津液运行不畅，结为癌肿。

10. 膀胱癌围手术期的中医外治法

耳穴压豆（图4-15）：调节脏腑功能，改善睡眠。

中药沐足（图4-16）：舒畅血脉，通达腠理，改善血液循环，促进睡眠。

腕踝针（图4-17）：镇痛。

吴茱萸/五子散热敷（图4-18）：促进胃肠功能恢复，缓解腹痛腹胀。

固元灸（图4-19）：固本培元，提升正气。

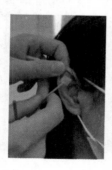 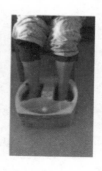 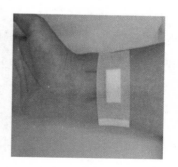

图4-15　耳穴压豆　　　图4-16　中药沐足　　　图4-17　腕踝针

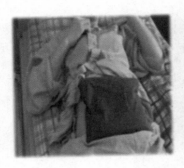
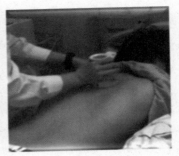

图 4-18 吴茱萸/五子散　　　　　　图 4-19 固元灸

11. 膀胱癌患者的中医辨证饮食指导

（1）**湿热下注血尿**：伴尿频、尿急、尿痛，腰背酸痛，下肢浮肿，或腹满纳呆，或心烦口渴，夜寐不安，舌苔黄腻，舌质红，脉滑数或弦数。

①赤小豆内金粥（图4-20）

【材料】赤小豆50g，鸡内金研细末15g。

【做法】煮赤小豆做粥，将熟时入鸡内金调匀。

【功效】解毒通经利小便。

【注意事项】口干、阴虚者慎用。

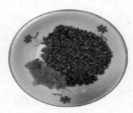

图 4-20　赤小豆内金粥

②茯苓瘦肉汤（图4-21）

【材料】土茯苓30g，瘦肉150g，扁豆15g，薏米20g，陈皮3g，蜜枣2个。

【做法】排骨洗净后，用开水略烫，去掉油脂，再与土茯苓、扁豆、薏米、蜜枣一起放入锅中加适量水，武火煮沸，再用文火煲2小时。

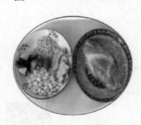

图 4-21　茯苓瘦肉汤

【功效】清热利湿。

【注意事项】阴虚口干者慎用。

（2）**脾肾两虚血尿**：呈间歇性、无痛性，伴腰膝酸软，倦怠乏力，或伴纳呆食少，消瘦，舌淡红，苔薄白，脉沉细无力。

山药瘦肉汤（图4-22）

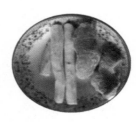

【材料】山药200g，瘦肉250g，枸杞子少许。

【做法】山药洗净切段，瘦肉洗净切成小块用开水汆水后洗去浮沫，将瘦肉放入砂锅，加清水和葱姜酒，大火将瘦肉煮烂加入山药，继续煮至山药熟

图4-22　山药瘦肉汤

后加入枸杞子，调味即可。

【功效】健脾益气。

【注意事项】湿热内蕴，外感者慎重。

（3）瘀毒蕴结血尿：尿中可见血块，或尿恶臭带腐肉，排尿困难或闭塞不通，少腹坠胀疼痛，舌质暗有瘀点、瘀斑，脉沉细。

莪术汤（图4-23）

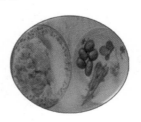

【材料】莪术8g，三七8g，当归10g，红枣10颗，羊肉150g。

【做法】将羊肉去油脂，洗净，切块，三七切片，当归、红枣、莪术洗净后，全部材料放入锅内，加清水适量，文火煮1~2小时调味即可。

图4-23　莪术汤

【功效】祛瘀止血，散结消癥。

【注意事项】阳虚水肿者慎用。

12. 膀胱灌注化疗的注意事项

（1）灌注前4小时少饮水，灌注前2小时禁饮水，灌注前需要排空尿液，使之处于轻度脱水状态，减少尿液对药物的稀释，尽量避免服用抗生素、抗凝剂。

（2）灌注后平卧15分钟后，分别俯卧、左侧卧、右侧卧各15分钟，使药液与膀胱黏膜广泛接触，以充分发挥其药效。

（3）灌注完毕后，会出现轻微的膀胱刺激征，灌注后可大量饮水，加

速尿液生成，使排出的尿液内药物浓度降低，减少药物对尿道黏膜的刺激。

（4）膀胱灌注化疗的周期从开始每周1次，共6~8次，之后为每月1次，总共灌注1年。

13. 膀胱癌的出院宣教及随访

（1）注意休息及营养，多进食蔬菜、水果等维生素高、营养丰富的易消化食物。

（2）多饮水，每天2000~3000mL，以稀释尿液，达到自我冲洗的目的。

（3）术后定期复查，终身随访，术后1月至泌尿系肿瘤专科门诊复查，后每3个月复查1次。复查内容包括体格检查、血常规、血生化、X线胸片、腹部B超，必要时复查腹部CT。

（4）定期造口门诊复查腹壁造口，防治造口缺血坏死、造口周围皮炎、造口狭窄、造口回缩、造口旁疝等。

（刘薇　黄亚兰　刘明　杨丽明）

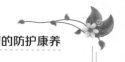

第五 睾丸癌

1. 睾丸癌定义

　　睾丸癌是一种少见的泌尿生殖系统肿瘤，分原发性和继发性两类，绝大多数都是原发性的，继发性极为罕见。在原发性睾丸肿瘤中95%为生殖细胞瘤（精原细胞瘤或非精原细胞瘤），其余为非生殖细胞瘤（睾丸间质细胞、支持细胞、性腺胚胎细胞瘤等）。睾丸癌仅占男性恶性肿瘤的1%～1.5%，但在15～34岁的年轻男性中其发病率列所有肿瘤之首，其发病率近10年来呈逐渐增加的趋势。

2. 睾丸癌的病因

　　睾丸癌的病因尚不明确，其危险因素包括两方面。

　　（1）遗传因素：家族有睾丸癌史，隐睾或睾丸未降（睾丸发育不全综合征），染色体异常。

　　（2）后天因素：睾丸外伤、环境污染、辐射、不良的个人卫生及生活习惯等，都可能与本病的发生有关系。

3. 睾丸癌的临床症状

　　（1）最常见症状：患侧阴囊内单发无痛性肿块，或有睾丸渐进的、无痛性的增大，并有沉重感，睾丸肿胀、变硬。约10%的患者因睾丸内出血或梗死而感觉疼痛，10%的患者可能出现转移症状，如腹膜后淋巴结转移，压迫神经根出现背痛。

　　（2）其他症状：肺部转移可出现咳嗽和呼吸困难，骨转移可引起骨痛等。儿童有睾丸肿块，同时有早熟症状，或成人同时有女性乳房及性欲减退时应考虑睾丸间质细胞瘤。

4. 睾丸癌相关检查

（1）体格检查：体检可触及患侧睾丸肿大，质韧，有沉重感。通过该检查可以对睾丸癌进行初步的诊断（图4-24）。

（2）B超：了解睾丸的情况，探测腹膜有无转移。

（3）胸部X线检查：可以发现1cm以上的肺部转移灶。

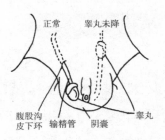

图4-24 睾丸癌

（4）CT：腹膜后淋巴结转移的最佳检查方法。

（5）核磁共振：近年来也用于定位诊断。

（6）睾丸肿瘤标记物检查：甲胎蛋白（AFP）、人绒毛膜促性腺激素（β-HCG）是重要的肿瘤标记物，查明是否有血清肿瘤标志物的升高，对本病的确诊非常有价值。

5. 睾丸癌的治疗方法

（1）手术治疗：基本手术方式为睾丸切除术和腹膜后淋巴清扫术（图4-25）。

（2）放射治疗：对精原细胞瘤极为敏感，胚胎癌和恶性畸胎瘤对放射线的敏感度较低，绒毛膜上皮癌对放射线极不敏感。放射治疗能够杀灭肿瘤组织，而对邻近的正常组织不产生明显损害，目前临床广泛应用。

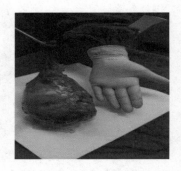

图4-25 手术切除肿的瘤组织

（3）化学治疗：对有转移的精原细胞瘤则采用化疗，最有效的三联药物是顺铂、博来霉素和依托泊苷，缓解率约为90%。

（4）综合治疗：疗效较单一治疗更为理想。一般根据病理类型、发展趋势、全身情况，仔细分析局部复发或远转移情况，然后采取局部或全身性治疗。

6. 睾丸癌根治性切除术术前准备

（1）保持良好的心态，树立信心，可采用五行音乐疗法调节情志。

（2）术前1周戒烟酒，合理作息，适当运动，如八段锦、太极拳等，提高自身免疫力。

（3）术前体位训练，熟悉术后卧位及方法，训练床上二便。

（4）多食高热量、高蛋白、易消化之品，术前食疗应以扶助元气、补益气血为主，例如桂圆、红枣、莲子等，气虚症状予以党参、黄芪、人参及薏苡仁等补气药物。

（5）术前皮肤准备。

（6）术晨去除假牙、内衣裤、配饰等，更换病人服。

7. 睾丸癌根治性切除术术后主要注意事项

（1）一般护理：密切监测生命体征，如体温、血压、心率、呼吸、意识。

（2）管道：①关注术口有无渗液、渗血，观察并记录引流液的性状、颜色及量；若出现引流液由暗红色变为鲜红色，或者量由少变多、血压下降、心率增快等现象时提示有出血的可能，应引起重视，立即处理。②妥善固定管道并做好标识，预留长度固定，翻身时避免牵拉。③3天更换1次引流袋，避免感染。④会阴部保持清洁，可用0.1%碘伏进行会阴抹洗或使用洁悠神抗菌材料外喷。

（3）活动：①术后协助翻身，膝下垫枕，减少腹部张力，麻醉清醒后，进行下肢肌肉等长收缩，穿戴抗血栓压力袜。②术后卧床期间进行下肢踝泵锻炼，如屈伸动作，即躺或坐在床上，下肢伸展，大腿放松，缓缓勾起脚尖，尽力使脚尖朝向自己，至最大限度时保持10秒钟，然后脚尖缓缓下压，至最大限度时保持10秒钟，然后放松，这样一组动作完成。稍休息后可再次进行下一组动作。反复地屈伸踝关节，最好每个小时练习5分钟，一天练5～8次，术后以自己耐受的程度为主。绕环动作：躺或坐在床上，下肢伸展，大腿放松，以踝关节为中心，脚趾做360°绕环运动，尽力保持动作幅度最大。绕环可以使更多的肌肉得到运动，可顺时针和逆时针交替进行。③病情允许，尽早下床活动。

（4）**疼痛**：关注疼痛发生的性质、持续时间、程度，及时处理。

（5）**饮食**：术后肛门排气后进食流食，逐渐过渡到半流质、软食和普食。手术后恢复期，食疗则以补益气血、调理脾胃为主，如山药、党参、枸杞子等，还可增加一些行气助消化助排便的食物，例如白萝卜、山楂、香蕉等。宜食用高热量、高蛋白、高维生素食物，少食或禁食冷、硬、生、油炸、烟熏、辛辣食物。

8. 睾丸癌术后主要并发症

（1）**出血**：多为术中损伤血管所致。

（2）**感染**：由于患者抵抗力下降，容易合并感染，出现发热。

（3）**下肢深静脉血栓**：由于凝血机制异常，下肢深静脉血栓是睾丸癌术后主要并发症之一。

9. 睾丸癌患者的出院随访

（1）术后第1年每3个月进行体格检查、肿瘤标志物检测，每6个月进行胸部X线扫描、腹部和盆腔的CT检查。

（2）术后第2年建议每3个月进行一次体格检查、肿瘤标志物检测，每6个月进行胸部X线扫描，每年进行一次腹部和盆腔的CT检查。

（3）术后第3年建议每6个月进行一次体格检查、肿瘤标志物检测和胸部X线扫描，每年进行一次腹部和盆腔的CT检查，术后第4～5年建议每年进行一次体格检查、肿瘤标志物检测和胸部X线扫描、腹部和盆腔的CT检查。

10. 睾丸癌的预防

（1）养成良好生活习惯：戒烟限酒，避免熬夜、劳累。

（2）注意饮食卫生：发生霉变的谷物千万不要食用，霉变食物中含有黄曲霉素A，黄曲霉素A是一种重要的致癌物质，极易诱发睾丸癌。

（3）注意个人卫生：洗澡的时候要注意清洁会阴部，尤其是包皮覆盖的部位，防止细菌滋生。

（4）自检：定时进行自我检查。

11. 睾丸的自检

至少从30岁开始，男性朋友应该学会自检睾丸，以防患于未然。自检的最好时机是在沐浴后，这时阴囊皮肤比较放松，检查比较容易。

具体手法：采取站立位，使阴囊自然下垂，用手掌托起阴囊，观察和体会它的大小和重量。双手轻轻捏住睾丸，拇指放在睾丸前方，食指和中指放在后方。用食指和拇指轻轻转动睾丸，检查其大小、表面是否光滑，有无硬块，有无压痛，并注意左、右侧睾丸有无区别。如有异常的肿块，就要提高警惕，及早去医院就诊（图4-26）。

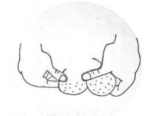

图4-26　自我筛查

12. 睾丸癌的中医学病因病机

睾丸癌属于中医学"肾子岩"等范畴。中医学认为足厥阴肝经"循股阴，入毛中，过阴器，抵小腹"；任脉由后向前，经过前阴。前阴亦为肾之窍。故其发病与肾、肝密切相关。多因肝肾亏虚加之外邪入侵或内困湿邪致湿火内结，影响气机，气滞而血脉不通，结而成瘀成痰，久而化生成毒而发病。

13. 睾丸癌患者的中医辨证饮食指导

（1）熟地黄知母炖鹌鹑汤（图4-27）

【材料】熟地黄20g，知母20g，鹌鹑1只。

【做法】将鹌鹑宰杀去毛和内脏，切块，与药材一起加水适量放入炖盅，隔水文火炖3小时，取出食用。

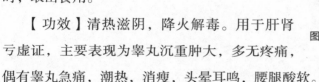

【功效】清热滋阴，降火解毒。用于肝肾亏虚证，主要表现为睾丸沉重肿大，多无疼痛，偶有睾丸急痛，潮热，消瘦，头晕耳鸣，腰腿酸软。

图4-27　熟地黄知母炖鹌鹑汤

【注意事项】脾胃虚寒，大便溏泄者忌服。

（2）沙参佛手粥（图4-28）

【材料】沙参、山药、莲子、佛手各20g，粳米50g，糖适量。

【做法】先将山药切成小片，与莲子、沙参一起泡透，再加入其他材料，加水煮沸后，再用小火熬成粥。

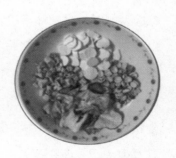

图4-28　沙参佛手粥

【功效】益气养阴，理气健脾，清心安神。用于肝郁气滞证，主要表现为睾丸肿硬抽痛，肋胁少腹胀痛，烦躁失眠，乳房胀痛发育。

【注意事项】阳虚水肿者应少食。

（3）猪脾祛湿汤（图4-29）

【材料】猪脾250g，夏枯草、绵茵陈各10g，生姜2片。

【做法】猪脾飞水去腥备用。将夏枯草、绵茵陈及生姜和猪脾一同放入砂锅中，加清水适量，大火烧开后，小火煲1.5小时即可食用。

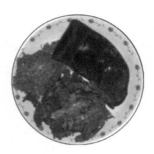

127

图4-29　猪脾祛湿汤

【功效】健脾祛湿清热。用于热毒湿结证，主要表现为睾丸逐渐肿大，质地坚硬如石，有沉重感；全身症状不明显，小便黄，大便干，口干口渴。

【注意事项】脾胃寒弱者慎用。

（4）猪肝枸杞汤（图4-30）

【材料】猪肝200g，枸杞子10g，枸杞叶200g，盐适量。

【做法】猪肝切片，与枸杞子共煮半小时，再加入枸杞叶翻滚，加盐适量即可。

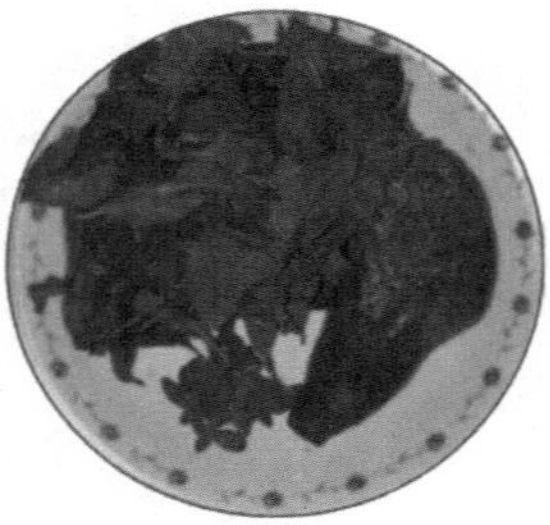

图4-30　猪肝枸杞汤

【功效】温补脾肾，益气补血。用于气血亏虚证，主要表现为睾丸肿大，表面凹凸不平，形体消瘦，神疲乏力，少气懒言，纳差，或见腹痛，咳血胸痛。

【注意事项】感冒发热、炎症、腹泻者忌服。

（杨丽明　陈应凤　周春姣）

第六 阴茎癌

1. 阴茎癌定义

阴茎癌是起源于阴茎头、冠状沟和包皮内板黏膜及阴茎皮肤的恶性肿瘤。是阴茎最常见的恶性肿瘤，占阴茎肿瘤的90%以上。最常见的病理类型是阴茎鳞状细胞癌，约占阴茎癌的95%（图4-31）。

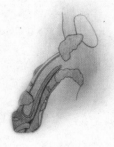

图4-31 阴颈癌

2. 阴茎癌的病因

阴茎癌的确切病因尚不清楚，主要有以下几个方面：

（1）目前以包皮过长、包茎、包皮垢学说较为公认。细菌产物包皮垢长期刺激包皮和阴茎头是阴茎癌发生的最重要的原因。

（2）阴茎癌可能与病毒感染有关。单纯疱疹病毒（HSV）Ⅱ型可能是阴茎癌的致癌物质；人乳头状病毒（herpes simplex Virus，HPV）为双丝DNA病毒可感染各器官上皮。

（3）银屑病口服光敏剂8-methoxypsoralen（氧化补骨脂素）和紫外线照射，可以增加阴茎癌的发病率。

（4）许多癌前病变可恶化为阴茎癌，如阴茎白斑、干性阴茎头炎、阴茎皮角、病毒性皮肤病（尖锐湿疣、巨大尖锐湿疣）。而增生性红斑（或称凯腊增殖性红斑）、鲍文细胞丘疹为阴茎的原位癌病变。

3. 阴茎癌的临床症状

（1）阴茎癌常起始于阴茎头、冠状沟及包皮内板的黏膜上，对患有包茎的患者病变早期不易被发现，可触及包皮内有结节或肿块，且逐渐增大，并可穿破包皮露出癌肿。包皮口常有脓性或血性分泌物流出。

（2）腹股沟淋巴结肿大，可能系癌肿侵犯，亦可为炎症反应。

（3）有远处转移时可出现转移部位的相应症状和全身消瘦、贫血、食欲不振等症状。

4. 阴茎癌的相关检查

（1）**实验室检查：**鳞状细胞抗原（Squamous cell carcinoma antigen，SCCAg）是一种肿瘤相关的蛋白，在鳞癌患者中指标会升高。该指标不能准确预测淋巴结微小转移灶的存在。但是在出现淋巴结转移患者中，检测其治疗前后SCCAg水平变化趋势却有助于判断患者的预后。

（2）**影像学检查：**①B超可确定肝脏、腹腔有无转移灶。②CT、MRI检查腹膜后及脏器有无转移。③淋巴造影对诊断转移有一定帮助，一般不作为常规检查。选择经足背部、阴茎、精索淋巴管注射造影法。若有转移可显示淋巴结不规则、充盈缺损，淋巴管变形、受压阻塞等征象。

（3）**活组织检查：**取病变处组织做病理学检查。活组织检查为最重要的组织学诊断依据。原发癌肿进行活组织检查可明确癌肿的组织学类型、病理分级；腹股沟淋巴结活检可明确有无转移，有助于临床分期和治疗方案的制定。

5. 阴茎癌的治疗方法

阴茎癌的治疗以外科手术为主，放化疗为辅助措施。

（1）**手术治疗：**又分为原发病灶切除及淋巴结清扫术。原发病灶的切除方式取决于肿瘤大小、位置、范围及浸润深度。治疗方法大致可以分为三大类。

1）阴茎局部切除术：仅适用于原发病灶为局限于包皮的早期小肿瘤、深部组织无浸润、无淋巴结转移的T1期以前的阴茎肿瘤，治疗的方法主要包括包皮环切术、局部病变切除、激光治疗及放疗等。施行局部切除术的病人，必须定期随访。

2）阴茎部分切除术：治疗阴茎癌原发灶效果肯定，最为常用。适用于病灶涉及阴茎体，距肿瘤近缘2cm切除后阴茎海绵体残留3cm以上者。

3）阴茎全切除术加尿道会阴部造口术：适用于：①肿瘤体积大超过阴茎1/2的浸润性阴茎癌；②阴茎部分切除术后残端复发者；③尿道受累出现排尿不畅、梗阻或并发尿道瘘者；④阴茎体部癌肿，大部分恶性程度高，即使癌肿较小，也宜行阴茎全切除术。

4）腹股沟淋巴结清扫术：出现腹股沟区淋巴结肿大，临床上患者常持续用抗生素4周，4周之后肿大淋巴结无明显缩小即可确定该淋巴结肿大为癌肿浸润而非炎症所致。对于CT、磁共振成像或病理活检明确有远处淋巴结转移的患者或远处转移可疑的患者，通常会进行淋巴结清扫。

（2）放射治疗：放射治疗有保持阴茎完整、病人痛苦小等优点。

1）放射治疗的适应证：①手术治疗围手术期的辅助联合疗法。②晚期肿瘤无法进行手术切除而进行保守治疗时。③可作为单一治疗方法，延长寿命，提高患者生存质量。

2）放射治疗的注意事项：①应先行包皮环切术完全显露病变部位，待伤口愈合后开始。②放疗开始后4~6个月禁止性交。③常见并发症有尿道狭窄，局部皮肤水肿、糜烂、坏死，阴茎萎缩，癌肿复发等。

（3）化学药物治疗：化学药物疗法适用于晚期不能手术的病例，以及配合手术和放射治疗。以往常用的抗癌药物有氟尿嘧啶和环磷酰胺等，但效果都不好，目前认为氨甲蝶呤、长春新碱和博来霉素联合应用效果较好，亦有人用顺铂治疗。

6. 阴茎癌根治性切除术及腹股沟淋巴结清扫术术前准备

（1）戒烟酒，合理作息，适当运动，如八段锦、太极拳等，提高自身免疫力。

（2）多食高热量、高蛋白、高维生素、易消化之品，术前食疗应以扶助元气、补益气血为主，如桂圆、红枣、莲子等，气虚则予以党参、黄芪、人参等补气药物。

（3）保持良好的心态，积极配合手术治疗，采用五行音乐疗法调节情志。

（4）向病人及家属说明手术的必要性，消除其顾虑。

（5）术前3～5天可用1：5000高锰酸钾浸泡阴茎部，每天2～3次，每次15～20分钟，尽量保持会阴部及阴茎部的清洁干燥。

（6）术前2天进少渣半流饮食，术前晚及术晨灌肠。

（7）术前1天剃去阴毛，用肥皂水或清水清洗阴茎及阴囊。

7. 阴茎癌根治性切除术及腹股沟淋巴结清扫术后注意事项

（1）保持术口敷料清洁干燥，保持会阴部清洁、干燥，避免大小便污染敷料，尿液浸湿敷料应及时更换，保持术口引流管妥善固定，引流通畅。

（2）行腹股沟淋巴结清扫术后早期需卧床休息，可加强床上活动，如踝泵运动（屈伸动作与绕环动作），可穿戴医用压力袜，双下肢取屈膝外展位，抬高下肢，减少下肢水肿及静脉血栓发生，术后稳定后可适当下床活动，促进胃肠蠕动。

（3）术后6小时可后进食流食，逐渐过渡到半流质、软食和普食。宜食用高热量、高蛋白、高维生素、易消化的食物，少食或禁食用冷、硬、生、油炸、烟熏、辛辣食物。

手术后恢复期，以补益气血、调理脾胃，可多食山药、党参、当归、熟地黄，以活血通经、散瘀止痛，可多食川芎、白芍等，还可增加一些行气助消化助排便的食物，例如白萝卜、山楂、香蕉等。

（4）加强心理、生理指导，阴茎部分切除后患者，学习正确的性交方

法，加强配偶的思想工作，以取得良好配合。对阴茎全切除术患者，可通过配偶抚摸、拥抱、亲吻等亲密无间的肌肤接触来达到性心理方面的满足。

（5）术口疼痛可予腕踝针、针灸；艾灸气海、关元穴位，可调节膀胱功能，利小便；耳穴压豆、穴位按摩等能行气降逆止呕，理肠腑之气；中药热罨包温经通络，散瘀止痛，促进胃肠蠕动。

（6）出院后每日温开水清洗会阴部1~2次，注意会阴部清洁，勤换内裤。

（7）2年内，应当每3个月常规复查，包括局部观察和双侧腹股沟淋巴结的检查。2年后可以半年至1年复查，有排尿困难者，随时随诊。

8. 阴茎癌根治性切除术术后并发症

（1）**出血**：多为术中止血不彻底，或结扎线松脱所致。出血部位最常发生于阴茎背浅静脉和包皮系带处。阴茎背浅静脉出血易形成血肿，包皮系带处出血常为血液从创口流出，也可在皮下形成血肿。若皮肤切口缘出血，可在切口上作"8"字缝合止血，小的血肿可嘱病人卧床休息，局部冷敷2~3天，并应用抗菌药物预防感染，大的血肿应立即清除血肿，仔细止血，再缝合切口。

（2）**切口感染**：术前对包皮、阴茎头炎症未能有效控制，嵌顿包茎者误行包皮环切术，不注意无菌操作或手术操作粗糙，术后尿液污染伤口等均可导致切口感染。发生感染后，应拆除部分缝线，及时彻底消除坏死组织，使引流通畅，卧床休息，用过氧化氢冲洗切口后，红外线照射，每日2次，每次20~30分钟，以减少渗出及局部炎性水肿，促进创面愈合。

（3）**静脉炎**：淋巴结清扫手术后引发静脉壁的损伤、血流状态的改变及血液高凝状态等导致深部静脉血栓形成。患肢局部红肿、疼痛，可触及痛性索状硬条或串珠样结节。累及深静脉，出现患肢凹陷性肿胀，行走时肿痛加重，静卧后减轻，皮肤呈暗红色。抬高患肢，避免久站、久坐等，促进静脉血液回流，局部可采用药物外敷、物理治疗等促进炎症吸收、止痛。

（4）阴囊和下肢淋巴水肿：淋巴结清扫术后下肢和阴囊水肿的发生率很高，其主要原因为淋巴回流障碍。利用下肢弹力绷带或阴囊托举、下肢抬高等，鼓励患者做下肢屈伸运动，同时给予改善微循环药物治疗，一般于术后一两天会逐渐改善。

（5）皮瓣坏死：淋巴结清扫术中损失三角区的皮下血管交通支或术中过多烧灼皮瓣等均可导致术后皮瓣坏死。术中分离皮瓣时厚度适中，在浅筋膜的浅层分离皮瓣，保留皮下血管，电刀在达到切开及止血目的的同时要离开皮瓣层，以免过度烧灼皮瓣。两侧腹股沟清扫区域各取一根引流管，置低位，术后继续负压吸引，引流渗血及淋巴液，使皮瓣与肌肉组织紧密贴附。术后下肢制动，尤其是髋关节要制动5天，以防皮瓣滑动漂浮，使其与肌肉组织紧密贴附，促进切开愈合，防止皮瓣坏死。

9. 阴茎癌的中医学认识

中医学认为，阴茎癌属于中医学"肾岩""肾岩翻花"等范畴。中医学认为本病多因肝肾素亏，相火内灼，水不涵木，肝经血燥，脉络空虚，湿火乘虚而入，积聚肝肾，而发为本病。具体辨证分型如下。

（1）湿热下注：食少纳呆，身倦困重，口渴不思饮，小便疼痛，龟头有恶臭性分泌物，局部肿块或破溃。

（2）热燔湿毒：阴茎结节或溃疡，肿胀疼痛，有恶臭性分泌物，刺痛灼热，痛甚难忍，排便加重，溃烂穿通可成尿瘘。

（3）正虚毒蕴：头晕目眩，失眠多梦，腿软肢肿，龟头肿块，破溃脓臭分泌物，包皮内瘙痒灼痛。

（4）气血两亏：龟头溃烂，凸凹不平，痛楚难胜，脓血流注，恶臭难闻，饮食不思，形神困惫。

10. 阴茎癌的预防

（1）及时治疗包茎及包皮过长。

（2）注意阴茎局部清洁。

（3）对癌前病变给予适当治疗。

11. 阴茎癌患者的中医辨证饮食指导

（1）银花绿豆粥（图4-32）

【材料】金银花20g，绿豆50g，粳米100g。

【做法】金银花加水煎取汁，加绿豆、粳米共煮成粥，白糖调味。每日1次，温热服食。

【功效】清热解毒，除湿利下。适用于各种热性病，如发疹、热毒疮痈等。

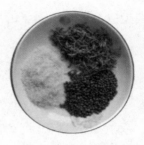

图4-32　银花绿豆粥

【注意事项】脾胃虚寒及气虚疮疡脓清者忌用。

（2）鸭肉冬瓜粉丝汤（图4-33）

【材料】鸭肉500g，冬瓜适量，盐、八角、姜片、料酒、葱末、粉丝各适量，水适量。

【做法】将鸭肉剁块备用，冬瓜切片，姜切片。取砂锅烧开一锅水，加入姜片、八角、料酒，再次烧开以后加入剁好的鸭架盖上锅盖炖煮50分钟，加入冬瓜片、粉丝煮2分钟，最后加入适量盐烧开，盛入碗中撒点葱末。

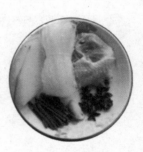

图4-33　鸭肉冬瓜粉丝汤

【功效】清热解毒。尤其适用于体内有热、宜上火的人食用。

【注意事项】脾胃虚寒者少用。

（3）黄芪红景天甘草茶（图4-34）

【材料】黄芪15g，甘草6g，红景天10g。

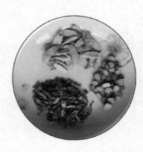

图4-34　黄芪红景天甘草茶

【做法】开水或温水冲泡，待水温适合后即可饮用。一周饮用2～3次。

【功效】补气化痰。适用于术后正气虚弱者。

【注意事项】阴虚火热者禁用。

135

（冼敏玲　刘明　周春姣）

关注男"性"健康

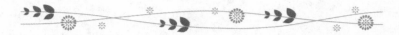

第一　包茎和包皮过长

1. 包皮过长和包茎的定义及区别

（1）定义

包皮过长：男性成年以后，包皮包裹住阴茎头，不能完全外露。包皮过长可以分为真性包皮过长和假性包皮过长两种。两种包皮过长的区别在于阴茎勃起后，阴茎头是否能够外露。假性包皮过长在阴茎勃起后阴

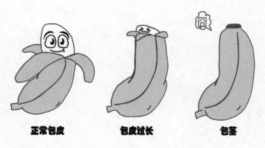

正常包皮　　包皮过长　　包茎

图5-1　正常包皮、包皮过长、包茎

茎头能完全外露，而真性包皮过长在阴茎勃起后阴茎头不能完全外露。

包茎：指包皮完全包裹住阴茎头，阴茎头无法外露。

（2）区别：它们的主要区别在于能不能翻开。包皮过长的包皮能够翻开，包茎的包皮不能翻开（图5-1）。

2. 生理性包茎、病理性包茎的定义

包茎包括生理性包茎及病理性包茎。

（1）**生理性包茎**：指的是男性新生儿出生后包皮内板与阴茎头之间会有上皮粘连，等到七八岁逐渐发育后，阴茎体和皮肤会同时生长，但生长速度不一样，有部分的包茎会发生变化，粘连得以松解，青春期时，包皮可上退至阴茎头使之完全外露。刚出生的男性新生儿，由于包皮口狭小，包皮与龟头之间仍有粘连，包皮难以翻开。这是正常的生理现象，也被称为生理性包茎。一般随着年龄增长逐渐好转，有的男宝3岁就可以翻开，但有的10岁才可以，每个男宝情况都不一样。

（2）**病理性包茎**：包皮口过于狭小，阴茎头无法上翻外露，可分为先天性包茎和后天性包茎。

1）先天性包茎：可分为肥大型包茎和萎缩型包茎。

①肥大型包茎：包皮肥厚且过长，导致排尿费力，同时伴有尿线变细、尿分叉等症状。包皮口严重狭窄者，排尿时先充盈包皮囊，导致包皮囊呈球状，然后才排出尿液。

②萎缩型包茎：包皮短且偏薄，紧紧包裹住阴茎头，两者粘连在一起，从而引起阴茎发育受限，萎缩型包茎往往阴茎短小，伴有阴茎头变形，甚至呈挛缩的硬韧结构。勃起时感到疼痛或不适，对性功能有影响。如果尿道外口与包皮口出口在同一个位置，轻度包皮口狭窄尚不影响排尿，中重度包皮狭窄则会引起排尿不畅甚至排尿困难。

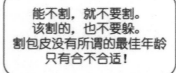

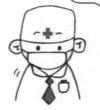

138

2）后天性包茎：大多由于包皮阴茎头的炎症或损伤导致，包皮口遗留瘢痕型狭窄等并发症，常发生阴茎头包皮炎，进而加重瘢痕的程度，以致尿道口狭窄，引发排尿不畅或排尿困难，甚至出现上尿路损伤，有时还会并发脱肛和腹股沟斜疝，引起后天性包茎。

3. 包皮过长、包茎的危害

无论是包皮过长还是生理性包茎、病理性包茎，都可能存在危害，包括近期危害及远期危害。

（1）近期危害

小儿小便无力、分散，尿频，包皮口反复感染、红肿，尿痛，尿路感染，小儿有意抓挠阴茎。

（2）远期危害

1）影响阴茎发育：青春期发育过程中，阴茎因包皮包裹严实而得不到外界刺激，导致阴茎头发育受到影响，阴茎头冠部发育小于正常男性，同时阴茎头及冠状沟处末梢神经丰富，局部神经敏感度相当高，一旦进行性生活，容易导致男性早泄、阳痿、射精过快或者是不射精等，降低家庭性生活质量。

2）导致阴茎发炎，损害肾功能：包皮长期无法翻开彻底清洗，外加包皮中内皮脂腺所分泌的分泌物无法排出，形成大量沉淀物，也就是包皮垢，很容易滋生大量细菌，引发龟头炎，细菌沿尿路排出容易引起尿路感染。反复尿路炎症易导致尿道口狭窄，引起排尿困难，严重者损害肾功能。

3）包皮嵌顿：一般来说，包茎外口相对较小，如果勉强将包皮上翻到冠状沟区，发生嵌顿不能翻下来者，成为嵌顿包茎。一旦发生嵌顿包茎，不能及时翻下包皮，极易引起嵌顿环远端的包皮水肿甚至坏死，对排尿也会有影响，导致排尿困难，甚者包皮龟头坏死及其他不良后果。

4）促进性病传播，影响性伴侣健康：过长的包皮内积存大量包皮垢，如果性生活前未做清洗，包皮垢中饱含各类细菌，很容易将细菌传染给同伴引起妇科炎症，长此以往慢性刺激女性宫颈，可能会诱发宫颈癌。同时容易引起尖锐湿疣、生殖器疱疹、梅毒等性病的传播。

5）导致男性不育：长期包皮垢感染容易引发前列腺炎，可能对精液中精子质量有所影响，包括精子活动力、精子黏稠度、正常形态精子下降等，导致男性不育。

6）致癌：包皮垢长期存留在阴茎内，刺激阴茎头，可能诱发阴茎癌。现代医学研究发现，超过85%的阴茎癌患者有包茎或包皮过长史。

4. 包皮过长和包茎的手术治疗

包皮环切术的适应证说法不一，有些国家及地区因宗教或民族习惯，出生后常规做包皮环切。有人认为包皮环切可减少阴茎癌与婚后女性宫颈癌的发病率。但有资料说明，常规做包皮环切的以色列与包皮环切术不普及的北欧国家，这两种癌的发病率均很低，无显著差异。

所以，包皮过长和包茎不一定要做手术。部分包皮过长或生理性包茎的男童，青春期发育后，阴茎头一般都能翻开包皮，这一类男童无须做手术，但一定要养成良好的生活习惯，每天翻开包皮清洗包皮垢，以免发生包皮炎、排尿困难等问题。但如果男童到青春期前后仍然无法翻开包皮，或者尚未到青春期，由于包皮过长已经反复引起尿路感染或者排尿困难等情况的，建议尽早医院就诊泌尿外科，求助医生。

5. 包皮环切术

包皮环切术是指通过切除过长的包皮，环形缝合包皮切口，使阴茎头外露的手术。男性包皮过长易导致包皮炎，甚至尿路感染，影响性生活，危害很大，有做手术必要，但10岁前的小孩一般都不主张做手术，除非反复感染或者引起排尿困难。一般10～16岁做包皮手术最佳，此时正处于身体发育阶段，手术后不会影响青少年发育。

140

6. 包皮环切术的手术适应证

包皮环切术手术适应证并无绝对标准，应根据病情及家属意愿综合选择，但主要包括如下适应证：

（1）包皮口有纤维狭窄环的病理性包茎。

（2）反复发作阴茎炎包皮炎者，或者反复尿路感染。

（3）严重的包皮口狭窄，学龄期后仍未得到缓解，阴茎头无法显露。

（4）成年男性因包皮过长或包茎导致的顽固性早泄，药物治疗得不到解决。

（5）有美容要求且手术意愿强烈的患者。

（6）包皮过长和包茎者，提倡婚前做包皮环切术。

7. 包皮手术的方式及其优缺点

包皮手术的手术方式具有很多种，综合起来，目前有比较普遍的3种手术方式：

（1）传统的包皮环切术。

（2）包皮环的套扎术。

（3）一次性的包皮切割吻合器切割术。

3种手术方式优缺点：

（1）传统包皮环切术：切除多余包皮后再用丝线进行缝合，其优点是伤口愈合得非常快，缺点是对手术医生技术要求比较高，只有一定手术经验的医师才会达到整齐美观的效果，另外就是手术时间比较长，一般需要30～40分钟，并且手术过程中出血也比较多。

（2）包皮环的套扎术：采用包皮套扎环套扎在阴茎上面，然后包皮缺血坏死脱落，最后创面慢慢愈合。手术方法简便，微创，时间短，罕见出血，安全，术口伤口愈合整齐美观，缺点是术后7～10天需要拆环，其过程可能出现一些疼痛，再者就是伤口愈合时间长。所以，部分家长和儿童仍然不愿意接受。

3）一次性包皮切割吻合器包皮切割术：手术采用的是一次性包皮切割吻合器一次性成形，其优点是手术时间非常短，5分钟即可完成，并且术中基本不出血，而且伤口非常整齐美观，缺点就是价格相对比较贵。

总得来说，不同的手术方式适合不同的人群，但现在比较推荐的是一次性包皮切割吻合器包皮切割术。

8. 包皮手术术前准备

手术麻醉方式可根据患者年龄及配合度进行选择。10岁以下的儿童一般较难沟通，不易安抚固定，可采用全身静脉麻醉。10岁以上的儿童能够配合采用局部麻醉，成人通常采用局部麻醉。术前准备需根据麻醉方式进行选择：

（1）术前常规检查，如胸片、心电图、血常规、凝血等。具体检查根据患者情况来决定。

（2）避免紧张、焦虑的情绪，保证睡眠充足。

（3）成人术前1周禁烟酒，预防感冒。

（4）手术前正常饮食、不饮酒。若为静脉全麻，则禁食6～8小时，禁饮4小时。

（5）手术前一天沐浴，会阴部尤其是能翻开的包皮要翻开清洗干净。

（6）如有包皮龟头炎患者需先控制炎症之后方可手术。

9. 包皮手术术后的注意事项

（1）术后卧床休息1～2天，尽量减少走动，以免引起术后活动性出血。

142

（2）术后保持术口清洁干燥，排尿时注意勿尿湿术口包裹的纱布，幼儿无法配合或配合不佳者，可以用干净的一次性纸杯剪掉杯底后覆盖在尿道口，保护术区，并用胶布或者弹力带妥善固定，如图5-2。

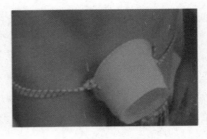

图5-2　包皮环切术后保护伤口小方法

（3）术后尽量减少引起阴茎勃起的活动，以免因阴茎勃起引起术后出血，一般青壮年常规会给予口服防止勃起和止痛的药物。如果伤口一旦出现肿痛出血，轻度可以局部冷敷并加压止血；若出血严重，应回院就诊。

（4）饮食宜清淡，多进食营养丰富之品，如鱼、蛋、肉等，有助于促进伤口愈合。忌烟酒、浓茶、咖啡、煎炸、烟熏等食物。

（5）一般2～3天后换药一次，完全愈合需要30～45天，一般为可吸收缝线或金属钉，不需要拆线或拆钉，7～14天后缝线或金属钉会自行脱落，如果出院后有渗血、渗液或伤口疼痛难忍等情况需及时返院换药。

（6）术后一般用口服抗生素3～5天，外用0.02%的高锰酸钾溶液于每次小便后冲洗，现配现用，直至伤口愈合，成人还应服用防止勃起与止痛的药物。

（7）手术后若出现龟头不适，一般一周左右即可消失，若一周后仍没有缓解或出现进行性加重，建议返院复诊，但一般来说出现龟头不适等症状的发生概率不高。

（8）手术后需保持术口清洁，如有分泌物弄脏内裤需及时更换，以免引起感染。

（9）伤口结痂后方可沐浴及性生活。

⑩ 包皮过长或包茎对性生活的影响

目前，尚无足够证据显示包茎或包皮过长会影响阴茎的发育；临床研究也显示，对性功能是没有影响的。

11 包皮龟头炎患者的中医辨证饮食指导

（1）丝瓜粳米粥

【材料】丝瓜100g，粳米200～300g，盐、味精等适量。

【做法】将丝瓜去皮后切成小块待用，粳米熬粥，起锅前加入丝瓜，一起煮开5分钟即可，食用前加适量调味品。

【功效】清热解毒，凉血消痈。

【注意事项】阳痿者忌食。

（2）胡萝卜茅根竹蔗马蹄水（图5-3）

【材料】竹蔗4串，白茅根1扎，马蹄250g，胡萝卜1根，盐或蜜枣适量。

【做法】将全部材料洗干净，胡萝卜切块，白茅根折段，竹蔗切块，马蹄切半，全部放进锅内加水，武火10分钟后改文火煮50分钟。

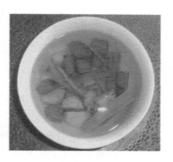

图5-3 胡萝卜茅根竹蔗马蹄水

【功效】清热润肺利尿。

【注意事项】无特殊。

（肖英超　黄亚兰　陈娟　李小英）

第二 鞘膜积液

1. 鞘膜积液定义

鞘膜积液是指鞘膜囊内积液量积聚过多。

正常情况下睾丸鞘膜腔内有少量浆液，使睾丸有一定的滑动范围。由于鞘膜本身或者睾丸、附睾等发生病变造成鞘膜囊内液体的分泌与吸收失去平衡，积聚的液体增多形成囊肿，成为鞘膜积液。精索部的鞘状突出如没有闭合，有液体聚集，就形成精索鞘膜积液（图5-4）。

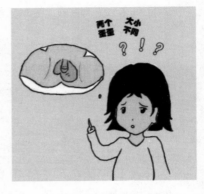

图 5-4　鞘膜积液外观图

2. 引起鞘膜积液的原因

鞘膜积液的病因可分为原发性和继发性两种。原发性鞘膜积液病情不清，病程进展缓慢，可能与创伤和炎症有关。继发性鞘膜积液则伴有原发疾病，如急性睾丸炎、精索炎、附睾炎、创伤等，表现为急性鞘膜积液。慢性鞘膜积液多无明显诱因，见于睾丸附睾炎症、结核、梅毒及肿瘤等。

根据鞘状突闭合的位置不同，可分为睾丸鞘膜积液、精索鞘膜积液、混合型鞘膜积液、睾丸精索鞘膜积液（婴儿型）、交通性鞘膜积液等5种类型。其中先天性鞘状突未闭导致的鞘膜积液，大约占80%以上。

中医学认为鞘膜积液病位在肝经，与肾、脾相关。病因为外感寒湿、湿聚热结、肾虚液停、气滞液停。基本病机为肾虚气化失司，寒湿下注，脾运失健，肝失疏泄，水湿积聚停于体内而致。

3. 鞘状突定义及作用

　　胚胎早期，在腹股沟内环处有一个形状类似口袋或隧道的突出结构，称之为鞘状突。鞘状突会随着引带下降，鞘状突随着睾丸不断下降至阴囊，大概在胎儿8个月左右到达阴囊，之后鞘状盲袋就包裹住睾丸，此时的鞘状突是未闭相通的，出生前鞘状突从内环处开始闭合，然后鞘状突靠近睾丸上部的部分闭合，直至整个精索部分的鞘膜闭合，萎缩形成纤维索。之后包裹睾丸的鞘状突形成固有的结构，称为鞘膜腔，与腹膜腔不再相通。

4. 鞘状突未闭与鞘膜积液

　　正常情况下的鞘膜腔浆液是生理特性，不但不会产生不良后果，反而可以起到润滑作用，减少摩擦。但如果鞘状突未闭，意味着与腹膜腔是相通的，腹腔中的液体会随着未闭合的鞘状突流进阴囊中，如果未能及时得到吸收，就会形成鞘膜积液。一旦有腹压增加的动作如剧烈咳嗽、便秘、外伤等，就会引起大量腹腔溶液进入鞘状突，腹腔内肠管受压容易引起腹股沟斜疝，因此，鞘膜积液与腹股沟斜疝的病理是基本相同的。

5. 交通性睾丸鞘膜积液

　　交通性睾丸鞘膜积液是指鞘状突未闭合，与腹腔完全相通，腹腔液体可自由来回在睾丸鞘膜与腹腔间移动，如来往车辆。

6. 非交通性睾丸鞘膜积液

　　非交通性鞘膜积液指鞘状突两端闭合，腹腔、睾丸鞘膜腔与之互不相通。一般来说，非交通性睾丸鞘膜积液指的是单个的睾丸积液，两个睾丸之间相互不产生影响，因此外观看到的非交通性鞘膜积液双侧睾丸大小不一。

7. 鞘膜积液的表现

本病一般无自觉症状，当积液较多时可能出现以下症状：

（1）阴囊内摸到囊性肿块，鞘膜积液一般单侧多发，呈慢性无痛性增大。

（2）质软，有弹性和囊性感。

（3）阴囊肿胀下坠或牵扯痛。当积液量大时，久站以后容易出现一侧阴囊变大，平卧睡醒后恢复正常，增大一侧的阴囊有牵扯、下坠感。

（4）巨大的鞘膜积液可能会引起排尿困难，影响活动。

8. 鞘膜积液的分类

（1）**睾丸鞘膜积液**（图5-5）：睾丸鞘膜腔内有较多积液，呈卵圆形或球形，表面光滑，有囊性感，无压痛，睾丸与附睾触摸不清，透光试验阳性。

（2）**交通性鞘膜积液**（图5-6）：鞘状突未闭合，腹腔与鞘膜相通，随体位变化积液来回活动，透光试验阳性。

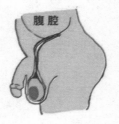　　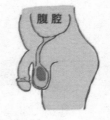

图5-5　睾丸鞘膜积液　　　　图5-6　交通性鞘膜积液

（3）**睾丸精索鞘膜积液**（婴儿型，图5-7）：鞘状突在内环处闭合，但精索处未闭合，与睾丸鞘膜腔相通，外观一般呈梨形，积液局限于阴囊内，附睾与睾丸触摸不清，外环口由于受压增大，但与腹腔之间不相通。

（4）**精索鞘膜积液**（图5-8）：局限在精索鞘状突部分的积液，鞘状突两端关闭，不与腹腔和鞘膜腔相通，积液形成的囊肿呈长圆形或梨形等各类形状。

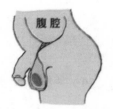
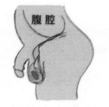

图 5-7　睾丸精索鞘膜积液　　　　图 5-8　精索鞘膜积液

（5）混合型鞘膜积液：精索鞘膜积液与睾丸鞘膜积液同时存在，互不交通，可并发睾丸未降或腹股沟疝等。

9. 鞘膜积液的危害

（1）影响发育：睾丸鞘膜积液如果不能得到及时的治疗，积液进行性加重，压迫睾丸发育，导致睾丸出现萎缩，甚至造成不育。

（2）心理影响：幼儿在察觉到与同龄孩子的不同后，很容易产生自卑等心理。

（3）感染与不育：成人则容易出现感染甚至不育。

10. 睾丸鞘膜积液快速、简便易行的诊断

（1）最简单的方法是用手电筒照射阴囊，即阴囊透光试验。照射后看到透亮像水一样的囊腔则为透光试验阳性，基本可以确诊是鞘膜积液。

（2）阴囊彩超检查。超声检查对液体无反射性，能快速诊断睾丸鞘膜积液。

11. 鞘膜积液的手术指征

鞘膜积液手术指征：刚出生婴儿的鞘膜积液暂时不用处理，继续观察

即可；1岁以后复查阴囊彩超、做阴囊透光实验判断睾丸、阴囊内积液情况，如果液量不断增大且无法自行吸收，硬度偏硬，则应行手术治疗。此外，2岁以上的男童鞘膜积液持续半年以上，一般较少能够自愈，建议手术根治。

12. 鞘膜积液的治疗方法

（1）**随访观察**：适用于病程缓慢、张力小、积液少、长期不增长的无明显症状者。婴儿型鞘膜积液通常于2岁前部分会自行消失，不用急于治疗。此外如果因为全身疾病诱发的少量积液，一般治愈原发病后，积液也会被逐渐吸收，也可以继续观察，无需治疗。

（2）**穿刺抽液，注射硬化剂治疗**：单纯采用穿刺抽液的方式，可以短时间内解决积液的问题，较为便捷，但缺点是容易复发，临床一般抽液后同时向鞘膜腔内注射药液——硬化剂，一定程度可避免复发，但容易引起阴囊局部硬块形成、继发感染等不良后果，因此需谨慎使用，且操作前必须确保鞘膜腔与腹腔不相通。

（3）**手术治疗**：达到手术指征建议尽早手术治疗，恢复更快且并发症少。

1）**鞘膜翻转术**：临床常用，手术效果较好，手术方法为将大部分鞘膜切除并反转，直至睾丸和精索的后方，反向包裹，使鞘膜浆膜面朝外缝合。

2）**鞘膜囊肿切除术**：主要适用于精索鞘膜囊肿，精索积液部分的囊肿。

3）**交通性鞘膜积液**：在内环口处进行高位结扎，切断鞘状突未闭合部分，行鞘膜翻转术。

（4）**中医治疗**：本病病机为肾虚气化失司，肝失疏泄，脾失健运，气血瘀阻，水液积聚，病因有虚实之分。实证多寒凝肝脉，或气滞血瘀、湿热瘀阻，可以温经散寒、行气活血及清热化湿为法；虚证或为气虚下陷，或脾肾亏虚，治疗以补中益气或健脾补肾为法。除对症进行中药内服外，

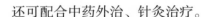

还可配合中药外治、针灸治疗。

精索鞘膜积液中药外治：

1）药熨疗法：橘核100g，小茴香100g，食盐10g，一起放入铁锅内微火炒热，装布袋，热熨患处，可行气止痛。每天1~2次，每次热熨20分钟。

2）洗浴疗法：枯矾10g，五倍子10g，加水2000~3000mL，放进砂锅内一起煎煮半小时，去渣取汁，待水温凉至35℃左右，将精索鞘膜积液部位浸泡至药液中，每天1~2次，每次浸泡30分钟。

3）外敷疗法：川楝子60g，炒杏仁30g，蓖麻子60g，炒桃仁30g，4种药物混合后捣碎成泥状，加入麝香1.5g，搅拌均匀。睡前贴敷于患处，固定妥当，天明去掉。

4）针灸治疗：温针灸水道穴，每天1~2次，连续7天。用于寒湿下注者。

注意事项：睾丸鞘膜积液患者治疗期间要适当减少活动，积极治疗原发病，如丝虫病、睾丸炎、附睾炎、血吸虫病等。尽可能进食清淡易消化的食物，减轻胃肠的负担，定时定量，合理营养。多进食富含高蛋白、高维生素、低盐低脂饮食，禁忌进食辛辣刺激、肥甘厚腻、腌制品。戒烟酒。

13. 睾丸鞘膜积液手术成功的标志

术后1周，患儿阴囊水肿完全消退后，两侧阴囊大小基本恢复对称。阴囊彩超复查未见积液。

14. 睾丸鞘膜积液的微创治疗及特点

所谓微创手术，即是"腹腔镜"手术。可是腹腔镜需要建立气腹，往腹部打进惰性气体，让肚子像帐篷一样鼓起来，因此有其他的损伤效应。此外，腹腔镜治疗鞘膜积液，均需要切开两个创口，因此就手术刀口创伤而言，传统手术和微创手术差别不多。最终采用哪种手术方式，应当遵循主刀医生及小儿家属共同商讨的决定。

腹腔镜治疗有以下优点：①手术创伤小，痛感轻，恢复较快。②安全、可靠。借助腹腔镜放大组织视野清晰，能较大程度地保护血管，避免误伤或出血。③术中视野开阔，可同时观察是否存在对侧隐匿性疝或者腹部其他疾病，一并处理。④术后伤口无明显的切口瘢痕。但腹腔镜手术费用较传统手术偏高，故须综合选择适合的手术方式。

15. 鞘膜积液的术前检查

B超检查明确鞘膜积液肿块情况，此外按照小手术常规完善凝血全套、血常规、尿常规、胸片、心电图检查即可。

16. 鞘膜翻转术术前准备

（1）手术前一天，晚餐可正常进食，22点后不能吃喝任何东西直到手术后。

（2）小儿需保持局部皮肤清洁；成人需刮除会阴部体毛，术前晚冲凉，洗干净皮肤。

17. 可以做鞘膜积液手术的幼儿年龄

小于2岁的幼儿可选择保守观察；超过2岁后，积液量大且无明显自行吸收甚至对正常生活造成影响，应立即手术治疗。

18. 小儿鞘膜积液手术麻醉方式

一般鞘膜积液手术大多发生于幼儿，且年龄大多小于5岁，无法正常配合手术，因此多选择全麻。

19. 鞘膜积液手术对生育的影响

鞘膜积液手术是临床上较为安全的手术，手术已经是非常成熟的方式且创伤小，目前临床报道案例基本没有对生育产生影响，因此建议积极治疗。

20. 睾丸鞘膜积液术后注意事项

（1）多进食清淡易消化之品，如新鲜蔬菜、水果等，忌食辛辣刺激、油腻的食物，保持大便通畅，戒烟酒。

（2）保持术后干洁，尽量勿沾水，如果伤口出现较多渗血、渗液，需及时告知医生换药，术后一周检查切口愈合情况；如无特殊可揭去伤口的敷料，可洗澡。

（3）出院后一周可恢复正常工作生活，一个月内避免重体力劳动、剧烈运动，以及持久站立、提抬重物等。必要时使用阴囊托带兜起阴囊，以利于积液吸收，但需注意保证阴囊温度不可过高。

（4）成人鞘膜积液翻转术后，1个月内禁止性生活，尽量避免引起阴茎勃起兴奋的因素如视频等，1个月后，不可恣情纵欲，或者过度手淫，尤其是在情绪不快、身体不适或性能力下降时，应暂时避免性刺激，停止性生活一段时间，以保证性神经中枢及性器官得以调节和休息，以利于疾病康复。

（5）出院后1~2个月定期门诊复查。若出现下腹疼痛、术口红肿热痛、高热等不适及时看医生。出院后需定期复查阴囊彩超，明确睾丸的形态及发育情况。

21. 睾丸鞘膜积液术后的后遗症

一般来说，睾丸鞘膜积液手术较少出现并发症。术后睾丸水肿、阴囊血肿等情况一般都能自行吸收，远期影响可能出现睾丸萎缩、慢性精索疼痛等，但极少出现。睾丸鞘膜积液一般多发于幼儿，及早行手术治疗后恢复能力强，术口瘢痕也较少出现。

152

22. 睾丸鞘膜积液的预防

睾丸鞘膜积液属先天性疾病，暂时没有更好的预防方法。

23. 鞘膜积液的中医病因病机

鞘膜积液属于中医学"水疝"范畴。中医学认为本病多因先天不足，肾虚气化不利，水湿内停为病；或因肝脉循少腹、络阴器，肝气失疏，复受寒湿，致气滞、水湿内结而成；也可因外伤瘀阻，水液不行，湿聚囊中而发病。

24. 鞘膜积液的中医辨证施治

对于先天性鞘膜积液的患儿，属先天禀赋不足，治宜温肾通阳，化气行水，多选济生肾气丸加减。手术后早期，若见阴囊肿痛明显，证属湿热内蕴，治宜清热利湿、行气止痛，方选大分清饮加减；若见阴囊硬结、隐痛、坠胀等不适，证属气滞血瘀，治宜活血祛瘀，方选桃红四物汤加减。手术后期，多见虚象，应根据气血阴阳的不足，酌情调补为宜。

25. 鞘膜积液患者的中医辨证饮食指导

（1）茴香粥

【材料】小茴香10~15g，粳米50~100g。

【做法】粳米淘洗干净待用，小茴香加清水熬煮，取汁去渣，粳米、小茴香汁一起文火熬成粥服用，加适量调味品即可。

【功效】行气止痛，消食除胀。

【注意事项】实热证及阴虚火旺者不宜选用。茴香分大小，一般煮粥多用小茴香。

（2）枳壳鸡蛋汤

【材料】枳壳60g，鸡蛋2枚，红枣3~5枚，盐适量。

【做法】将枳壳洗净加水先煎，煮开后去渣取汁，红枣3~5枚，鸡蛋（不剥壳）2枚一起放入枳壳汁内一起煮，待鸡蛋熟后剥皮放入汤汁内，加少许盐即可食用，吃蛋喝汤。

【功效】行气散滞，适用于男性阴囊坠胀肿痛牵连少腹。

【注意事项】大便多，稀溏者慎用。

（肖英超　黄亚兰　陈娟　杨友友）

第三　男性不育症

154

1. 男性不育症定义

　　育龄夫妇婚后同居1年以上，有正常规律的性生活，未采用避孕措施，由男方原因引起的女方不能受孕，或能受孕但不能怀胎、分娩，称为男性不育，或男性生育力低下。据统计，男性不育症发生率为8%~10%。其中单纯女方因素约为50%，单纯男方因素约为30%，男女共有约20%。

2. 导致男性不育因素的分类

　　按部位分类包括如下：

　　（1）睾丸前因素：下丘脑疾病；垂体疾病；内源性激素异常或者外源性激素异常；糖皮质激素过多；甲状腺功能亢进或减退。

　　（2）睾丸性因素：先天性异常；工作、生活接触化学物品、放射性物质、高温环境等；全身性疾病；肝肾功能不全；睾丸炎；睾丸创伤和手术；血管性因素；精索静脉曲张、睾丸扭转；免疫性因素。

　　（3）睾丸后因素：精子功能或运动障碍；输精管道梗阻；生殖道感染；免疫性不育；性功能障碍。

　　（4）特发性：即特发性不育。

3. 导致不育的精液检查分类

　　（1）少精子症：亦称精子减少症，或精子稀薄症，其标准是精子密度 $< 20 \times 10^6/mL$，和（或）一次性射精的总精子数量 $< 20 \times 10^6/mL$。由精子数量减少而导致的男性不育的发病率较高，是男性不育的主要原因之一。

　　（2）弱精子症：弱精症即精子的活动力低下。精子活力低下指A级精子+B级精子比率 $< 50\%$ 或者A级精子比率 $< 25\%$。精子活力低下所导致的

不育占整个男性不育的60%~80%。

（3）**畸形精子症**：精液中正常形态精子数＜15%，是精子质量异常的一种病变，是男性不育的主要原因之一（图5-9）。

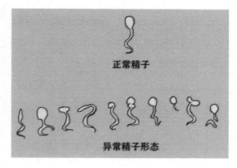

图 5-9　精子

（4）**少弱畸精子症**：在新鲜样本中观察不到精子，但离心后在沉淀中可发现少量精子。

（5）**隐匿精子症**：在未处理的样本中观察不到精子，但离心后在沉淀中可检测到少量精子。

（6）**无精子症**：连续3次以上的精液化验，均未检出精子（需经过离心确认）。

（7）**无精液症**：有性高潮和射精动作，但是没有精液射出。

（8）**免疫性不育**：指男性自身对抗精子的自身免疫反应所引起的不育症。

（9）**正常精液**：不明原因性不育。

4. 男性不育症的基本病因

男性生育影响因素纷繁复杂，按照病因分类可根据生育能力分为绝对不育（无精子症）和相对不育（精子数量少或精子活力低等），按临床表现可分为原发性和继发性不育，按性器官病变部位可分为睾丸前性、睾丸性和睾丸后性。综合来看，主要有以下几类原因。

（1）**精液异常**：一是精子量少导致不育，可由短时原因导致如纵欲过度，也可因先天原因如睾丸发育障碍等；二是精子质量不高如畸形精子过多或精子活动力差导致不育；三是精液液化时间异常，过长或过短引起精液成分改变导致不育。

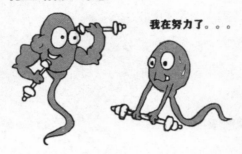

（2）生精障碍：一是睾丸发育异常以致生精功能障碍，导致不育；二是 Y 染色体缺失导致性器官分化不良，导致不育；三是不当饮食造成生精障碍如长期食用棉籽油等，导致不育；四是局部病变迁延导致睾丸外环境改变如精索静脉曲张睾丸温度过高导致不育。

（3）精子、卵子结合障碍：一是生殖系统发育畸形如先天性输精管道缺如闭锁等引起结合障碍，导致不育；二是膀胱颈手术、糖尿病引发会阴部神经损害等引起逆行射精或者药物影响交感神经支配射精等因素，导致不育；三是外生殖器先天异常如巨大睾丸鞘膜积液或阳痿、早泄等，导致精子无法正常射入女方阴道内与卵子结合障碍，导致不育。

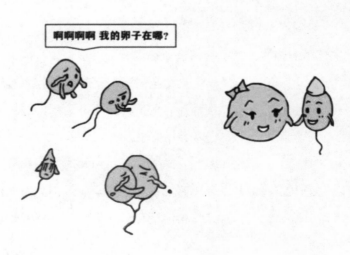

（4）全身性因素：精神压力过大或居住生活环境骤然变化；需从事高温高强度作业、接触放射性物质、化学物品等工作；严重营养不良；内分泌相关疾病如侏儒症、先天性性腺不发育症等，均会导致不育（图5-10）。

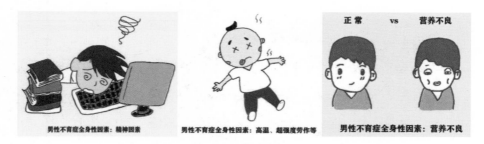

图 5-10　男性不育症全身性因素

5. 男性不育症的辅助检查

（1）实验室检查：计算机精液常规、微生物学检查、内分泌检查、免疫学检查。

（2）影像学检查：CT或MRI等。

（3）其他：睾丸活检。

6. 男性不育症的治疗

（1）药物治疗：常用绒毛膜促性腺激素治疗促性腺激素低下的性腺功能低下症等。

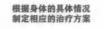
根据身体的具体情况
制定相应的治疗方案

（2）手术治疗：针对病因积极手术处理原发病：精索静脉曲张患者可行精索内静脉高位结扎术；睾丸下降异常患者应行睾丸复位术；附睾或输精管局限性梗阻或缺如者可行输精管-输精管吻合术、输精管-附睾吻合术等。

（3）保持输精管道的通畅：性功能障碍患者需积极治

疗，保证正常性生活。对于先天性输精管缺如、输精管道梗阻和输精管结扎者应积极手术治疗，保证输精管通畅。

（4）人工授精：包括供者精子人工授精和丈夫精子人工授精两种。

7. 男性不育症的中医病因病机

本病属于中医学"无子""绝育""男子艰嗣"等范畴。中医学认为本病与肾、肝、心、脾等脏腑功能有关，与肾关系最为密切。禀赋不足、精气衰弱、命门火衰等导致阳痿不举或无力射精；病久精血耗散，则精少精弱；肾阴不足，阴虚火旺，则精热黏稠不化；情志不舒，肝气郁结，则筋痿不举；肝火亢盛，灼伤肾阴，宗筋拘急，则精窍受阻；嗜食肥甘辛辣，脾失健运，痰湿内生，郁久化热，则致阳痿、死精；思虑过度、劳及心脾、大病、久病之后气血两虚，血虚不能化生精液而精少精弱，甚或无精。可见，心、肝、脾、肾四脏功能失调，均可引起不育。

8. 男性不育症的中医辨证治疗

（1）肾阴亏虚型

证候特点：精液量少，精子数少，液化不良，精子畸形较多。伴有腰膝酸软，头晕耳鸣，遗精早泄，失眠健忘，五心烦热，盗汗，口咽干燥，舌红，少苔或无苔，脉象细数。

治法：滋补肾阴，益精养血。

常用方剂：五子衍宗丸合左归饮加减。中成药可选用六味地黄丸或知柏地黄丸、五子衍宗丸等。

（2）肾阳不足型

证候特点：精液清冷，精子稀少，活动率低，活动力弱，射精无力，性欲淡漠或阳痿早泄。伴腰膝冷痛，神疲乏力，面色㿠白，动则气短，四肢不温，小便清长，夜尿量多，舌质淡胖，苔薄白而润，脉沉细无力。

治法：益肾温阳，佐以补精。

常用方剂：金匮肾气丸合五子衍宗丸加减。中成药可选用右归丸金匮肾气丸、龟鹿二仙膏等。

（3）气血亏虚型

证候特点：精液稀薄，精子量少，性欲减退，或阳痿早泄，面色不华，形体衰弱，神疲乏力，心悸怔忡，眠差多梦，健忘头晕目眩，食少纳呆，懒言气短，爪甲色淡，舌淡苔少，脉沉细。

治法：益气健脾，养血生精。

常用方剂：十全大补汤加减。中成药可选用八珍丸、人参养荣丸、十全大补丸、归脾丸等。

（4）湿热下注型

证候特点：精液中有较多白细胞及脓细胞、精子计数少，死亡精子比例高，精液不液化，阳强不射精。尿短赤有灼热，或阴肿阴痒，或白浊，腰酸重感，两腿沉重，心烦口干，喜凉饮，大便不畅。舌红苔黄腻，脉弦滑数。

治法：清利湿热，消肿解毒。

常用方剂：龙胆泻肝汤合萆薢渗湿汤加减。中成药可选用萆薢分清丸、龙胆泻肝丸、三妙丸等。

（5）痰浊凝滞型

证候特点：精液量少，无精子或精子量少，不射精，伴睾丸肿硬疼痛，头晕目眩，胸闷泛恶，心悸不宁，体态肥胖，舌胖苔白腻，脉沉滑。

治法：化痰理气，散结通络。

常用方剂：苍附导痰汤加减。

（6）瘀血阻滞型

证候特点：阴囊内有蚯蚓状的精索静脉曲张、射精时精道刺痛，无精子或少精子，精子活动力低，精液中可有较多红细胞。伴有睾丸坠痛，或

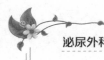

少腹作痛。唇色晦暗，舌质紫暗或瘀点，脉沉涩或细涩。

治法：活血化瘀通精。

常用方剂：血府逐瘀汤加减。

（7）肝郁气滞型

证候特点：性欲低下，阳痿不举，或性交时不能射精，精子稀少、活力下降；精神抑郁，两胁胀痛，嗳气反酸，舌质暗，苔薄，脉弦细。

治法：舒肝解郁，温肾益精。

常用方剂：柴胡疏肝散合五子衍宗丸加减。中成药可选逍遥丸。

9. 精索

精索是一对柔软的圆索，专门用于连接附睾与睾丸，为睾丸、附睾、输精管提供血液供应、淋巴回流和神经支配。这个柔软的圆索由被膜包裹输精管、蔓状静脉丛、睾丸动脉共同构成。

10. 精索静脉曲张

精索静脉曲张是指精索内的静脉丛因各种原因引起回流不畅，使得局部的静脉血管异常扩张、伸长、迂曲，在阴囊内形成血管性团块。精索静脉曲张包括原发性和继发性两种。精索静脉曲张会对精液参数、生殖激素水平产生一定的影响，因此是男性不育症的重要原因之一。

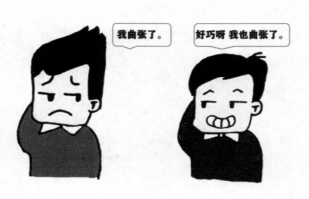

11. 精索静脉曲张的发病情况

精索静脉曲张是男性疾病中较为常见的，经统计，男性发病率高达10%～15%，且近几年有逐年上升的趋势。一般10岁以下的儿童比较少见，多见于青春期男性，尤其是20～30岁的青壮年。精索静脉曲张多发于左侧或双侧，单发右侧的比较少见。

12. 精索静脉曲张多发生在左侧

临床上几乎90%男性患者的精索静脉曲张都发生在左侧，主要包括以下几个原因：

（1）左侧精索静脉汇入左肾静脉多以直角汇入，而右侧精索静脉汇入下腔静脉则绝大多数以锐角汇入，左侧更容易发生回流受阻。

（2）左侧精索静脉内瓣膜常常缺失或者关闭不全导致左侧精索静脉回流受阻。

（3）当乙状结肠覆盖静脉处充满粪便时可能存在压迫左精索内静脉。

（4）人体长时间处于直立姿势时，精索静脉需克服重力向上回流引起曲张。

（5）左髂总静脉可受压于右髂总动脉，影响左输精管静脉的回流，造成远端钳夹现象。

（6）腹主动脉与肠系膜上动脉钳夹左肾静脉使左肾静脉受压，进而导致左侧精索静脉回流受阻。

（7）提睾肌发育不全或静脉壁及其周围结缔组织比较薄弱。

13. 精索静脉曲张致病因素

（1）发育不良：婴幼儿时期孩子过早训练坐、站姿势，导致人体血管壁弹性、瓣膜及周围结缔组织发育不良。

162

（2）营养过剩：现代社会饮食习惯多鱼多肉，营养过于丰盛，且由于缺乏运动，久坐，肥胖多发，蔬菜等膳食纤维进食较少，便秘多见，长时间腹压增加引起精索静脉回流受阻，进一步形成曲张。

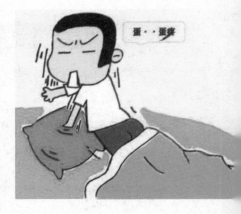

（3）不良的生活习惯：互联网信息高速扩张，青少年接触不良信息的渠道增加，不能明辨是非，学习不良生活习惯即频繁手淫引起精索静脉充血及压力升高，对尚在发育中的血管壁形成不利影响，久而久之造成精索静脉曲张。

14. 精索静脉曲张临床表现

精索静脉曲张临床表现：站立时一侧阴囊出现下垂，时有局部坠胀、坠痛不适，严重者会放射至同侧腹股沟、会阴部、下腹部、腰部等。劳累、久站或长途行走后症状加重。休息、平卧后症状又减轻或者消失。

15. 精索静脉曲张阴囊的外观

精索静脉曲张患者临床表现是站立时一侧阴囊稍有胀大、下垂，但从外观来看，轻、中度精索静脉曲张一般不会有太明显的异常，大多通过阴囊彩超才能发现，但重度的也就是Ⅲ度精索静脉曲张，多可以明显看到蚯蚓状的曲张静脉团块，平卧后曲张的静脉团块可能变小甚至消失，再次站立后又会再次出现。Ⅲ度精神静脉曲张一般建议手术治疗（图5-11）。

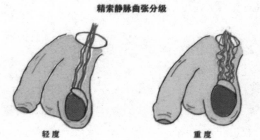

精索静脉曲张分级

轻度　　　　重度

图5-11　精索静脉曲张

16. 精索静脉曲张与男性不育的关系

精索静脉曲张会导致睾丸和阴囊里面其他组织出现血液淤积的情况，有效血流减少，出现阴囊温度升高、局部组织缺氧和营养物质不足；代谢产物逐渐蓄积引发精子尚未成熟就过早脱落。精子整体生存环境改变后，精原细胞出现退化甚至萎缩，产生精子量逐渐减少，精子活动力减弱，畸形精子占比增加。同时精索静脉曲张也会导致睾丸的间质细胞分泌睾酮的水平降低，抑制曲细精管生精功能。淤积的血液导致附睾功能失调，生成精子活动力降低。精索静脉通过交通支还会影响对侧睾丸功能，容易出现少精症或者无精症。经研究，15%～45%的男性不育症患者都有精索静脉曲张。

17. 精索静脉曲张的临床分度

精索静脉曲张临床共分 3 度：

Ⅰ度：站立时平静呼吸，看不到阴囊皮肤有曲张的静脉突出，但经过 Valsalva 试验可以触摸到静脉曲张，平卧时曲张静脉消失。

Ⅱ度：站立时平静呼吸可以看到阴囊有少量曲张的静脉突出，且能摸到曲张的静脉团，平卧时消失。

Ⅲ度：阴囊的表面可以看到明显的曲张静脉团，血管粗大，如蚯蚓团状静脉，静脉壁肥厚变硬，平卧后团块逐渐消失。

18. 精索静脉曲张的危害

（1）精液异常：精索静脉曲张可能导致睾丸、阴囊里面组织的血液淤积，微环境发生变化，如睾丸温度升高、局部组织缺氧、营养物质减少等问题，不利于精子的发育，生成精液质量也随之改变，如精子活动力弱、生成量降低、畸形精子率升高等。

（2）工作生活受到影响：轻症患者临床表现不明显，但重症患者一般都伴随阴囊坠胀不适感、放射至同侧大腿根部、腹部等不适，久坐、久站后更加明显，严重影响生活和工作质量。

（3）可引起不育：精索静脉曲张除了改变阴囊内微环境，影响精液质量外，往往还会通过交通支引起对侧睾丸的功能受到损害，长此以往，容易导致男性不育。据研究，男性不育症患者中，精索静脉曲张的比例高达15%～45%，而75%～85%精索静脉曲张病人会引起继发性不育。

19. 精液常规化验的注意事项

（1）采集前需禁欲3～5天，保持会阴部卫生清洁。

（2）在医院精液标本室留取，采用手淫的方式直接取精。

（3）若近期频繁排精，精液分析结果精子密度可能偏低，故不建议此时留取标本，禁欲一段时间后再做精液分析。

（4）排精时务必将全部精液排至专用标本采集容器内，精液溢漏将影响精液结果。

（5）标本条码上书写上一次排精时间、间隔时间，是否有精液溢漏的情况。

（6）采集后的标本须在1小时内送至实验室化验。

（7）精液采集尽量在医院实验室完成，如果非实验室完成的精液采集标本需注意保存在室温25～35℃环境中，如若温度低于20℃或高于40℃，则会影响精液结果。

（8）两次精液化验结果相差显著时，需在治疗前进行第3次精液分析。

20. 精液检查参数的解读

新鲜精液射出后很快就会变为固态，一般在5～30分钟内液化，液化时间太久则提示异常。

精液量至少大于1.5mL，否则难以中和阴道内的酸性环境，且受孕概率减小。

精子密度按照每毫升所含的精子数量来计算，正常情况下每毫升内精子含量应该是2000万以上，如果低于2000万则提示精子量偏少，为少精子症，精子量少密度低，受孕机会自然降低。

精子活动力率一般在50%～60%，通常将精子的活力分为四级：A级为快速直线向前游动的精子；B级为慢速或无定向前向运动的精子；C级为非前向运动，原地打转的精子；D级为不活动的死精子。正常情况下，A＋B要大于50%或A级大于25%。也有医院检验结果用活力良好、一般、差三个级别来区分，意义相同。活动力越好的精子越多，占比越高，受孕可能性越大。弱精子症即是指精液中精子活动力达不到正常标准。

21. 男性性激素测定意义

精子密度低于1000万的不育症患者应同时检测血卵泡雌激素（FSH）和睾酮水平。内分泌异常的疾病几乎都能通过检测血FSH和睾酮找出，是为定性；定位则需要根据血促黄体生成素（LH）和催乳素结果判断。如果促黄体生成素和卵泡雌激素高，睾酮（T）降低，表明睾丸功能异常，为高促性腺激素性腺功能低下。三者全低时，可判断病变部位一般位于下丘脑或者垂体，为低性腺激素性腺功能低下。精子生成如果正常，则血浆促黄体生成素和卵泡雌激素水平低也无临床意义。同样，单纯促黄体生成素低而睾酮正常也没有临床意义。

22. 男性性激素检测的特殊要求

男性性激素检测只需要空腹在8～11点检测即可，但务必保证检查前不要剧烈运动，否则会影响检验结果。

23. 精索静脉曲张的辅助检查

精液分析明确精子质量；B超和彩色多普勒超声检查可以明确睾丸血流情况及睾丸体积，已成为睾丸和阴囊病变的主要检查手段；精索内静脉造影；怀疑精索静脉曲张为继发性因素导致，还需行静脉尿路造影、CT或MRI等影像学检查以排除肿瘤等疾病。

24. 精索静脉曲张的治疗

治疗精索静脉曲张的理论基础是阻断精索内静脉的回流，同时保护精索内动脉、输精管静脉、输精管和精索内淋巴管。治疗方法主要分为两大类：手术治疗和介入治疗。根据所用器械的不同，手术方式可分为传统开放手术、显微镜手术和腹腔镜手术3种。根据手术入路的不同，分为经腹股沟法、经腹膜后法、经阴囊法和经低位腹股沟法。介入治疗则包括逆行性栓塞或硬化疗法、顺行性硬化疗法。

25. 精索静脉曲张手术的具体操作

目前，精索静脉曲张的手术方式可分为：传统开放手术、腹腔镜手术及显微镜手术等方式。

开放手术一般是通过对腹膜后精索内的静脉进行高位结扎，内环以上的精索内静脉一般来说只有1～2条主干，这种术式结扎明确，复发率较低，但为开放手术，损伤较大。

腹腔镜手术是在腹腔建立气腹，用腹腔镜在切口处进入操作，在内环处结扎曲张的静脉，手术优点很多，术后并发症较少，且操作简单，术后恢复也快，且能够同时处理两侧曲张的精索静脉。

显微镜手术是近年来开展较多的术式，手术医生在显微镜下实施手术，分离曲张的精索静脉并进行结扎，这种手术方式创伤较前两种术式更小，有研究发现其对患者精液质量提高较为明显，已成为现在处理精索静脉曲张的首选手术方式。

26. 精索静脉曲张的硬化治疗

精索静脉曲张的硬化治疗是指通过介入的方式闭塞曲张的精索静脉，即局部麻醉下经静脉插管至左肾静脉，进入精索内静脉后，注射硬化剂为5%的鱼肝油酸钠3mL，同时嘱患者憋气防止硬化剂反流至肾静脉，并站立15分钟，显示有效可反复注射共9mL。硬化治疗的优点是创伤小，门诊局麻下即可完成，术后恢复较快；但缺点是成功率不高，尤其是单侧成功率更低。

27. 精索静脉曲张手术的适应证

根据2011版《精索静脉曲张诊断治疗指南》推荐，儿童及青少年手术适应证为：与精索静脉曲张相关的小睾丸；影响生育的睾丸其他情况；双侧可扪及精索静脉曲张；症状性精索静脉曲张；病理学的精液质量（年龄偏大的青少年）。只要满足以上任何一条均可考虑手术治疗。

成人精索静脉曲张手术适应证有：

（1）夫妻生育愿望迫切的精索静脉曲张满足以下条件：①可触及的精索静脉曲张；②夫妇存在不育；③女方生育力正常或者女方生育力可以纠正；④男方精液结果异常或精子功能试验结果异常。

（2）成年男子即使目前没有生育要求，但精索静脉曲张明显可触及，精液分析结果异常，未来打算生育者。

（3）前列腺炎、精囊炎继发精索静脉曲张的发病率是正常人的2倍，因此前列腺炎久治不愈的患者可选择行精索静脉曲张手术。

满足以上条件的任一即可行手术治疗，但针对无症状或症状较轻的患者，可通过中药调理或外治法干预减轻症状，以防过度治疗。

168

28. 精索静脉曲张的术前准备

　　术前做好患者心理护理如增强患者信心，详细讲述手术时间、手术费用、麻醉方式、预后等情况，消除患者焦虑紧张的情绪，积极乐观面对手术；术前指导患者练习床上排便、咳嗽训练等，术前一周停止吸烟，保证充足睡眠，防外感等；肠道准备包括术前日下午口服蓖麻油或番泻叶等缓泻剂通腑排便，术前12小时禁食、4小时禁水；按要求做好术区备皮，尤其需要清洁肚脐，以免引起术后术口感染；核实相关检查三大常规、肝肾功能、凝血功能、电解质情况及心电图、胸片检查等，最重要查看阴囊彩超结果。术晨更换好手术服。

29. 精索静脉曲张手术前后的注意事项

　　手术当天

　　（1）清醒前去枕平卧，清醒后稍微摇起床头或侧卧。

　　（2）常规检测心率、血压、血氧饱和度等，低流量吸氧6小时。

　　（3）保证呼吸道通畅，口干可适当湿润口唇，但严禁未清醒情况下饮水，以免引起呛咳、窒息。

　　（4）完全清醒后可进食半流质饮食，如肉粥、粉、面等，不宜过饱，以免腹胀。

　　（5）关注患者术口情况，如有大量渗血、渗液及时通知医生换药。

　　术后第1天

　　（1）肛门排气后即可恢复正常饮食，但饮食宜清淡富含营养之品，避免食用易产气的食物，如豆浆、牛奶、可乐等。

　　（2）可适当进行床旁活动。第1次下床必须有人陪同，以免直立性低血压导致跌倒，术口疼痛可忍的情况下可适当增加运动量，但若术口疼痛难忍，切勿勉强活动，并告知医护人员。

　　（3）尽量不做突然增压腹压的动作，如咳嗽、打喷嚏等，保持大便通畅，勿努挣，以免引起伤口疼痛、出血。如果咳嗽可用手轻轻捂住伤口，有利于减轻疼痛。

（4）术口避免湿水，保持干洁，以免引起感染。

（5）中医外治法，可术后常规给予中药热熨缓解腹胀，如吴茱萸250g加粗盐100g炒热，热熨腹部，可有效缓解腹胀症状；术口疼痛者，可使用腕踝针、皮内针等进行止痛。

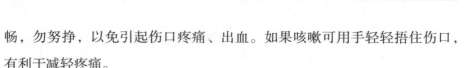 30. 精索静脉曲张手术出院后的注意事项

（1）成人术后1个月内禁止性生活。

（2）注意休息，生活有规律，勿熬夜，保持心情舒畅。术后3个月内避免剧烈运动、重体力活、久坐、久站等，以免引起腹压骤然增加，加重精索静脉曲张。待术口恢复后可循序渐进开始慢跑、游泳、太极拳等运动。

（3）定期返院复诊。术后一周应及时返院复诊，检查伤口情况，一般一周后术口换药、拆线，待伤口完全愈合后可淋浴。如出现下腹疼痛、术口红肿热痛、高热等不适应及时就诊。

（4）注意术后阴囊托起。为预防阴囊水肿，手术后1~2周建议穿三角内裤托起阴囊，如有少许水肿，多卧床休息并托起阴囊，症状慢慢会自行缓解，如有水肿不断加重需及时返院就诊。

（5）禁烟、酒、烧烤、咖啡、浓茶等刺激性饮食，多饮水，多进食新鲜瓜果蔬菜，饮食宜富含营养之品，保持大便通畅。

（6）保持会阴部清洁，防止感染。

31. 精索静脉曲张手术后的阴囊水肿

精索静脉曲张手术一般是高位结扎，对局部的血液淋巴回流会有一定影响，手术后组织受损一般也会有少许水肿，垫高阴囊，观察即可，此外

可以配合热水坐浴，帮助改善局部血液循环，但注意不可时间过久，温度过高。

32. 精索静脉曲张手术后的常见并发症

阴囊水肿和睾丸鞘膜积液是手术后常见的并发症，其他不常见的并发症还包括阴囊/睾丸疼痛、附睾炎、睾丸萎缩等。严重的水肿可以引起睾丸鞘膜积液，也可以引起睾丸实质水肿。显微镜下手术能够更好地保留淋巴管，可以较明显地降低术后水肿发生率。

33. 精索静脉曲张术后复查精液时间

从精原细胞到发育为成熟的精子，一般周期大概是75天，因此一般在术后3个月左右复查精液比较合适，此时才能观察到精子质量改善的情况，过早检查可能出现误导。

34. 男性不育症患者的心理护理

男性不育症患者的心理护理至关重要，且需要夫妻同治。

（1）找出病因，积极治疗：夫妻同时检查，找到导致不育的根本原因并积极治疗。

（2）科普相关知识：正确认识疾病，面对疾病，鼓励患者夫妻与医生共同制定有效的解决方案。

（3）夫妻加强沟通：鼓励夫妻之间坦诚相待，坦率交流，针对不育症导致的担忧、焦虑情绪共同调整，达成共识——夫妻焦虑紧张，会降低生育能力。面对男方的不育症，女方应多体贴、谅解，帮助男方树立信心，共同战胜疾病，而不是一味地指责、埋怨。女方重温感情、科学对待、积极行动有利于促进男方生精功能的恢复，与此同时，男方应尽快调整好心态，积极乐观面对病情。

35. 男性不育症的预防与调护

（1）调节情志： 情绪不佳也会引起不育，比如精神长期处于压抑、悲观、沮丧、忧愁的状态，会对大脑皮质功能产生影响，使全身神经、内分泌、睾丸生精功能都处于不稳定状态。故预防男性不育需畅情志。

（2）加强营养： 男性精子生成与食物中的营养成分休戚相关，研究证明，营养不良或者偏食，会影响精子产生及精子质量。因此，预防男性不育需多进食富含维生素A、C、E及钙、磷等物质的食品，如牛奶、瘦肉、鸡蛋、鱼类及新鲜的蔬菜水果等。另外，微量元素锌对男性有突出作用，锌是保障男性性器官能够正常发育及维持性功能的重要元素，如果男性缺乏锌元素，可能会导致性功能下降，甚至出现男性不育。因此，为预防男性不育症发生，可适量进食牡蛎、动物肝脏、大豆、禽蛋、鱼类、韭菜、狗肉、驴、核桃仁等，有助于补肾强精。

（3）避免穿紧身裤： 阴囊长时间温度过高、潮湿是引发男性精索静脉曲张、前列腺炎、阴囊湿疹等男性常见疾病的潜在病因，而以上常见病都极易引起男性不育症的发生。因此，建议男性尽量少穿紧身裤，多穿透气且散热良好的内裤，保证睾丸温度低于正常体温2℃左右。同时避免久坐皮凳，以免阴囊散热不及时，睾丸温度升高，血液循环不畅，导致睾丸局部充血，影响生精功能。此外，任何能引起睾丸温度升高的因素都要避免，如泡热水澡、长时间骑车、穿牛仔裤等。

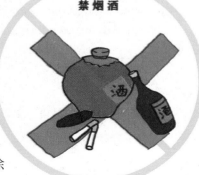

禁烟酒

（4）戒除烟酒： 过量酗酒、嗜烟对男性性功能、性腺、精子均有不同程度的影响。如酒精会引起性腺中毒导致阳痿，吸烟导致精子质量降低、畸形精子增高、性欲减退等不良后果。因此，务必戒除

171

172

烟酒。

（5）防止频繁的热水浴：频繁热水浴容易引起阴囊温度升高，不利于精子的生成和生长。

（6）节房事：过度频繁的房事、过度手淫都不利于身体健康，导致性器官长期充血，影响睾丸生精功能及精子质量，因此不建议频繁同房。

（7）避免长途骑车：长途骑车容易导致阴囊充血，影响睾丸、精囊、前列腺的功能，进而影响生精功能。

（8）夫妇配合：过好适度、有效、和谐的性生活。房事不宜过频，准确测定妻子排卵期，排卵期前一周尽量不同房，排卵期当天或之后的2～3天增加同房次数，由此可增加受孕机会。

（9）要加强自我保护意识：工作性质特殊的工作人员如经常会接触放射性物质、高温作业、接触毒物等需做好职业防护，按照防护要求严格执行，切勿掉以轻心，以免引起睾丸损害。

36 精索静脉曲张的中医病因病机

本病属于中医学"筋瘤"的范畴。中医学认为本病因先天不足，肾气不充，肝血亏虚；或因后天失养，脾胃不足，气血乏源，致使络脉失于濡养，运行不畅，瘀血凝滞而成。少数患者可因湿、瘀日久化热而成湿热瘀滞之证。

37 精索静脉曲张的辨证治疗

（1）肝肾虚亏型：睾丸坠胀不适，站久可有隐痛，阴囊局部青筋暴露；或手术后仍精稀气少，伴腰酸膝软、头晕目眩，舌淡苔薄、脉细无力，治宜补益肝肾，佐以理气通络，方选右归丸。

（2）血瘀阻络型：阴囊局部青筋暴露，睾丸胀痛，舌黯或有瘀斑，脉沉弦或涩，治宜养血活血、化瘀通络，方选桃红四物汤。

（3）寒湿凝滞型：阴囊青筋暴露，胀坠，隐痛发凉，痛引少腹，久立加重；伴腰膝酸重，身重倦怠，精清气冷，舌淡红苔白或白厚，脉沉，治宜散寒祛湿、温经通络，常用甘姜苓术汤合桂枝茯苓丸。

（4）痰热瘀阻型：阴囊坠胀、灼热，青筋暴露，伴脘腹痞满，口苦口黏，舌红苔黄腻或黄厚，脉滑或滑数，治宜清热化痰散结，方选三妙丸加减。

38. 其他治疗男性不育症的中医疗法

可配合生活起居、饮食调养、特色疗法、功法、五行音乐等进行干预。

（1）生活起居：畅情志，调饮食，勤锻炼，适劳逸，节房劳，增强体质，提高抗病能力；切勿恣情纵欲，或过度手淫；避免强体力劳动和剧烈运动，以防腹压增高，加重病情；洗澡时不宜热水浸泡过久；勿熬夜、久坐。

（2）饮食调养：饮食有节，忌食辛辣刺激性食物，保持大便通畅，否则引起乙状结肠粪便壅滞，压迫精索静脉，使回流受阻；不可过量饮酒，过食肥甘，以免湿热内生，加重病情。

（3）特色疗法：按摩三阴交、足三里、血海、神阙、委中穴等；艾灸膀胱俞、肾俞、八髎穴；平衡火罐疗法；刮痧疗法等。

太极拳

（4）功法：太极拳、五禽戏、八段锦、少林内功等促进气血运行的功法，坚持经常性锻炼等。

（5）五行音乐：宜听角音、徵音，如《高山》《阳春》《山居吟》等。

39. 精索静脉曲张患者的中医辨证饮食指导

（1）当归红枣煲鸡脚

【材料】猪肉（瘦）50g，鸡爪5个，枣（干，大）4颗，当归5g，枸杞

174

子1小把，桂圆（干）6颗，食盐适量，水适量。

【做法】瘦肉切块，鸡脚斩成小块，枸杞、桂圆、红枣和当归洗干净；锅中水煮开，放入瘦肉和鸡脚焯烫；然后捞出，用清水冲干净表面的浮沫，放入炖盅，将枸杞、桂圆、红枣和当归一同放入，加足量水；隔水炖2~3个小时；饮用时加适量盐调味即可。

【功效】活血化瘀。

【注意事项】湿热壅滞、外感咽痛者忌用。

（2）当归川芎茶（图5-12）

【材料】当归6g，川芎10g，肉桂1g。

【做法】当归、川芎、肉桂同时放入水杯浸泡代茶饮，或加水300mL煎至150mL，餐后服用。

【功效】温经通络，活血化瘀。

【注意事项】湿热壅滞、外感咽痛者忌用。

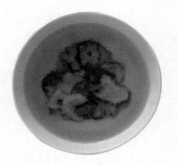

图5-12　当归川芎茶

（3）花旗参田七煲鸡汤（图5-13）

【材料】走地鸡200g，红枣30g，花旗参10g，田七10g，姜3片，调味品适量。

【做法】材料准备好，鸡肉洗干净；姜切片，红枣去核，田七花旗参切碎；把鸡肉、配料放入锅内，加水；压力锅选择煲汤模式；煲40~50分钟，加入适量的盐调味即可。

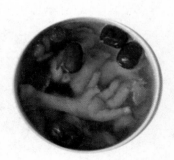

图5-13　花旗参田七煲鸡汤

【功效】活血化瘀，补气养阴，温经通络。

【注意事项】红枣要去核；孕妇不适宜饮用。

（肖英超　黄亚兰　陈娟　周春姣）

第四　隐睾症

1. 隐睾症定义

　　隐睾症是指一侧或双侧睾丸停止于下降途中，而未进入同侧阴囊内，又称为睾丸未降，是小儿最常见的先天性男性生殖系统疾病之一。一般临床分为腹腔内型、腹股沟管内型和腹股沟管外型。在隐睾患者中，单侧隐睾与双侧隐睾的比例约为55：1，单侧隐睾中，右侧隐睾与左侧隐睾的比例约为2.5：1，临床上约有70%的隐睾停留在腹股沟处，25%的隐睾是位于腹腔内的，约5%停留于阴囊上方或其他部位（图5–14）。

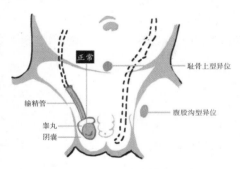

图 5-14　隐睾解剖图

2. 隐睾症的病因

　　（1）解剖学因素

　　1）睾丸引带功能异常。

　　2）提睾肌缺损。

　　3）腹股沟环与腹股沟管均狭窄。

　　4）精索血管、输精管过短。

　　5）睾丸本身发育缺陷。

　　（2）内分泌因素

　　1）甲胎蛋白阻断垂体–睾丸轴。

　　2）隐睾患者血液中可检测出抗促性腺激素抗体，与自身免疫有关。

　　因此，通常认为双侧隐睾多为内分泌因素导致，单侧多与解剖学因素有关。

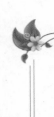

3. 隐睾症的临床症状

（1）患侧阴囊空虚或阴囊扁平，单侧者两侧阴囊不对称，双侧睾丸可见阴囊萎缩、睾丸发育差。

（2）生育能力下降或不育。

（3）隐睾多伴有鞘状突未闭从而易导致腹股沟斜疝的发生。

（4）隐睾扭转。隐睾可能存在睾丸引带、提睾肌附着异常或睾丸鞘膜附着异常，易于发生睾丸扭转。尽管在未下降睾丸中很少发生扭转，但腹痛或腹股沟疼痛时易伴有同侧阴囊空虚者应考虑睾丸扭转。隐睾发生扭转的概率较阴囊内睾丸高 20～50 倍。

（5）隐睾恶变。若男童在出生时发生睾丸未降，睾丸恶性肿瘤的风险将明显升高。若男性曾患隐睾症，则生殖细胞肿瘤的发病率约为正常人的 40 倍。睾丸未降的位置将会对睾丸发生肿瘤概率产生一定的影响，位置越高，恶变的风险越大。腹腔内睾丸将有一半的概率会发生恶变。隐睾症所致的睾丸肿瘤类型中最常见为精原细胞瘤。隐睾患者中原位癌的发病率是 1.7%。恶变的年龄多在 30 岁以后。

（6）精神和心理影响。阴囊空虚、大小、位置的异常都容易使患者产生自卑心理、对不育的忧虑等，均可引起患者在精神上的痛苦。

4. 隐睾对生育的影响

睾丸产生精子的适宜温度为 32～36℃，比正常人的体温低 2～4℃。阴囊皮肤会随着外界温度变化而时紧时松，从而保证阴囊温度恒定，这样就可以给睾丸提供良好的环境，给精子提供最佳的工作温度。一旦睾丸没有下降到阴囊内，而是停留在腹腔、腹股沟等比阴囊温度高的地方，睾丸就不能正常发育，时间长了产生精子的能力也就没有了。一般一侧隐睾生育率不受影响，但双侧隐睾生育率将明显降低。

5. 隐睾症的早期发现

家长在对待男性新生儿时均应及时检查有无隐睾，在思想上重视隐睾症，及时发现，及早治疗。一般在阴囊两侧都能摸到花生粒大小的睾丸，摸时有实物感。如果家长发现孩子的阴囊看起来一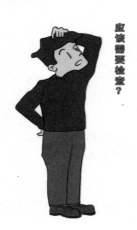边大、一边小，或者两边都是扁扁的；或者宝宝熟睡或洗热水澡时阴囊内摸不到"蛋蛋"或只摸到一个"蛋蛋"，都应该去医院诊治。隐睾的孩子一般不会有任何疼痛等不适。

应该需要检查？

6. 隐睾症的检查

（1）**体格检查**：触诊时可触及患者患侧阴囊扁平、双侧者阴囊发育较差；或触诊时阴囊空虚，无睾丸。80%左右可在腹股沟处扪及睾丸，活动度大，压之有胀痛感，不能被推入阴囊。

（2）**影像学检查**：B超、CT、磁共振检查、选择性精索内静脉造影均有助于隐睾的定位，尤其是在腹股沟不能触及隐睾或睾丸触诊不满意的患者。

（3）**染色体检查**：染色体检查不作为常规检查，对性别难辨及男性假两性畸形、遗传疾病伴有隐睾的患者需要做相关检查。

7. 隐睾症的治疗方法

隐睾患者一旦明确诊断应尽早开始治疗。

（1）**内分泌治疗**：0~1岁的隐睾患儿，睾丸存在自行下降进入阴囊的可能，因此，这个时期可采用内分泌治疗。

（2）**手术治疗**：隐睾患儿明确的治疗方案是睾丸下降固定术，将睾丸放回到阴囊中，给睾丸营造良好环境，提高生育机会。众多国内外文献均提到早期进行睾丸固定术对患儿隐睾治疗的优势，少部分专家建议最早6个月开始可以进行手术治疗，但平衡麻醉等风险建议适宜年龄在1岁左右手术。但对于青春期隐睾患者，则要一经发现及时行睾丸下降固定术，若术中发现睾丸已萎缩或不能下降引入阴囊，必要时可施行睾丸切除术。

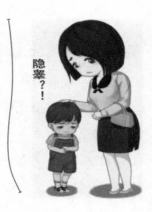

8. 睾丸下降固定术术前准备

（1）术前及时调整心理状态，缓解恐惧情绪，医护应正面引导患者，使患者树立信心，积极面对手术，同时建立良好的医患关系。

（2）根据情况应及时给予高蛋白、高热量、高维生素饮食。

（3）完善术前相关检查。包括血常规、尿常规、大便常规、肝肾功能、电解质、凝血全套、胸部X线片、心电图、B超检查等。

（4）成人术前禁食8小时，禁饮4小时；新生儿和婴儿禁母乳4小时，配方奶和非母乳（动物性乳品）患儿术前需禁食6小时。

（5）术晨更换病人服。

（6）行腹腔镜高位隐睾下降固定术者，肚脐应注意清洁，避免切口感染。

9. 睾丸下降固定术术后的注意事项

（1）一般情况：术后注意观察各项生命体征的变化，包括呼吸、脉搏、血压、体温等变化，注意不抓扯监测的各种管道。

（2）伤口的观察：注意观察伤口有无渗血、渗液，观察患者的排尿情况，防止尿液污染敷料，如果有尿液污染敷料，需要及时进行更换。

（3）饮食：根据患者年龄的大小，手术后4～6小时内禁饮、禁食，6小时后可开始进水，如无呕吐或腹痛腹胀等情况，逐渐让患者进食流食、半流食，直至普食。注意进食营养丰富的肉类、蛋、奶及新鲜的蔬菜水果，多食含纤维素丰富的蔬菜水果，防止发生便秘。

（4）体位与活动：因为在麻醉情况下呼吸道分泌物增多，患儿肌肉松弛，易引起呕吐、误吸等情况，所以在患儿麻醉清醒前应取去枕，平卧，头偏向一侧，若有呕吐应及时清除呕吐物，避免患儿误吸，及时更换清洁衣裤，且时刻观察孩子口唇颜色、有无发绀、是否喉头痰鸣、有无呼吸困难等；待麻醉清醒后，患儿可以采取平卧位或侧卧位，可适度于床上活动；术后的第1天均以半卧位为主，适当增加床旁活动；术后第2天开始以床旁活动为主，注意避免用力排便、咳嗽，避免过度用力，术后3个月避免剧烈运动。

10 睾丸下降固定术术后伤口护理的注意事项

（1）手术后伤口少量渗血为正常现象，无须处理；若出现渗血为鲜红色，面积浸湿全层纱布，应及时处理。

（2）伤口处外层敷贴为透明防水敷贴，应及时查看患儿伤口，防止尿液浸湿伤口导致感染。保持床铺、床单等用品清洁干燥，及时更换尿布。

（3）术后7天可拆除腹股沟区域伤口敷料；术后12天，观察伤口愈合情况，伤口愈合良好可拆除阴囊处伤口缝线和敷料。拆除敷料后，如伤口愈合佳即可洗澡。

（4）如伤口使用医用胶水，在伤口愈合期间，不应抓挠、揉搓，否则会造成胶膜破损导致伤口裂开；医用胶膜一般一周左右会自行脱落，在胶膜脱落前，应保持伤口清洁干燥；对于不能按照要求正确护理伤口的患儿或其他患者，可使用保护性的干敷料。

（5）腹腔镜术后患儿应观察伤口周围有没有皮下积气，少量积气无须处理，术后1～2天可逐渐缓解。

11. **睾丸下降固定术的术后并发症**

（1）**睾丸回缩**：手术完成后应继续观察睾丸，查看睾丸是否回缩至阴囊上部，如若已回缩至上部，则不必手术。若睾丸回缩至外环口以上，则应于3个月后再次行睾丸固定术。

（2）**精索扭转**：手术中有可能会发生精索扭转，从而导致睾丸血运发生障碍，严重情况下可致睾丸坏死；若术后患儿出现睾丸剧烈疼痛和触痛，并伴有恶心、呕吐，应立即告知医护人员，根据情况采取相应的措施。

（3）**睾丸萎缩**：精索血管短是睾丸萎缩的主要原因，从而导致睾丸下降困难。睾丸过度游离于腹股沟段的精索血管从而导致精索血管损伤所致，因此睾丸触痛及牵拉痛易在术后出现，且隐睾患者年龄越大，睾丸在异常位置时间越长，对睾丸的生长发育及功能的影响越严重，将来恶变率也将明显提高。因此，建议手术后每三个月复查一次B超至术后2年，以后还需定期观察睾丸的变化。

12. **隐睾症的中医病因病机**

隐睾症属于中医学"不育""无子"等范畴。中医学认为，本病多得之于先天，多因母体虚弱多病、早产或因其他原因所致胎元受损，患儿精血亏虚、元阳不振，不能更好化生精微，不足以妊养，胎气不足，气血津亏，导致睾丸应降而未降。部分得之于后天者，胎儿出生后抚育不慎，导致脾胃失养，气血生化不足以滋养，无气则无以动，故睾丸不得降。尤其是早产儿，先天禀赋欠佳，加之后天失养，导致脾胃亏虚，睾丸无力下降。本症多因精血亏虚，阳气不振所致。

13. **隐睾症的中医辨证治疗**

（1）肾阳虚型

证候特点：肾子缺如，不育，性欲低下，阳痿不举或举而不坚，精液清冷，常伴腰酸膝软，精神疲惫，肢体畏寒，小便清长，舌质淡，苔薄白，脉沉弱无力。

治法：补肾壮阳，益精生髓。

常用方剂：景岳赞育丹加减。

（2）肝肾阴虚型

证候特点：肾子缺如，生育能力低下或不育，腰酸足软，足跟痠痛，咽干舌燥，便秘，眼眶暗黑，五心烦热，毛发干枯，肌肉消瘦，舌质稍红而苔少，脉细。

治法：滋阴补肾生髓。

常用方剂：知柏地黄丸合五子衍宗丸加减。

14. 隐睾症术后出院的注意事项

（1）饮食：进食高蛋白、高纤维素、易消化的食物；忌烟酒及辛辣刺激性食物；多饮水，多吃蔬菜、水果及富含纤维素的食物。

（2）生活起居：养成良好的生活习惯，保持心情愉快；术后3个月内应避免重体力劳动、剧烈运动及持久站立等。

（3）性生活：3个月内禁止性生活（成人术后）。

（4）心理护理：重视隐睾患者的心理疏导，及时与患者沟通，加强家庭内部交流，对有心理障碍的患者应及时与家属沟通，或寻求社会公益组织，或心理咨询，及时疏导不健康情绪，保持乐观向上的心态。

（5）术后随访：建议术后每3个月复查一次B超至术后两年，定期观察；部分患者若为双侧高位隐睾手术，术后应动态监测性激素水平变化，便于全面了解睾丸情况。

15. 隐睾症患者的中医辨证饮食指导

（1）鳖甲炖鸽

【材料】鳖甲50～80g，鸽子1只。

182

【做法】鸽子洗净，鳖甲打碎，放入鸽子腹内，放入砂锅，加水适量，慢火炖熟后调味即可。

【功效】补肾填精，大补元气，益肾精。用于精血不足者。

【注意事项】湿热瘀滞、外感咽痛者慎用。

（2）八宝粥（图5-15）

【材料】芡实6g，薏苡仁6g，白扁豆6g，莲肉6g，山药6g，红枣6g，桂圆6g，百合6g，粳米150g。

【做法】上述8种食材煎煮40～60分钟，加入大米继续滚煮，直至成粥。

【适应证】益气健脾，用于脾胃虚弱导致的诸症。

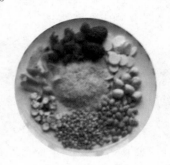

图5-15　八宝粥

【注意事项】湿热瘀滞、外感咽痛者慎用，糖尿病患者少食。

（3）黄芪鸡汁粥（图5-16）

【材料】母鸡1只（约1kg），黄芪15g，粳米10g。

【做法】将母鸡洗净，再入锅中浓煎，直至煎成浓汤，再将黄芪放入，加入粳米同煮粥，早晚趁热食。

【适应证】益气血，填精髓。用于体虚营养不良者。

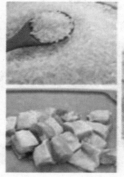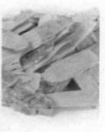

图5-16　黄芪鸡汁粥

【注意事项】阴虚火热、湿热瘀滞、伤风感冒者慎用。

（朱慧慧　黄亚兰　方华　周春姣）

第五　血精

1. 血精定义

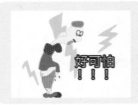

精液中出现血丝、血块，甚至见到鲜红的血液，使精液呈现棕色或红色，称为血精。血精是一种不太常见的男性生殖系统疾病。

2. 血精时精液的变化

一般正常刚射出的精液呈胶冻状，大多数为乳白色、灰白色或灰黄色，大约10几分钟后会自行液化成半透明、稍浑浊的稀薄黏液。血精时，由于精液混进了血液，精液由正常时的灰白色会突然变成红褐色、粉红色或混有血丝。颜色的变化主要取决于出血时间的早晚和出血量，如果是新鲜出血，精液颜色可呈鲜红色；如果排精间隔时间过长，精液会呈现铁锈色；出血量较少时，精液中可能仅仅只有少许血丝；出血量多时整个精液会完全呈血性，甚至出现血凝块。

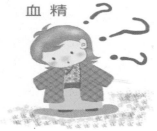
血精

3. 血精的形成

精液中的血液从何而来呢？是由于精子运行途径的某个部位发生了病变，如出血、炎症或者肿瘤，造成血精的原因很多，但大部分患者找不到确切的原因，主要考虑以下几个方面：

（1）精囊及前列腺疾病：如精囊炎、前列腺炎、前列腺及精囊结核、结石损伤等。精囊炎是血精最常见的原因。精液的组成成分中，除了所占体积很少的精子之外，绝大部分是被称为精浆的液体成分，这些液体中

60%～80%来自精囊腺，精囊腺为囊性，囊壁较薄，如果出现严重充血后就会非常容易出血。邻近器官炎症若延伸至精囊，也可引起精囊壁发炎肿胀、充血和出血等。

（2）**局部解剖异常**：前列腺和精囊血管异常、泌尿生殖畸形等可引起反复的血精。

（3）**泌尿系肿瘤**：精囊肿瘤、前列腺癌等也可引起血精。

（4）**其他全身性疾病**：如高血压、结核病、肝硬化、血吸虫病、血友病、血小板数量减少症、白血病等，也会出现血精。

4. 血精的检查

（1）**尿液检查**：尿常规排除是否有泌尿系统的感染，尿培养可以发现引起尿路感染的细菌，尿液细胞学检查可以发现尿路可疑的恶性肿瘤细胞。

（2）**直肠指检**：触摸前列腺的大小，有无疼痛、肿胀情形，是否有肿瘤。

（3）**超声检查**：可以检查出前列腺和精囊是否有肿瘤。

（4）**膀胱镜检查**：检查前列腺大小、有无血管充血及尿道正常与否。

（5）**尿路造影**：静脉肾盂造影观察有无输尿管异位开口，尿路造影观察有无尿道外伤。

（6）**盆腔CT、磁共振**：在怀疑前列腺精囊有占位病变时可协助诊断。

5. 血精的治疗

血精只是一个症状，并不是一个疾病名称，临床上约有70%的血精患者并无明确病因，只是一过性出血所致，也称其为特发性血精。但对于长时间反复发生血精或者血精伴有血尿的患者，则需要做全面的检查，找出原因，针对病因进行治疗。

（1）**抗生素治疗**：前列腺、精囊或尿道发炎时可以给予抗生素治疗，前列腺炎症时应用敏感抗生素的疗程时间较长，一般为4～6周。

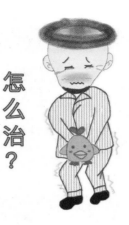

（2）**抗结核治疗**：尿路和生殖道结核则需使用抗结核药物，疗程至少半年至一年。

（3）**手术治疗**：异位性输尿管引起血精者，则需外科手术矫正。

（4）**激素治疗**：精囊黏膜增生、后尿道血管异常或肿胀可使用雌激素治疗。

（5）**其他**：如果是肿瘤引起的血精则需进一步检查，根据具体情况进行治疗。

6. 精囊镜检查术

精囊镜检查术就是将一根特制的细长内径插入尿道中，在后尿道找到两侧射精管的开口后，精囊镜便可以通过细小的射精管开口，顺利到达精囊内，从而能够观察精囊内的情况。

精囊镜检查术可达到三个目的：第一个目的是了解出血的部位及原因，对出血点进行电灼止血；第二个目的是对可疑的病变部位，可以夹取少量组织进一步检查；最后一个目的是可以同时将精囊内的血块和结石冲洗出来，疏通精液排出的通道，防止复发。

7. 需行精囊镜检查术的临床表现

临床中血精患者的表现多为精液内存在血丝或血块，或者精液呈现鲜红、暗红或咖啡色。一般情况下会先进行B超检查，如结果提示存在病灶，便会进一步行精囊镜检查，判断精道是否通畅及精囊内是否存在结石、感染、出血点或占位性病变等；部分不育症患者多由精道堵塞导致精液无法排出，通过精囊镜检查，可疏通精道和射精管，促进精液顺利排出。

8. 精囊镜检查术的并发症

如果操作不当，精囊镜检查术亦会出现一些并发症，常见的有精道损伤、镜检失败、直肠损伤、尿道损伤，术后近期并发症会出现尿失禁、排尿痛、逆行射精、射精痛、会阴部不适等症状，远期会有不育、精道梗阻、精道狭窄等症状。

9. 血精的中医病因病机

中医学认为，房劳过度是血精的主要病因之一。血精病位在精室，其属男子胞。肾主生殖，因此肾虚是血精病变发生的基础。其常见病因主要有以下几点：

（1）纵欲过度，阴精亏耗；或素体阴虚，滋生内热，热扰精室；或过服壮阳之品，导致阴虚内热，下扰精室，迫血妄行导致血精病。

（2）饮食不节，过食辛辣肥腻之品，湿热内生，热扰精室，热迫血行发为血精。

（3）成年人强力行房或青少年手淫过频，以致精室血络受损，精窍失司，故发血精。

（4）思虑太过，疲劳过度，致使脾肾亏虚，精关不固，脾失统摄，精血并出而见血精。

10. 血精的中医辨证治疗

（1）湿热下注型

证候特点：血精量较多，尿频、尿急、尿痛，小腹、会阴、腰骶部疼痛，口干而黏，舌质红，苔黄腻，脉弦滑。

治法：清热凉血，化湿导浊。

常用方剂：加味四妙汤。

（2）气滞血瘀型

证候特点：精中带血，色暗红，射精后小腹、会阴部坠胀、疼痛同时可伴有压痛，舌质暗，苔薄，脉涩。

治法：活血化瘀，疏通精道。

常用方剂：血府逐瘀汤加减。

（3）阴虚火旺型

证候特点：血精，色鲜红、量少，腰膝酸软，潮热盗汗，耳鸣，舌质红，苔少，脉细。

治法：滋阴降火，凉血止血。

常用方剂：二至地黄汤加减。

（4）心脾两虚型

证候特点：血精质稀而色淡，心悸失眠，健忘多梦，纳少便溏，舌质淡，苔薄腻，脉虚数。

治法：补养心脾，益气摄血。

常用方剂：归脾汤加减。

（5）脾肾亏虚型

证候特点：血精反复发作，日久不愈，肢体乏力，面色无华，头晕腰酸，舌质淡胖，苔薄，脉沉细。

治法：补脾益肾，养血止血。

常用方剂：右归丸合黄土汤加减。

11) 血精的中医外治法

（1）针灸疗法：常用穴中极、大溪、太冲、肾俞、上髎、次髎、血海、会阴、曲骨。治法实证宜用泻法，虚证用补法。每日1次，10天为一疗程（图5-17）。

188

（2）梅花针：选用腰背部夹脊穴。实证用重刺激手法，虚证用轻刺激手法，虚实夹杂用先轻后中度刺激手法。

（3）穴位注射：①精室湿热：喜炎平注射液、双黄连注射液等。②瘀阻血络：丹参注射液、丹红注射液等。③阴虚火旺：生脉注射液等。④气虚失摄：黄芪注射液、高丽参注射液等。

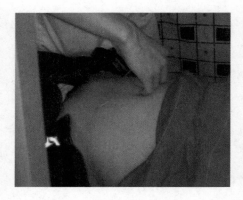

图5-17　血精的针灸疗法

根据辨证取穴，每日或隔日注射1次，15次为一疗程，休息3~5天可进行下一疗程的治疗。

（4）中药保留灌肠疗法：采用清热利湿、活血止痛类中药汤剂如冬青灌肠液保留灌肠，加热至38~41℃，行每日治疗1次。适用于精室湿热、瘀阻血络型精囊炎或合并前列腺炎者，精室湿热者采用三花通窍方保留灌肠，瘀阻血络者采用红莓通窍方保留灌肠（图5-18）。

（5）中频治疗：适用于各型精囊炎。可将电极板置于下腹部或八髎穴，每日1次，每次20分钟。

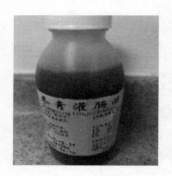

图5-18　冬青灌肠液

（6）低频脉冲疗法：根据患者证型可选用关元、气海、水道、足三里、三阴交、阴陵泉等穴位治疗，每日1次，每次20分钟。

（7）精囊前列腺按摩：每周1~2次，持续4周。适用于慢性精囊炎患者，可适当延长按摩时间，有利于精囊液的排空。对于急性者或合并急性前列腺炎者禁用。

（8）超短波治疗：电极置于下腹部及腰骶部，急性期用无热量，慢性期用微热量，大超短波，中号极，设置时间一般为20分钟，每日1次，共10次。

12. 血精患者出院后的注意事项

（1）生活起居

1）日常生活中保持会阴部清洁，可以用淡盐水浸泡外阴，去除包皮垢。

2）平时注意劳逸结合，勤锻炼身体，增强体质，有利于疾病的康复。

3）禁忌骑自行车、骑马等运动，因为会导致压迫会阴部而出现不适感。

4）节制性欲，避免过分的性刺激，急性期应禁止性生活，避免酒后同房，戒除手淫。

（2）饮食调护

1）清淡饮食，少食肥腻、辛辣刺激之品。

2）禁烟酒、咖啡、浓茶等。

（3）心理护理

1）患者应尽量克服紧张焦虑的情绪，以科学的态度对待疾病，一方面不能讳疾忌医，积极配合医生治疗，避免延误治疗时机；另一方面放宽心，以平常的心态从事日常的工作学习，培养兴趣和爱好，转移注意力，保持心情愉悦，力争早日康复。

2）多聆听抒情柔美的乐曲，如迎仙客、渔舟唱晚、平湖秋月等古典乐曲，可令人心情舒畅，胸怀开阔，有舒缓紧张、增强自信的效果。

13. 血精患者的中医辨证饮食指导

（1）马兰莲子汤（图5-19）

【材料】鲜马兰头20g，鲜白茅根120g，莲子去芯12g，白糖适量。

【做法】先将马兰头、鲜茅根加清水适量，火煮取汁，再加水放入莲子、红枣、清水适量，用文火煮1小时左右，加白糖调味，喝汤后可食莲子和红枣。

【功效】清热利湿，适用于湿热下注型。

【注意事项】脾胃虚寒之溲多不渴者忌服。

（2）白茅荠藕汤（图5-20）

【材料】荠菜30g，白茅根30g，藕节60g，白糖适量。

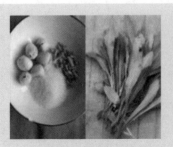

图5-19　马兰莲子汤

【做法】藕节洗净，切成小块，同荠菜、白茅根加适量清水，用中火煮沸后，再加适量白糖，稍煮即可食用。

【功效】清热利湿，适用于湿热下注型。

【注意事项】便清泄泻及阴虚火旺者不宜食用。

（3）桃仁粥（图5-21）

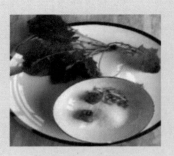

图5-20　白茅荠藕汤

【材料】桃仁10g，粳米50g，白糖适量。

【做法】先将桃仁洗净，除去皮尖，捣烂如泥备用；粳米洗干净，放在铝锅内，加适量清水，粥将煮成时，再加入适量桃仁、白糖，稍煮沸即可食用。

【功效】益气活血化瘀，适用于气滞血瘀型患者。

【注意事项】血尿、便溏者慎用。

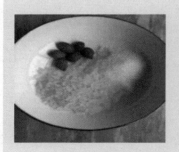

图5-21　桃仁粥

（4）红枸黄花煲蛋（图5-22）

【材料】枸杞子15g，黄花15g，鸡蛋2个。

【做法】将枸杞子、黄花、鸡蛋加水煮熟后，除去蛋壳，再煮片刻即可食用。

【功效】健脾益肾，适用于脾肾亏虚型

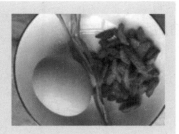

图 5-22 红枸黄花煲蛋

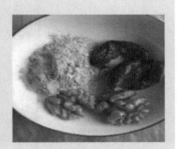

图 5-23 芡实粉粥

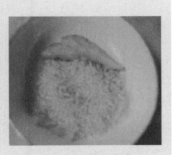

图 5-24 生地黄粥

患者。

【注意事项】便溏者慎用。

（5）芡实粉粥（图5-23）

【材料】芡实粉、核桃肉、红枣肉各适量。

【做法】核桃带衣研碎，与芡实粉、红枣肉一起煮粥，也可加入汤中。

【功效】健脾益肾，适用于脾肾亏虚型患者。

【注意事项】湿热蕴结、腹胀者忌食。

（6）生地黄粥（图5-24）

【材料】生地黄汁150mL，陈仓米适量。

【做法】取生地黄汁150ml，加入陈仓米粥中，米软后搅烂便可食用。

【功效】滋阴清热，适用于阴虚火旺型患者。

【注意事项】脾虚腹泻、胃虚食少者不宜食用；同时，不宜与萝卜、葱白、韭白、薤白一起食用，以及在煎服时不宜用铜铁器皿。

（张潆尹　周春姣　黄亚兰　刘明）

第六 阴茎异常勃起

1. 阴茎异常勃起定义

阴茎异常勃起是指在无性欲刺激的情况下，阴茎痛性、持续长时间的勃起，痛性勃起可持续超过6小时，给患者带来极大的痛苦。

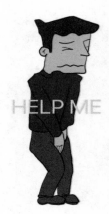

本病无年龄限制，常与某些特定病因有关，主要以青壮年为主。其临床特点为：突然发病，阴茎海绵体持续性勃起、肿胀，并伴随着疼痛，发病后一般情况下无法自行缓解，典型表现为不能自行排尿、排尿困难等。本病临床上较为少见，是一种男科急症。必须尽早诊治，才能取得最好的治疗效果。一旦发生异常勃起，不要慌张，保持镇静。尽快到专业医疗机构救治，途中要穿肥大棉质衣裤，局部可以冷敷。

2. 阴茎异常勃起的发病原因

（1）原发性阴茎异常勃起：无潜在的原发性疾病存在，部分病例与连续的性刺激，如性交时间延长、反复手淫或使用药物增强性感有关。

（2）继发性阴茎异常勃起，常由以下原因所致：

①神经性病因：脊髓损伤、脊髓横断、脑干病变、脊髓中枢过度兴奋等；会阴或阴茎外伤、尿道损伤，尤其是骑跨伤，局部神经受损或静脉栓塞，造成阴茎异常勃起。

②炎症病变：前列腺及后尿道的炎症，造成前列腺静脉丛栓塞，静脉回流受阻；阴茎背静脉血栓性静脉炎等，均可导致本病发生。

③血液疾病：多见于镰状细胞病、白血病，亦可见于红细胞增多症、

血小板减少症等。

　　④机械性原因：原发或转移性肿瘤浸润阴茎，阴茎背静脉血栓性静脉炎，外力持续压迫阴茎根部，或盆腔的晚期肿瘤持续压迫，造成神经机能不协调而发生血管病变，或因肿瘤压迫影响静脉回流；亦可因局部反射性刺激，如包皮过长、尿道息肉、尿道外口狭窄、泌尿生殖系炎症等引起。

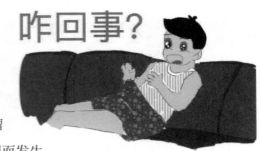

　　⑤药物影响：某些药物可引起阴茎异常勃起，如噻嗪类利尿药、肝素、6-氨基己酸、胍乙啶、睾丸酮、降压药等；酚妥拉明、罂粟碱阴茎海绵体内注射，亦可致阴茎异常勃起。

　　⑥其他：血透、流行性腮腺炎、狂犬病、慢性肾衰、糖尿病、服用大麻皆可诱发本病。

3. 阴茎异常勃起分型及特点

　　阴茎异常勃起按其血流动力学可分成低血流量型（缺血型）和高血流量型（非缺血性）两种。

　　（1）低血流量异常勃起：与海绵体静脉回流受阻有关，伴有静脉流出量减少和静脉内血液滞留，引起阴茎海绵体组织细胞的低氧血症和酸中毒，甚至损伤或坏死，是临床常见的一种类型。表现为阴茎持续坚硬勃起和疼痛，此型预后较差，可引起严重后果，出现勃起功能障碍、阴茎海绵体纤维化和阴茎畸形等，成为泌尿男科急症之一。

　　（2）高血流量异常勃起：是由于外伤等因素造成阴茎动脉损伤，使动脉血直接流入窦性间隙造成的，从而引起阴茎海绵体内血流高灌注率和低流出率，临床较少见。表现为阴茎呈持续性部分勃起状态，通常无勃起疼痛或轻微疼痛，预后相对较好，不属急症。

194

4. 阴茎异常勃起的相关检查

（1）**彩色多功能超声探查**：可探查阴茎海绵体动脉搏动，对诊断阴茎异常勃起和阴茎异常勃起分型具有重要的价值，已逐渐成为该病分型诊断的首选方法之一。

（2）**实验室检查**：血常规、血糖等项目，阴茎海绵体血气分析可以判断异常勃起的类型。

结合勃起持续时间，本病诊断容易。

5. 阴茎异常勃起的治疗方法

（1）**保守治疗**：先给予镇静、镇痛、阴茎局部冷敷、挤压等对症治疗，无明显效果时可采取阴茎海绵体内抽血，灌洗，α肾上腺素类药物注入阴茎海绵体内。

（2）**介入治疗**：怀疑为损伤性动脉出血引起的动脉性阴茎异常勃起，可在阴部内动脉造影的同时行出血动脉栓塞治疗。

（3）**手术治疗**：目的是分流海绵窦内的血液，提高海绵体动脉-海绵窦间的压力梯度，恢复正常的海绵体动脉血液血供。常用分流手术包括阴茎海绵体尿道海绵体分流术、大隐静脉分流术、阴茎海绵体阴茎头分流术、阴茎海绵体于阴茎背深和背浅静脉分流术等。

6. 阴茎部位冷敷的注意事项

（1）阴茎部位冷敷最好使用医用冰袋，冰袋可用小毛巾或治疗巾包裹，再放置于阴茎局部，一定注意不可直接将冰块置于阴茎部位。

（2）冷敷过程中，注意观察阴茎局部皮肤的颜色、温度及感觉等，避免发生阴茎局部冻伤。

冷敷过程中，需及时更换冰袋，以免影响治疗效果。

7. 阴茎异常勃起行介入栓塞术术前注意事项

（1）消除紧张、恐惧心理，必要时可使用镇静剂。

（2）遵医嘱行术前清洁灌肠。

（3）穿刺部位备皮，包括双侧腹股沟及会阴部毛发，更换病人服，禁饮食。

（4）遵医嘱予做普鲁卡因及碘过敏试验、血常规、凝血时间、肝肾功能、胸片等术前检查。

（5）遵医嘱应用抗生素。

（6）遵医嘱术前可应用低分子右旋糖酐，可有效防止小血管栓塞。

8. 阴茎异常勃起行介入栓塞术后的注意事项

非缺血性阴茎异常勃起行介入栓塞术后插管处需要加压包扎，同时24小时内插管侧肢体限制任何活动。插管处肢体制动期间，注意按摩身体受压部位，活动健侧肢体，防止局部皮肤长期受压出现压红、压疮及血栓形成；注意观察插管侧肢体末端皮肤的温度，动脉搏动情况、颜色及感觉，如有异常及时报告医护人员。

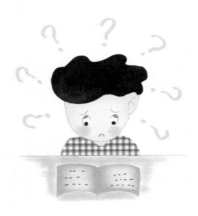

196

9. 阴茎海绵体灌注和冲洗时的注意事项

缺血性阴茎异常勃起行阴茎海绵体灌注和冲洗时，由专科医师操作，需要患者了解灌注和冲洗的目的及过程，如有异常应及时通知医生，疼痛较重时可以给予镇痛剂，保持尿道口及冲洗部位的清洁、干燥，防止感染，冲洗过程中固定好冲洗用的引流管，不要反折和牵拉，保持引流管的通畅，观察引流液的颜色、性质及量。

10. 阴茎异常勃起的中医病因病机

阴茎异常勃起属于中医学的"阳强""纵挺不收""强中病""阳强不倒"等范畴。中医学认为本病为宗筋受损所致。病因可分为虚实两端：虚者多因房事过度，肾阴亏损，导致阴虚阳亢；或妄用壮阳之品，消灼肾阴，宗筋失制所致。实者多因湿热下注或跌仆损伤，导致瘀血停积阴部而成。

11. 阴茎异常勃起的中医辨证治疗

本病的病因为虚实两端，茎络瘀阻是本病重要病机。常以滋阴降火、清利湿热、活血通络为治疗之法。

（1）肝经湿热型

证候特点：茎举不衰，肿胀热痛，颜色晦暗，汗出黏腻，肢体困倦，头晕且胀，口苦，口干不欲饮，小便短赤，涩滞不畅，大便秘结，舌红苔黄或黄腻，脉象弦数或弦滑。

治法：清泻肝胆湿热，凉血化瘀通络。

常用方剂：龙胆泻肝汤加减。

（2）阴虚阳亢型

证候特点：茎举不衰，肿胀疼痛，或交接后坚挺不收，伴流精不止，睾丸发胀疼痛，潮热盗汗，头晕目眩，心烦少寐，神疲乏力，口燥咽干，颧红，腰膝酸软，小便困难短少，舌质红少苔，脉象弦细数。

治法：滋阴泻火，活血软坚。

常用方剂：知柏地黄汤加减。

（3）茎络瘀阻型

证候特点：阳物强硬，久而不倒，茎肿而皮色紫暗或有瘀斑，刺痛难耐，可兼见少腹酸痛拘急，尿涩而痛，烦躁不安，舌质紫暗或有瘀斑瘀点，脉沉涩。

治法：化瘀通络，消肿止痛。

常用方剂：桃仁四物汤。

（4）痰瘀互阻型

证候特点：茎举日久不衰，茎色紫暗，木状肿硬，舌苔白腻，脉象滑。

治法：温阳活血，化痰通络。

常用方剂：阳和汤加减。

12. 阴茎异常勃起常用的中医外治法

（1）**毫针针刺法**：用毫针选取大敦、足窍阴、太冲、足临泣、会阴、急脉、秩边等主穴，再根据辨证选取相应的配穴进行治疗（图5-25）。

（2）**刺络放血**：适用于肝火炽盛证，选用井穴如大敦、隐白、厉兑、至阴、足窍阴、少泽、关冲、中冲、少冲、商阳、少商等穴位以毫针或三棱针快速点刺。

（3）**挑治**：尤适用于实证性阴茎异常勃起，挑治点为八髎、小肠俞、膀胱俞、白环俞、会阳等或腰骶神经节段分布点或阳性反应点，持续挑6~10穴

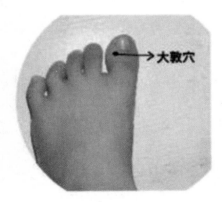

图5-25　大敦穴

或直至阴茎勃起消退为止（图5-26）。

（4）子午流注开穴法：适用于各证型阴茎异常勃起。根据患者证型及就诊时间开穴治疗直至阴茎勃起消退为止。

（5）梅花针：适用于各证型阴茎异常勃起。选用腰骶部夹脊穴，实证用重刺激手法，虚证用轻刺激手法，虚实夹杂用先轻后中度刺激手法，直至阴茎勃起消退为止。

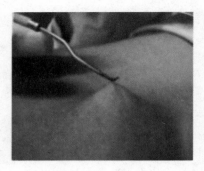

图5-26　挑治

（6）其他外治法：如冷却法，于阴茎上放置冰袋，或以寒水石、玄明粉加入苦胆汁调成糊状，冷湿敷或肛门直肠冷灌，降低血流，适用于阴茎勃起时间少于6小时者。

13. 阴茎异常勃起的预防措施

（1）生活起居

1）避免房事过密，需戒除手淫，忌酒后同房，以免损伤肾精。

2）避免各种强烈的性刺激。

3）保持会阴部的清洁，避免感染。

4）行房不能排精时，及时检查治疗，以排除其他疾病引起阳痿的可能。

5）注意精神调节，保持心情愉悦，勿过度紧张，不可郁怒伤肝。

6）发生本症后，勿惊慌、紧张，稳定情绪，宜平卧休息，放松心情，并应尽早就诊。

（2）饮食调理

1）避免过度服用金石热药，避免热药之毒沉积肾中。

2）避免食用肥甘厚味及辛辣炙煿之品，不可嗜酒成性。

（3）五行音乐疗法

金、木、水、火、土五种元素构成宇宙万物，宫、商、角、徵、羽组成五音系统，表达人的不同情感与心理状态。而心理又与五脏相配合。故五音疏导人体的有机整体，形成了"宫动脾、商动肺、角动肝、徵动心、羽动肾"的理论。根据不同人的不同脏腑情况分别施乐，可以达到促进人体脏腑功能和气血津液的正常协调作用。

羽调：属水，清悠柔和，如水微澜。其功能在于强肾益精。主要适用于肾阴虚火旺、肾精亏虚而导致的耳鸣、失眠多梦等症状。

容易急躁、冲动之人则配以水乐，可以给急躁的性情注入一股令人静逸神定的清泉。

具有镇静作用的古筝及二胡乐曲，如平湖秋月、西江月、关山月、高山流水、阳关三叠、月夜、普庵咒、流水、闲居吟、出水莲、碧间流泉等均可缓解心情浮躁、情绪紧张、焦虑不安等不当情绪。

14. 阴茎异常勃起患者的中医辨证饮食指导

（1）夏枯草茶（图5-27）

【材料】夏枯草15g，红花5g。

【方法】水煎代茶饮。

【功效】清肝泄热，活血化瘀。

【注意事项】脾胃虚弱、血尿者慎服。

（2）黑豆粥

【材料】黑豆120g，紫皮大蒜2头，粳米200g。

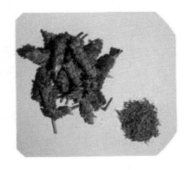

图5-27　夏枯草茶

【方法】共煮为粥，分次食用。

【功效】活血解毒消肿。

【注意事项】黑豆生用，煎煮偏寒，炒食性温，过食不易消化。

（3）泽泻茶（图5-28）

【材料】泽泻15g。

200

【方法】水煎代茶饮。

【功效】渗利湿热。

【注意事项】肾虚精滑者忌服。

（4）银耳茶

【材料】银耳2g，冰糖25g，茶6g。

【方法】首先将银耳去蒂洗净，切成小块，浸泡水中2小时，再放锅中煮烂，加入冰糖，掺入茶汁即可。每天当茶饮。

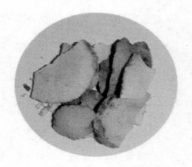

图5-28　泽泻茶

【功效】滋肾阴，泻相火。适用于阴虚阳亢者。

【注意事项】外感风寒、湿痰咳嗽者禁用。

（5）杞菊炸鸡肝（图5-29）

【材料】鸡肝200g，枸杞子20g，菊花10g，鸡蛋清、咸面包渣、黄酒、精盐、菜籽油、面粉、淀粉各适量。

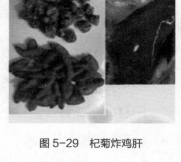

图5-29　杞菊炸鸡肝

【方法】将鸡肝洗净，切成片状，加入适量精盐、黄酒，搅拌入味。再将鸡肝片两面裹上由汁液（枸杞、菊花加水煮取）与鸡蛋、面粉及淀粉调和的糊，其中一面沾面包渣。油六成热时，将鸡肝放入炸熟透捞出。佐餐食用。

【功效】清肝明目，补肾养血。适用于阴虚阳亢者。

【注意事项】腹泻、外感发热者慎用。

（6）生地黄枸杞肉丝（图5-30）

【材料】枸杞子、青笋、猪油各100g，猪瘦肉400g，生地黄30g，白糖、酱油、精

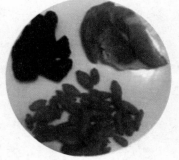

图5-30　生地黄枸杞肉丝

盐、麻油、黄酒各适量。

【方法】将洗净的猪瘦肉及青笋、生地黄片均切成丝状，枸杞子洗净待用。将瘦肉、生地黄及青笋一起下入锅中热油翻炒，浇上黄酒，加入适量调味后搅拌均匀，再放入枸杞子，翻炒后加入麻油调味，炒熟后即可出锅。佐餐食用。

【功效】滋阴补肾，明目健身。适用于肝肾亏虚者。

【注意事项】脾胃阳虚、湿热壅滞者忌服。

（7）女贞子蒸带鱼

【材料】鲜带鱼250～400g，女贞子20g。

【方法】将鱼去鳃，除内脏，洗净，切段，隔水蒸熟后，取上层油与女贞子混合物及适量水后再蒸20～30分钟，取汁服用。佐餐食用。

【功效】补肝肾，益阴血。适用于肝肾阴血亏虚者。

【注意事项】脾胃虚寒者慎用。

（陈雪敏　黄亚兰　刘明）

肾的"新生"养护

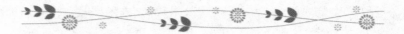

1. 慢性肾衰

正常的肾可以滤过血液、清除身体废物及多余的电解质和水。慢性肾衰是指肾病时间长，导致肾脏失去功能，患者表现为瘙痒、全身不适、疲劳、健忘、性欲下降、恶心及疲劳感，这些症状往往轻重不一。

2. 慢性肾衰的形成

慢性肾脏衰竭是指发生于多种慢性肾脏实质性损害后导致的肾脏功能减退及恶化的结果。以肾小球肾炎的病人较多，其次为肾小管间质性肾炎的病人。另外，在继发性肾脏疾病中，常见为糖尿病肾病、系统性红斑狼疮性肾炎、高血压性肾硬化等患者。

3. 肾移植

肾移植为双肾病变患者植入健康新肾的手术。

肾移植可以治疗肾脏衰竭。一个移植肾就可承担已病变的双肾工作，当病人拥有一个健康的肾脏就可以存活。如肾脏移植手术成功之后，患者将获得比较高的生活质量（图6-1）。

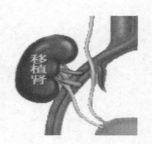

图6-1 移植肾

4. 肾移植前的准备

肾移植前，患者需要找专科医生评估全身情况，包括仔细的体格检查以明确有无合并心血管、胃肠道、生殖泌尿道等疾病。另外，还需要评估肺功能的状况，是否有龋齿在内的潜在感染灶，相关实验室检查和免疫学评估也是必需的项目，通过医生整体评估后才能决定是否适合行肾移植手术。

5. 肾移植手术前的注意事项

当患者接到医生通知，可行肾移植手术，应尽快到医院办理入院，勿拖延时间。医生、护士将协助患者行手术前准备工作，如测量体温、脉搏、呼吸、血压、备皮、抽血、灌肠、外出检查等，同时注意不要饮水和进食任何食物。医生评估患者如需血透治疗，护士将联系血透室为患者进行血透，在患者血透或术前准备期间，家属可为患者准备生活用品，如毛巾、脸盆、牙刷、便盆、有刻度的水杯、护理垫、普通纸毛巾、湿纸巾、一次性口罩、手机、润唇膏和润肤油、坐厕纸、少量面包或其他食物。手术前会有术前用药，药物由护士发给患者，患者接到药物后用一口水把药物口服，切记不能喝多余的水，因为肾移植手术需要麻醉，如麻醉前进食水后，可能引起术中窒息和吸入性肺炎的意外，为了保证安全，需遵护嘱执行。术前准备完善后，患者及家属在病房等待手术室通知，勿自行离开病房。

6. 肾移植手术的并发症

手术并发症有出血或者血肿，尿瘘，输尿管膀胱吻合口狭窄梗阻，血管并发症，术后少尿、无尿，切口感染，淋巴囊肿等。

7. 肾移植手术后的注意事项

（1）活动：术后1~3天卧床休息，可在床上适当活动，如深呼吸、扩胸运动、踝泵运动、健侧抬腿运动等。移植肾侧的下肢勿进行大幅度屈曲活动，以免肾破裂。术后根据病情，护士指导患者下床活动，第1次下床活动应由家属或医护人员陪护扶持，避免发生跌倒。

（2）饮食：术后6小时无恶心呕吐不适情况下，护士会指导患者开始少量饮水，肛门排气后，可予全流饮食，逐渐过渡为半流饮食、软饭及普通饮食。全流饮食为无渣的粥水，半流饮食为粥、面、粉等食品。注意应进食低糖低盐、优质蛋白（动物蛋白）和高维生素及易于消化的食物。避免对胃肠道有刺激性的食物，如咖啡、浓茶等，戒烟酒，不食腌制及罐头类食物，严禁服用大补的食物，如人参、蜂王浆、灵芝等，以免诱发排异反应。食材应新鲜干净，勿进食不洁和隔夜食物。控制饮食可以提高患者生活质量，减少抗排斥药物引起的并发症，延缓移植肾功能的减退。必须根据血肌酐和心功能等情况指导患者适当饮水。对于平常透析充分、无水肿的患者，当天入水量为前一天排尿量加500mL，如前一天尿量为2000mL，当天补液700mL，当天饮水量计算方法为：2000+500-700=1800mL（包括食物含水量）。如果有水肿情况，应根据具体病情而定。

（3）调节情志：肾移植术后早期患者睡眠质量低，可能会出现移植肾功能延迟恢复、感染、排斥或其他并发症，对此应有充分的思想准备，以免遇到此类问题时烦躁、焦虑，不利于恢复。可适当使用中医外治疗法或药物帮助改善睡眠。

（4）引流管的护理：肾移植术后需留置尿管及髂窝引流管。术后留置尿管可用于观察患者每小时尿量。根据尿量和体重调节每天的出入水量。拔除尿管之后，告知患者不要憋尿，以防止尿路感染的发生。需告知患者留置双J管的注意事项，拔除尿管后第一次排尿时，可能会有一条黑线排出来，此黑线是圈拉双J管，不要拉扯黑线，以防同时拔除体内的双J管。根据患者病情及引流量情况，择期予拔除髂窝引流管。一周后拔出双J管。

（5）保持大便通畅：因用力排便将增加腹压，易造成伤口出血，甚至移植肾脏破裂。如便秘时，可予口服缓解剂或开塞露外用。术后胃肠功能恢复后，应适当进食蔬菜水果，以利于排便。

（6）避免感染：移植术后为防止各种感染，房间内不要放置任何杂物，每天用紫外线灯消毒两次。一般消毒30~60分钟。消毒时间为早上吃排斥药后及下午完成治疗后。保持皮肤清洁，做好会阴部及口腔护理，早晚刷牙，饭后漱口，建议使用漱口液，避免口咽内致病菌入侵呼吸道导致呼吸系统感染。如有咳嗽排痰时，可同时轻轻按压腹部切口，以减轻疼痛。注意双下肢及眼睑有无水肿情况，及时处理。移植术后只能留一名陪护人员，不能多名家属来院探视，避免患者交叉感染。

（7）免疫抑制剂的应用：服用抗排斥药时间为早上空腹7点吃药，8点吃早餐，晚上5点吃饭，7点吃药，每间隔12小时服用药物1次，时间变动范围不应超出30分钟，一日两次，按时服药，避免漏服。

免疫抑制剂浓度的监测：免疫抑制剂在体内必须达到一定的浓度才能达到抗排斥的作用，为了监测浓度，一般在服药前抽血化验，以便及时调整服药剂量。呕吐和腹泻可对免疫抑制药的血药浓度造成一定程度的影响。一旦发生呕吐腹泻，需要及时处理。可根据漏服时间来安排补服药量（具体应视病情而定）：一般两小时内发现漏服，立即全量补服；2~6小时内发现漏服，立即补服一半量药物；6~9小时内发现漏服，可立即补服1/4或1/3量药物。吃完药，立刻呕吐，看到药物整颗吐出，补服全量药物；吃药后30分钟至1小时内呕吐，补服一半量；1~3小时呕吐，补服1/3量；超过两小时出现呕吐，呕吐物如无看到药物渣，则不用补服药物。

（8）术后排斥反应观察：体温升高、血压增高、尿量明显减少、体重明显增加、血肌酐升高、不明原因乏力、腹胀、头晕、关节痛、移植肾区压痛、肿胀、刺痛，可及时对症处理。

206

8. 肾移植后的中医学病机

中医学认为肾移植后的病机关键为正虚邪实，正虚指肾移植疾病的存在，日久而致机体正气虚衰；或由于手术对机体的创伤及肾移植后免疫抑制药的应用而使机体的虚衰状态加重，主要虚证为脾肾气虚、脾肾阳虚、气阴两虚、肝肾阴虚、阴阳两虚。邪实指肾移植患者由于手术创伤而致脉络瘀阻，或异体肾脏的植入由于肾脏循环被阻断，导致湿热未净，血瘀内蕴。

9. 肾移植后中医的辨证治疗

中医治疗以扶正祛邪为主。

（1）虚证

1）脾肾气虚证：倦怠乏力，气短懒言，或浮肿，食少纳呆，腰酸膝软，脘腹胀满，大便烂或溏，口淡不渴。舌淡有齿痕，脉沉细。

治法：益气健脾益肾。

常用方剂：参苓白术散或异功散加减。

2）脾肾阳虚证：全身浮肿，畏寒肢冷，倦怠乏力，气短懒言，食少纳呆，纳少或便溏（泄泻、五更泄泻），腰酸膝软，腰部冷痛，脘腹胀满，夜尿清长。性功能失常（遗精、阳痿、早泄），或月经失调。舌淡有齿痕，脉沉弱。

治法：温补脾肾。

常用方剂：实脾饮合济生肾气丸加减。

3）气阴两虚证：面色无华，倦怠乏力，或易感冒，五心烦热，腰酸膝软或浮肿，口干咽燥或咽部暗红、咽痛。夜尿清长。舌淡有齿痕，脉沉。

治法：益气养阴。

常用方剂：参芪地黄汤加减。

4）肝肾阴虚证：目睛干涩或视物模糊，头晕，头痛，腰酸膝软，口干咽燥，五心烦热，大便干结，尿少色黄。遗精、滑精，或月经失调。舌淡红少苔，脉弦细或细数。

治法：滋补肝肾。

常用方剂：六味地黄汤合二至丸加减。

5）阴阳两虚证：畏寒肢冷，五心烦热，口干咽燥，腰酸膝软，夜尿清长，大便干结。舌淡有齿痕，脉沉细。

治法：阴阳双补。

常用方剂：金匮肾气丸合二至丸加减。

（2）实证

1）水湿证：面肢浮肿，肢体困重，胸闷腹胀，恶心呕吐，纳呆便溏，舌淡胖，苔白腻，脉濡或缓。

治法：利水消肿。

常用方剂：五皮饮加减。

2）湿热证：头重而沉，胸脘烦闷，口苦口黏，口干不欲饮，纳呆泛恶，尿色黄赤混浊，或灼热涩痛，大便黏滞不爽，皮肤疖肿、疮疡。舌质红苔黄腻，脉濡数或滑数。

治法：清利湿热。

常用方剂：龙胆泻肝汤加减。

3）血瘀证：肢体刺痛、麻木，痛有定处，夜间加重，肌肤甲错，口唇紫暗，舌质黯淡或有瘀斑、舌下脉络迂曲，脉涩或结代。

治法：活血化瘀。

常用方剂：血府逐瘀汤加减。

4）湿浊证：身重困倦，呕恶纳呆，口有氨味，神志呆钝，或烦闷不宁，皮肤瘙痒，衄血或便血，舌苔污浊垢腻，脉滑数。

治法：健脾化湿泄浊。

常用方剂：胃苓汤加减。

另外，中医药在改善肾移植术后的临床症状、促进肾功能恢复、减少或防止并发症发生、提高生存质量等方面有一定的优势，临床上患者多表现为虚实夹杂，因此，具体治疗需医生临床指导。

10. 常用的中医外治法

（1）**艾箱灸法**：用纯净的艾绒卷成圆柱形的艾卷，点燃放在艾箱里，然后把箱子放在特定的穴位或疼痛部位之上的一种技术操作。它利用药物及温热的作用，通过经络之传导，以调和气血、温通经络、散结消肿、祛湿散寒，可以缓解患者不适的症状。主要用于肾移植术后尿频尿急和尿痛等不适（图6-2）。

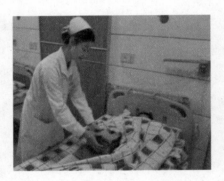

图6-2 艾箱灸

（2）**益蔻四子散热熨腹部**：将中药加热后装入自制小布袋，在人体局部或一定的穴位上滚动，利用温热作用使药性通过体表透入经络、血脉，达到温经通络、活血行气、止痛散寒、祛瘀消肿等作用的一种疗法。主要用于术后胃肠道功能障碍引起的恶心欲呕、腹胀腹痛等不适症状，可用于预防术后肠梗阻的发生。

（3）**四黄散水蜜外敷**：将四黄散加蜂蜜、水调成糊状，做成块状敷于患处，通过中药透皮吸收，达到止痛、消肿、减轻炎性渗出的一种操作方法。主要用于围手术期痛风、预防输注高渗药物所致静脉炎等。

（4）**耳穴压豆**：采用中药王不留行籽贴压在耳郭上的穴位或者反应点，通过调整脏腑气血功能、疏通经络、促进机体阴阳平衡，达到防治疾病、改善症状的一种疗法。主要用于减轻术后焦虑、失眠、疼痛、便秘、腹胀、腹泻、眩晕等不适（图6-3）。

（5）中药沐足：应用大黄、当归、红花、赤芍、生牡蛎、土茯苓、丹参、杜仲、川断、地肤子、白鲜皮等纱布包裹煎汤，水温39～40℃足浴30分钟，每天1次。主要用于改善围手术期患者失眠、焦虑、抑郁、疲劳等不适。

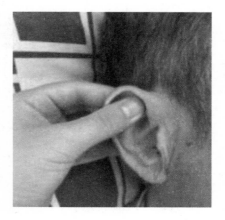

图6-3 耳穴压豆

（6）穴位贴敷：采用肉桂、黄柏、五倍子、丁香等多种中药粉，调成糊状，贴敷到人体相应穴位，通过刺激穴位、激发人体经气，达到消肿止痛、通经活络、行气消痞、活血化瘀、扶正强身等作用。主要用于缓解术后尿频、尿急、呕吐、失眠、腹胀等不适。

（7）腕踝针：是一种仅在腕踝部特定的针刺点，循着肢体纵轴用针灸针行皮下浅刺治病的一种技术。具有取穴少、疗效好、见效快及易操作等特点。主要用于术后疼痛，对失眠、焦虑、抑郁等也有一定疗效。

（8）火龙罐：集合刮痧、推拿、艾灸于一体的新型中医特色工具，可改善局部疼痛、调理体质。主要作用为温，以火攻邪，散滞、驱寒，促进人体血液循环；通，通经活络，改善心脑供血；调，调节神经机能、平衡脏腑气机；补，扶正祛邪，补益强身，激活人体免疫系统功能。主要用于术后腰背疼痛及围手术期腹胀（图6-4）。

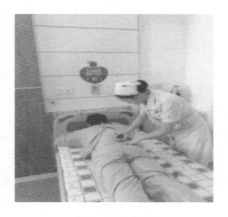

图6-4 火龙罐

11. 肾移植术后出院的注意事项

移植患者与一般患者不同，家庭自我护理和严格的复查随访有重要意义。

（1）饮食与体重：合理的饮食和营养搭配，以清淡饮食为主，多吃新鲜蔬菜、瓜果和粗粮，少食油腻、甜食、高盐、含脂类高的食物。避免日常摄入增强免疫功能的营养保健品和药物，如人参、灵芝、鹿茸、蜂王浆等。忌暴饮暴食，保持体重的相对稳定，确保免疫抑制剂的有效血液浓度。

（2）饮水与尿量：准确记录24小时排尿量，根据前一天的排尿量来决定当天的饮水量，保持24小时出入量的相对平衡，以免影响移植肾脏的血流量或增加心脏负荷，如出现水肿、尿量明显减少等情况，要及时就诊。

（3）睡眠与活动：保持充足的睡眠，心情开朗，每天睡眠时间不少8小时，睡前可使用温水沐足20~30分钟以改善睡眠。适度参加体育锻炼，对肾移植患者的康复非常重要，如每天散步、打太极拳或八段锦等。运动时应注意避免曝晒，锻炼强度应循序渐进，半年内不做剧烈运动，如长跑、游泳、举重等，以提高人体抗病能力。注意保护髂窝内的移植肾脏，避免撞击。注意勿长时间站立，每隔3～4小时平卧休息片刻，以保证移植肾区的血流量。

（4）肾移植术后需要终身服用免疫抑制剂：每个人的身体里面都有一个自然的防御系统（免疫系统），具有自我保护功能的免疫功能。它能够对异物的入侵产生识别、控制、排出和消灭等一系列的生理过程，从而保护我们自身的健康。当接受肾移植手术后，对本人自身而言，移植的肾脏就是一个异物，面对这个异物身体会发挥自我保护功能，并且通过一系列复杂的过程，来达到排斥作用。这种排斥反应就是导致移植肾丧失功能的主要原因之一。所以为了移植肾能够发挥它正常的功能并长期存活，需要通

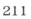

过终身服用免疫抑制剂来抑制身体的免疫功能，从而使机体不发生或少发生排斥反应。注意：按时、正确服用免疫抑制剂是维持移植肾正常功能的保证，所以不能自行改变药物剂量、换药甚至停药，日常可使用手机或闹钟设置服药提醒。

（5）**防止感冒**：由于长期服用免疫抑制剂的缘故，患者机体抵抗力相对低下，术后半年内要特别注意保暖，戴口罩，预防感冒。日常可按摩迎香、肺俞、肾俞、足三里、三阴交等穴位。每天进行呼吸训练，即深吸气（鼓起肚子）3~5秒，屏气1秒，然后慢呼气（回缩肚子）3~5秒，屏气1秒，每天两次，每次5~10分钟，整体以不疲倦为度。

（6）**预防感染**：肾移植患者术后服用免疫抑制剂，抑制了患者自身免疫功能，增加了其感染的机会，为了减少感染的发生，不应去人口密集的地方，外出务必戴好口罩。日常预防外伤，不饲养宠物，避免与其他患者的密切接触，避免接种疫苗，以免导致其他病原体感染。房间及客厅可用紫外线消毒，每日早晚各1次，每次30分钟。冬季注意开窗通风，如室内来往客人，待客人离开后，可增加紫外线照射消毒次数。使用紫外线灯时，应注意安全，避免照射人体皮肤及眼睛。卫生间可用500mg/L的含氯消毒剂擦拭消毒，同时注意通风。洗衣机用久了缝隙间会生长细菌，洗衣时应内衣和外衣分开洗，洗净后的衣物放在阳光下晾晒，洗衣机每次用后用自来水将桶内壁冲洗，必要时用500mg/L的含氯消毒剂冲洗，再用自来水冲净，用完后干燥保存。其他如被褥、枕芯、书籍等，应经常拿到太阳光下曝晒消毒。

（7）**肾移植术后经常出汗**：肾移植术后汗出较多，大部分轻症病人可自行缓解，有少部分病人经过中医调理后缓解。中医学认为，心主血，汗乃心之液。肾移植术后汗多是机体阴阳失调所致。自汗指稍微活动，汗出更甚，易受外感，属气虚腠理不密，卫阳不固。盗汗也称寝汗（俗说：虚汗），在熟睡时出汗，以头、胸、腹、背出汗为主，身如水洗状，醒后即止，由阴阳亏虚、肺气不足引起。因此，如出现反复汗出，可服用益气固表类中药，自汗宜益气固表，食疗可选择党参黄芪瘦肉汤、党参浮小麦鲫鱼汤；盗汗则宜滋阴清热，益气固表，食疗可选择羊肚粥、麦冬茯苓陈皮茶、党参大枣猪肚汤等。

（8）肾移植术后BK病毒检测：BK病毒相关性肾病会引起移植肾功能受损，一般术后第3个月复查BK病毒，如果阴性，再隔3个月复查，如果阳性，则适当调整抗排斥药物剂量，调药后再隔1月左右复查。

（9）肾移植术后疫苗注射：肾移植术后因机体处于免疫抑制状态，注射疫苗难以产生抗体，而且如果为减毒疫苗，可能引起机体感染。移植半年后可根据个体情况注射灭活疫苗，但接种之前必须通知移植医生。

（10）肾移植术后手臂上的瘘管是否可以结扎或切除：随着肾移植的完成及肾功能的逐渐恢复，患者大多可以摆脱透析，动静脉瘘管可能暂时不会使用，但由于肾移植后病情变化迅速，在某些紧急情况下如排斥反应、肾功能出现暂时的下降等情况时，还需要通过血透来帮助患者度过危险期。因此，一般在术后3个月之后，经移植医生评估病情稳定才能结扎手臂的瘘管。

（11）肾移植术后夫妻生活：肾移植手术后，随着身体状况的好转，已婚的患者可以逐步恢复性生活，但术后性生活何时开始并没有一个明确的定论，应该取决于移植患者肾功能的恢复状态，而且个体差异也非常大。一般情况下，正常的性生活开始应该在术后3个月以上，而且性生活不宜频繁，一般以次日的精神好、身体没有疲劳及没有腰酸等症状为适度。同时应该注意要避孕，防止怀孕。

（12）肾移植手术后生育：肾移植手术后要长期服用某些免疫抑制剂，会在一定的程度上使男性精子数量减少，但仍然有生育功能，可以正常生育。对于女性移植患者则要慎重考虑，一般来说，可以生育的肾移植女性患者应该具备以下几个条件：①年龄不大于35周岁，肾移植手术两年以

212

上，身体状况好；②无高血压、无蛋白尿及无发生排斥反应；③血清肌酐和尿素氮值都在正常范围，静脉尿路造影无发现肾盂扩张；④免疫抑制剂的正常维持剂量可以保持血药浓度稳定。现国内外均有很多肾移植术后生育成功的案例，所以肾移植手术后是可以生育的，但一定要有合理的评估及计划后才可进行生育。

（13）复查：按医嘱定期复查，定时服药，及早防治并发症，及时调整抗排斥药物的血药浓度，有效预防排异反应的发生。复查时间：按医嘱一般出院后1个月内每周1次，术后4个月内每2周1次，术后4个月至术后1年为每月1次，如感不适，及时去医院检查。根据病情，一般复查项目为血药物浓度、血液生化、肝肾功能、移植肾彩超及体温、体重、血压等，每次复查结果均需记录。每天服药时间应相对固定，以保持体内有效药物浓度，不能随意更改药物剂型、剂量。回院抽血时间应注意：不要服药后才到医院抽血，应在服用抗排斥药物前30分钟左右。如有血压明显增高，尿量明显减少，体重明显增加，血肌酐升高，不明原因乏力，腹胀，腹痛，腹泻，头晕，关节痛，移植肾区压痛、肿胀、刺痛等不适，及时就诊。

12. 肾移植术后患者的中医辨证饮食指导

（1）陈皮粥（图6-5）

【材料】大米小半碗，陈皮10~15g。

【做法】将陈皮放入清水，大火煮开后改小火煮20~30分钟。捞出陈皮，用煮好的陈皮水煲粥。将大米倒入陈皮水里，熬至大米烂即可。

【功效】健脾开胃。

【注意事项】口干咽痛者慎用。

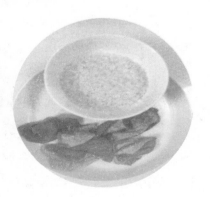

图6-5 陈皮粥

（2）薏仁山药芡实粥

【材料】薏苡仁50g，山药300g，芡实50g，大米100g，枸杞子适量。

【做法】将芡实、薏苡仁洗干净，清水浸泡一晚；大米淘洗干净，清水浸泡20分钟；山药去皮、切块，浸在水中防止变黑；烧开适量水，放入芡实、薏苡仁、大米；大火煮沸转小火熬20~30分钟至软烂；放入枸杞子、山药煮约10分钟即可。

【功效】补肾益精，健脾和胃，祛湿利水。

【注意事项】口干咽痛者慎用。

（3）玉米须陈皮炖排骨汤

【材料】玉米须15g，陈皮20g，排骨300g，盐少许。

【做法】加水500mL，先大火煮沸，加入陈皮、玉米须再用小火煮半小时。

【功效】祛痰祛湿，健脾行气。

【注意事项】口干咽痛者慎用。

（4）薏米北芪煲鹌鹑

【材料】薏米50g，北黄芪30g，连须玉米1根；红萝卜1根，瘦肉100g，鹌鹑3只。

【做法】药材清洗；新鲜玉米剥去外皮并保留玉米须，切短段；红萝卜洗净切短段；鹌鹑斩杀、去皮毛、内脏，清洗干净，与洗净切块的瘦肉一同去血水。将所有材料放入汤煲中，加水适量，武火煮15分钟后改文火煮45分钟，加入少量食盐即可。

【功效】疏经活络，祛湿益气。

【注意事项】口干咽痛者慎用。

（5）山药陈皮芡实煲鲫鱼（图6-6）

【材料】山药100g，芡实 30g，陈皮

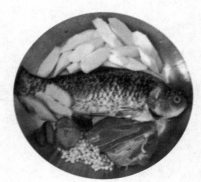

图6-6 山药陈皮芡实煲鲫鱼

10g，鲫鱼1条（约400g），猪瘦肉50g，生姜3片。

【做法】各物洗净，芡实、陈皮浸泡；鲫鱼宰洗净，煎至微黄，加入少许热水，与猪瘦肉、姜一起煲，加入清水2000 mL，武火滚沸改文火煲约1小时，下少盐即可。

【功效】健脾益气。

【注意事项】口干咽痛者慎用。

（6）猴头菇北芪鸡汤

【材料】北黄芪20g，猴头菇150g，嫩鸡肉250 g，生姜3片。

【做法】北黄芪、猴头菇稍浸泡；鸡肉切块，稍炒片刻。所有材料一起放入瓦煲，加清水2000mL，武火滚沸后改文火煲约1.5小时，下少量盐即可。

【功效】益气健脾。

【注意事项】口干咽痛者慎用。

（7）莲子芡实百合汤（图6-7）

【材料】莲子、芡实、百合各30g。

【做法】将莲子去皮、心，与其他材料放入锅中，加水500mL，用文火煮熟即可。

【功效】安神止咳，健脾渗湿。

【注意事项】水肿、口水多者慎用。

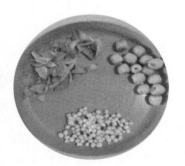

图6-7　莲子芡实百合汤

（8）谷芽麦芽独脚金瘦肉汤

【材料】独脚金5~10g，麦芽、谷芽各15g，苹果一个，猪瘦肉250g。

【做法】将独脚金、谷芽、麦芽洗净，一同放入锅中，加清水1000 mL，大火煮沸后再改小火煲30分钟取汁备用；再把苹果一个去籽切成四半，瘦肉切粒，将切好的苹果与瘦肉放入炖盅内，将上述中药汤汁倒入炖盅盖好，小火隔水炖3小时即可。

【功效】健脾开胃消食。

（9）雪梨南北杏瘦肉汤

【材料】瘦肉500g，南杏仁、北杏仁各约20g，蜜枣5颗，雪梨2个。

【做法】将南杏仁、北杏仁用水稍浸去皮；雪梨去皮和核，切成块状，瘦肉飞水。全部材料放入炖盅内，加水1000mL，加盖隔水炖2小时，便可食用。

【功效】化痰止咳，清热生津，滋阴润肺。

（10）鲜百合养生粥（图6-8）

【材料】鲜百合30~50g，大米50g，冰糖适量。

【做法】大米洗净，入锅内，加水适量，置武火上浇沸后改文火煮40分钟，放入百合煮熟即可。食时可加入冰糖。

【功效】宁心安神，定喘止咳，补肺益脾。

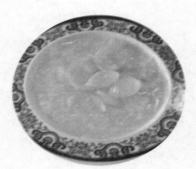

图6-8　鲜百合养生粥

【注意事项】阳虚水肿、口水多者慎用。

（11）百合霸王花煲猪肺

【材料】鲜百合50g，霸王花60g，北杏仁10g，南杏仁15g，蜜枣3个，猪肺1个，猪碎骨100g，生姜3片。

【做法】各汤料洗净。猪肺从喉部灌入清水揉擦，反复多次至洗净，切块，置炒锅稍炒片刻；将百合、南北杏、霸王花浸泡；蜜枣去核，与猪碎骨和生姜一起入锅中煲煮，加入清水2500mL，武火滚沸后改文火煲大约两小时，放入适量食盐即可。

【功效】清热消燥，润肺止咳生津。

【注意事项】阳虚水肿、口水多者慎用。

（12）黄芪春砂仁猪肚汤

【材料】黄芪15g，春砂仁6g，猪肚1个，生姜3片。

【做法】各药材洗净，稍浸泡；猪肚洗净，翻转去脏杂，冲净，以生粉洗净，再冲净，然后把药材装入猪肚内，放进炖盅内，加入水1500mL，盖上盅盖，隔水炖3小时左右，调入适量食盐即可。

【功效】健脾养血，益气升阳，固表止汗。

【注意事项】口干咽痛者慎用。

（陈娟　李小英　肖英超　杨友友）

217

肾上腺无小事

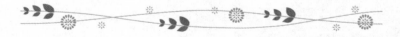

第一　皮质醇症

1. 皮质醇症定义

皮质醇症（hypercortisolism）即皮质醇增多症，是指肾上腺皮质长期分泌过量糖皮质激素所引起的一系列临床症状和体征，也称为库欣综合征（Cushing's syndrome，CS）。由于垂体病变导致促肾上腺皮质激素（ACTH，即腺垂体分泌的微量多肽激素，是肾上腺皮质活性的主要调节者）过量分泌致病者称之为库欣病。

2. 皮质醇症的病因

皮质醇症的病因有很多种，根据导致CS原因的不同，分为ACTH依赖性和ACTH非依赖性两大类：

（1）ACTH依赖性CS：由体内ACTH含量增加引起双侧肾上腺皮质束状带增生而引起分泌过量的皮质醇，其分为Cushing病和异位ACTH综合征。

（2）ACTH非依赖性CS：主要是肾上腺肿瘤患者，包括肾上腺皮质腺瘤和腺癌，其皮质醇分泌是自主性的，下丘脑CRH及垂体前叶ACTH分泌均处于抑制状态，体内ACTH含量低下；部分肾上腺皮质结节状增生亦可自主分泌皮质醇，为特殊类型的CS，形成机制尚不明。

（3）发病情况：CS的年患病率为每1000万人中390~790人，发病率为每1000万人中2~50人，各种年龄均有所见，高发年龄为20~40岁，约占70%，男女比例为1:（2~8）。

3. 皮质醇症的症状

本病因长期高皮质醇血症而出现各种物质的代谢紊乱，常见的临床表现有：

（1）典型的向心性肥胖、满月脸、水牛背等。

1）满月脸：满月脸的特征是面部肥胖，即脸似满月。典型表现包括面部圆润、水肿，双颊、上唇突出，锁骨上窝处饱满。需要和水肿相鉴别（图7-1）。

2）水牛背：

水牛背的特征是颈后部突出，背部肌肉明显突起，呈半月形，有点像驼背患者的背部，如果长期服用激素还会造成体重增加（图7-2）。

（2）皮肤薄，下腹壁、大腿内侧、腋下皮肤可见紫纹，皮肤多痤疮和多毛（图7-3）。

（3）血压高、血钾低。

（4）性腺功能紊乱，女性月经不调，甚至闭经；男性性欲减退。

（5）糖耐量异常。

（6）其他症状，如青少年生长发育迟缓；失眠，记忆力减退，注意力

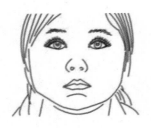
图7-1　满月脸

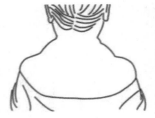
图7-2　水牛背

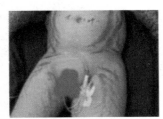
图7-3　皮肤紫纹

分散等精神症状；肾结石等。

4. 皮质醇症的检查

（1）进行可疑筛查

筛查指征为出现典型临床表现中的几种症状或者症状进行性加重。

（2）实验室检查

实验室检查对区别皮质醇症病因是垂体性、肾上腺性或异源性ACTH分泌异常具有重要价值。

1）血浆游离皮质醇测定：8点、16点和24点分别抽血测定，血浆皮质醇增高，且昼夜分泌节律消失（2次或以上）。

2）24小时尿游离皮质醇含量升高或测定24小时尿17–酮类固醇和17–羟皮质类固醇含量出现升高（2次或以上）。

3）血浆ACTH测定：对病因鉴别有参考意义。如持续ACTH＞3.3pmoL/L，提示ACTH依赖性CS；如2次ACTH＜1.1pmoL/L，则提示为ACTH非依赖性CS。

（3）试验检查

1）小剂量地塞米松试验：23点半~24点口服地塞米松1mg，服药日晨及次日晨8点抽血，测定血浆游离皮质醇。测定值较对照值下降超过50%，是单纯性肥胖和正常人表现，而试验后血皮质醇下降不明显，则为CS。

2）大剂量地塞米松试验：23点半~24点顿服地塞米松8mg，服药日晨及次日晨8点抽血，测定血浆游离皮质醇。测定值较对照值下降超过50%，提示为垂体性皮质醇增多症，而肾上腺皮质肿瘤或异位ACTH综合征不被抑制。

（4）定位检查

1）B超：对肾上腺1.0cm以上肿瘤检出率达90%以上。

2）CT：对肾上腺腺瘤、肿瘤和增生的诊断正确率达99%以上，一般腺瘤直径＞2cm。若肾上腺未发现病变，应做蝶鞍冠状薄层CT扫描，可发现垂体增生、微腺瘤、腺瘤。

3）MRI：做蝶鞍冠状薄层扫描，可以提高微腺瘤发现率。对较大的肾上腺癌，MRI有助于判断有无相邻器官和血管侵犯。

4）静脉尿路造影：体积较大的肾上腺腺瘤和怀疑癌肿者，应进行该项检查，并注意骨质疏松和脱钙现象。

5）全面检查：对肾上腺和垂体均未发现病变者应全面检查以明确引起异位ACTH综合征的病因。

5. 皮质醇症相关检查的注意事项

（1）抽血前一天不吃过于油腻、高蛋白食物，避免大量饮酒。血液中的酒精成分会直接影响检验结果。

（2）抽血时应放松心情，避免因恐惧造成血管的收缩，增加采血的困难。

（3）血液中的皮质增生波动较大，早晨最高，以后逐渐降低，入睡后降至最低水平。临床上一般于早上8时左右采血标本送检。血液中的皮质增生波动较大，早晨最高，以后逐渐降低，入睡后降至最低水平。临床上一般于早上7~9点采血标本送检。

（4）抽血后，需在针孔处进行局部按压3~5分钟，进行止血。注意：不要揉，以免造成皮下血肿。按压时间应充分。各人的凝血时间有差异，有的人需要稍长的时间方可凝血。所以当皮肤表层看似未出血就马上停止压迫，可能会因未完全止血，而使血液渗至皮下造成青淤。因此按压时间长些，才能完全止血。如有留血倾向，更应延长按压时间。

（5）24小时尿标本留取的注意留取从早上7点到第2天早上7点期间的所有小便，集中放在一个清洁干燥的桶内，第1次小便后需加入防腐剂。

6. 皮质醇症的治疗

皮质醇症的治疗通常以控制皮质醇水平、切除有害病灶、避免长期的激素替代为目的。皮质醇症的治疗可以根据不同的病因选择不同治疗的方案。

(1) 手术治疗

1）库欣病：确定为垂体腺瘤时，行神经外科手术。若未能证实有垂体腺瘤而有肾上腺皮质增生者，可考虑施行肾上腺手术。由于认识到 Nelson 综合征（垂体肿瘤和色素沉着）的发生，限制了双侧肾上腺切除的应用，而采用包括一侧肾上腺切除加垂体放射治疗、一侧全切和对侧大部切除、单纯垂体照射等，治疗效果都不十分满意。双侧肾上腺切除者，需坚持皮质激素终生替代治疗。

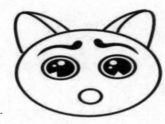

2）肾上腺肿瘤：肾上腺肿瘤采用外科手术切除效果满意。由于腺瘤的自主分泌抑制了下丘脑–垂体–肾上腺轴，使对侧肾上腺皮质功能低下，术前、术中及术后应补充皮质激素，以防止肾上腺危象的发生。肾上腺皮质癌无远处转移者手术治疗疗效佳；有远处转移者，应尽可能切除原发病灶，以提高药物治疗和放射治疗的疗效；不能切除或复发肿瘤用药物治疗。

3）结节性肾上腺皮质增生：按肾上腺腺瘤治疗原则处理。若为双侧性，尽可能保留肉眼观察无异常之肾上腺组织。

4）异位 ACTH 综合征：病变部位已确定者，手术切除肿瘤。若无法确定或不能切除时，可按库欣病原则做肾上腺切除，以减轻症状。

术前准备

①术前补充血容量，纠正低钾。

②调整心态，缓解恐惧紧张心理，树立信心，积极面对手术。

③术前1周时间禁烟禁酒，预防感冒，保证睡眠。

④学习皮质醇症的健康教育资料。

⑤学会深呼吸、有效咳嗽、扩胸运动、踝泵运动等方法。

⑥提前了解手术中的体位，提前练习体位，保护好受压部位。

⑦手术区域皮肤准备。

术后注意事项

①术后密切观察各项生命体征，即血压、呼吸、脉搏、体温、意识、血糖等变化；保持床单位整洁，皮肤清洁，利于病情早日康复。

②禁食6小时后可改半流饮食如粥、面条等，待胃肠功能恢复后慢慢过渡到正常饮食。

③术后卧床休息，清醒后可摇高床头，在病情允许情况下，可在护士指导下及家属陪同下，在床上做踝泵运动；如无不适，可以在床边适当坐起，慢慢过渡到站立，再到室内活动，再出病房活动。早期活动可以有效预防下肢深静脉血栓的出现。

④注意各引流管道是否固定在位，注意保持其引流通畅，避免折叠、弯曲等现象；注意观察引流液的色、质、量。

⑤保持伤口敷料外观干洁，如有渗血渗液，及时更换敷料，防止伤口感染；避免管道牵拉伤口，避免外力撞击伤口。

⑥术后要特别注意肾上腺危象的发生。肾上腺危象起病急骤，累及全身多个系统，乏力，高热，脱水，皮肤干燥、湿冷，四肢末梢冷而发绀，心率增快，血压下降；恶心，纳差，腹痛，腹泻；精神萎靡，烦躁不安，尿少。因此术后要加强病情观察，及时发现，尽早补充激素。

（2）药物治疗

药物治疗包括皮质醇合成抑制剂和直接作用于下丘脑–垂体的药物，可作为肾上腺手术后复发、无法切除的肾上腺皮质癌等的辅助治疗措施。

1）密妥坦：直接作用于肾上腺皮质，抑制皮质醇合成，对肿瘤组织有一定破坏作用，适用于肾上腺皮质癌。常用量6~10g/d，分3~4次口服。

2）氨鲁米特：阻断胆固醇向孕烯醇酮的转变，抑制肾上腺素及甲状腺素的合成。主要用于对较大的肾上腺肿瘤的治疗，常用量0.75~1.0g/d，分3~4次口服。注意部分病人用药后出现皮质功能低下。

7. 皮质醇症中医病因病机

皮质醇症属于中医学"水肿""肾虚"等范畴。肝肾阴虚或气阴两虚在本病中表现得尤为突出，湿热、血瘀亦是本病发病机制的重要环节，病本皆属虚，病标多夹邪。中医学认为糖皮质乃阳刚之品，大剂量使用会致阳亢阴损，导致阴虚火旺，而长期服用激素的患者，病久之后，久病阴损及阳，亦会导致肾阳不足，肾虚亏损，阴阳失调的表现。

8. 皮质醇症的中医辨证治疗

（1）湿热瘀结型

证候特点：形体丰满，面部潮红，形如满月，皮肤紧绷或生痤疮，头晕昏沉，心烦失眠，易饥多食，脘腹满闷，肢体沉重，腰膝酸痛，大便干结，经少经闭，毳毛增多，唇须隐现，舌红，苔黄厚腻，脉滑数。

治法：清热泄实，除湿祛瘀。

常用方剂：桃核承气汤和茵陈汤加减。

（2）郁热痰瘀型

证候特点：形体丰满，胸闷腹满，皮肤紫纹，溲少便干，头昏头沉，口苦咽干，神疲嗜睡，神情困顿，情绪不稳定，急躁易怒，寐差多梦，嗳气太息，经少经闭，不孕不育，舌暗红，苔腻略黄有沫，脉弦滑。

治法：解郁清热，化痰祛瘀。

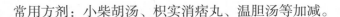
常用方剂：小柴胡汤、枳实消痞丸、温胆汤等加减。

（3）阴虚内热型

证候特点：颜面潮红，五心烦热，健忘失眠，口燥咽干，腰膝酸软，月经不调，便干尿赤，舌红，少苔或薄黄苔，脉细数。

治法：清泻内热，滋阴益肾。

常用方剂：知柏地黄丸、大补阴丸等加减。

（4）肾亏阳虚型

证候特点：腰膝酸软，头目眩晕，耳聋耳鸣，男子遗精盗汗，性欲减退，精子生成减少，女性月经减少或停经，或虚火上炎而见骨蒸潮热，手足心热，或消渴，或虚火牙痛等，舌红，少苔，脉细数。

治法：补肾温阳。

常用方剂：真武汤、桂附八味丸、参苓白术散、苓桂术甘汤等加减。

9. 皮质醇症患者的饮食注意事项

皮质醇症患者的日常保养应特别注意健康的生活方式，积极锻炼，合理搭配营养，注意慢性病如高血压、高血脂、糖耐量异常等疾病的管理。合理的营养搭配主要指给予低钠、高钾、高蛋白的食物。

（1）低盐饮食：每日只可用3~5g食盐。日常饮食应选择含钠较低的食物，如豆类及豆制品、蔬菜类、果类等。

（2）进食含钾高的食物：鲜香菇、黄瓜、柑橘、甜玉米、糯米、马铃薯、桂圆、葡萄、椰子、柿子、西瓜、芒果等。

（3）多食碱性食品：豆类、蔬菜、水果、栗子、百合、奶类、藕、蛋清、海带、茶叶等。

（4）高蛋白饮食：黄豆、蚕豆、豌豆、花生、牛肉、猪肉、鸡肉、鸭肉、内脏、鸡蛋、奶粉等。

（5）高维生素饮食：葡萄、菠萝、芒果、香瓜、樱桃、绿豆芽、四季豆、青椒、花菜、芹菜、苦瓜、木耳、毛豆、南瓜等。

10. 皮质醇症术后的中医康复措施

（1）吴茱萸热敷腹部：促进术后胃肠功能恢复。

（2）腕踝针：调节神经，止痛。

（3）耳穴压豆：耳穴压豆改善围手术期体质。

（4）红外线照灯：红外线照灯治疗慢性炎症，改善血液循环，促进伤口愈合。

11. 皮质醇症患者的中医辨证饮食指导

皮质醇症患者在饮食方面可选择清补气血、调理脾胃的药材或食材煲汤，如黄芪山药粥、香菇炖鸡等。

黄芪山药粥（图7-4）

【材料】黄芪15g，山药30g，枸杞、大米适量

【做法】材料洗净后，锅内加入适量清水，放入黄芪，煮沸滤出黄芪，将红枣、山药、大米放入锅中熬成粥，最后加入适量枸杞。

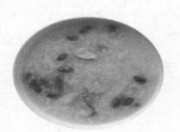

图7-4 黄芪山药粥

【功效】补益气血，调理脾胃。

（谭献琴　李思逸　周春姣）

第二　嗜铬细胞瘤

1. 嗜铬细胞瘤定义

嗜铬细胞瘤（PHEO）是起源于肾上腺髓质、交感神经节或其他部位的嗜铬组织，这种瘤持续或间断地释放大量儿茶酚胺，引起持续性或阵发性高血压和多个器官功能及代谢紊乱。约90%嗜铬细胞瘤发生于肾上腺髓质，是肾上腺髓质中最常见的肿瘤，成人嗜铬细胞瘤约80%为单侧单发性的，10%为双侧性的，且多见于儿童和家族性患者；10%位于肾上腺外组织。嗜铬细胞瘤可发生于任何年龄，最多见于青年至中年，女性略多于男性。

2. 嗜铬细胞瘤的形成原因

嗜铬细胞瘤来源于肾上腺髓质及交感神经系统的嗜铬组织，如腹腔神经丛，纵隔、颈部交感神经节，颅内及膀胱处。肾上腺嗜铬细胞瘤约占85%，其中10%为双侧性。10%以上为肾上腺外的嗜铬细胞瘤。

3. 嗜铬细胞瘤的临床症状

嗜铬细胞瘤主要症状为高血压及代谢改变。

（1）高血压：表现为阵发性高血压和持续性高血压或持续性高血压阵发性发作。阵发性高血压发作可由突然的体位变化、提取重物、咳嗽、情绪波动等因素诱发，表现为剧烈头痛、面色苍白或潮红、四肢发冷、恶心、呕吐、大量出汗、心悸、气急、视觉模糊等。严重者可因心力衰竭、肺水肿、脑出血而死亡。持续性高血压阵发性发作时，

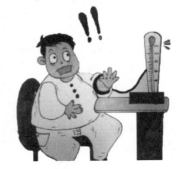

228

由于血管高度收缩，血压极度升高，甚至用一般血压计不能测得。平时不表现出高血压的儿茶酚胺症，在外伤、妊娠、分娩、麻醉、手术等时血压突然升高，若处理不当，严重的可引起死亡。

（2）代谢紊乱：代谢率增高的症状和体征较常见，表现为多汗及轻到中度的体重减轻。可发生窦性心动过速、窦性心动过缓、室上性心律失常和室性期前收缩。膀胱壁上的嗜铬细胞瘤可引起典型的排尿时和排尿后出现阵发性高血压，有心悸、头晕、头痛等症状。另外，还可发生糖尿量减低、红细胞比容升高、高钙血症等。

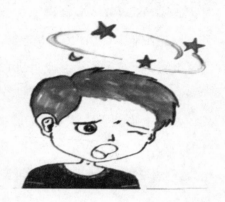

4.）嗜铬细胞瘤的中医病因病机

根据嗜铬细胞瘤头痛、头晕，发作性加重伴汗出、心悸，甚而全身大汗、四肢厥冷、肢体抽搐、神志不清及意识丧失等临床表现，可将其归属于中医学"头痛""眩晕""厥证"等范畴。中医学认为阴阳失调，气机逆乱是嗜铬细胞瘤发生原因。本病在稳定期主要表现为肝肾不足或阴虚火旺之证。

5.）嗜铬细胞瘤的早期发现

大多数患者因高血压危象、突发癫痫或焦虑发作，常规高血压治疗降压效果不佳而就诊。所以，对于出现顽固性高血压患者，可提示患者要进行嗜铬细胞瘤排除，少数无法解释的手术或外伤相关性低血压或休克的患者，也要警惕是否存在嗜铬细胞瘤。

6. 嗜铬细胞瘤的辅助检查

（1）**定性诊断**：建立在血、尿儿茶酚胺及其代谢物测定的基础上。

1）尿中儿茶酚胺、香草基杏仁酸（VMA）、3-甲氧基肾上腺素（MN）和甲氧基去甲肾上腺3-素（NMN）及其总和（TMN）均可升高。

2）血浆儿茶酚胺和DHPG测定，血浆儿茶酚胺值在本病持续或阵发性发作时明显高于正常。

（2）**定位诊断**：利用各种影像学检查可协助对嗜铬细胞瘤进行定位，协助诊断。

1）CT扫描为首选，敏感性达到93%~100%，但特异性不高，只有70%。嗜铬细胞瘤在CT上多表现为类圆形肿块，密度不均匀，增强扫描时肿瘤实质明显强化，而坏死区无或略有强化。

2）磁共振显像（MRI）优势在于是三维成像，有利于观察肿瘤与周围器官与血管的解剖关系。

3）B超可以检查肾上腺内直径＞2 cm肿瘤，但其灵敏度不如CT和MRI，不易发现较小的肿瘤，可用作初步筛查、定位的手段。

4）间碘苄胍（MIBG）显像，经同位素131碘标记后，能显示瘤体。

7. 嗜铬细胞瘤的治疗

（1）**药物治疗**：主要是使用降压药物控制好患者平素血压（如酚苄明和哌唑嗪），避免高血压危象的发生。

（2）**I-MIBG**：用于恶性及手术不能切除的嗜铬细胞瘤。

（3）**手术治疗**：手术切除术是治愈嗜铬细胞肿瘤的最有效的方法，手术适应证要考虑肿瘤的临床进展情况、患者预期寿命和总体健康状况。

（4）**外放射治疗**：用于缓解骨转移所致疼痛的患者，它具有适应证广、并发症少等优点。

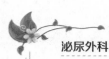

（5）化疗：用于恶性嗜铬细胞瘤的治疗。化疗可以控制肿瘤的进展，延长患者的生存时间。

230

8. 嗜铬细胞瘤术前准备工作

（1）术前调整心态，缓解恐惧紧张心理，树立信心，积极面对手术。

（2）术前1周时间禁烟酒，预防感冒，保证睡眠充足。

（3）学习嗜铬细胞瘤的健康教育资料。

（4）学会深呼吸、有效咳嗽、扩胸运动等方法。

（5）提前了解手术中的体位，提前练习体位、保护好受压部位。

（6）手术区域皮肤准备。

9. 嗜铬细胞瘤切除术术后注意事项

（1）**一般情况**：术后密切观察各项生命体征的变化，即血压、呼吸、脉搏、体温、意识、血糖等变化；监测至手术后第1天早晨稳定后即可撤除，改为测血压并做好记录，另外需保持床单位整洁，皮肤清洁，利于病情早日康复。

（2）**饮食**：术后6小时可改流质饮食如粥水，待胃肠功能恢复后过渡半流饮食如面条，再过渡到正常饮食，少量多餐。

（3）**活动**：术后卧床休息，清醒后予半坐卧位，在病情允许情况下，可在护士指导下及家属陪同下，在床上做踝泵运动；术后第1天撤除监测后，可在床边坐，如无不适，可以练习站立，以不疲劳为度；术后第2天可在病房活动。早期活动可以有效预防下肢深静脉血栓的出现。

（4）**管道**：保持各引流管道的固定在位，保持引流通畅，避免折叠、弯曲等现象；严密观察引流管的色、质、量；肾上腺窝引流管一般留置1~2天，尿管留置时间为1天左右。

（5）**伤口**：保持伤口敷料外观干洁，如有渗血渗液，及时更换敷料，防止伤口感染；避免管道牵拉伤口，避免外力撞击伤口，术后第7天行术口拆线。

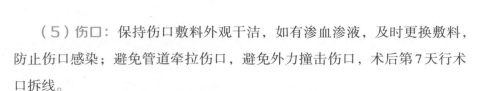

10. 嗜铬细胞瘤切除术后的并发症

（1）**肾上腺危象**：起病急骤，累及全身多系统，表现为乏力，高热，脱水，皮肤干燥、湿冷、出现花纹，四肢末梢冷而发绀，心率增快，血压下降；恶心，纳差，腹痛，腹泻；精神萎靡，烦躁不安，尿少。因此，术后要加强病情观察，及时发现，尽早补充激素。

（2）**高血压危象**：临床表现为患者感到突然头痛、头晕、视物不清或失明；恶心、呕吐、心慌、气短、面色苍白或潮红；两手抖动、烦躁不安；严重的可出现暂时性瘫痪、失语、心绞痛、尿混浊，更重的则抽搐、昏迷。因此术后生命体征的监护及巡视工作极为重要。

（3）**低血容量休克**：临床表现为患者有头晕、面色苍白、冷汗、肢端湿冷、烦躁不安或表情淡漠，严重者昏厥，甚至昏迷；脉搏细速、血压下降、呼吸急促、发绀；尿少，甚至无尿。术后要监测生命体征情况，记录尿量情况，出现尿少、意识改变要及时通知医护人员。

（4）**低血糖症**：低血糖表现为头晕、心悸、全身乏力等。术后加强血糖监测，注意观察患者意识有无改变。

11. 做好嗜铬细胞瘤术后的随访

嗜铬细胞瘤术后第10~14天复查血尿生化指标，术后3~6个月进行相关影像学复查，如B超、CT等。一般患者建议术后随访时间每年1次，至少连续10年；对于高危患者（发病年龄小、多病灶、有家族史及肿瘤较大）每6~12个月复查1次，终生随访。

12. 嗜铬细胞瘤围手术期间高血压的中西医调护方法

（1）轻度高血压者可适当休息，不宜过度疲劳。高血压急性发作时，应卧床休息，闭目养神。离床活动宜缓慢，防止跌倒，平素不宜从事高空作业。

（2）指导患者学会自我监测血压，如实做好记录，以供临床治疗参考。

（3）指导患者戒烟限酒，少吃盐。

（4）继续日常工作者，注意劳逸结合，避免过劳，活动量以不引起血压升高、波动过大、身体无不适为宜，且运动强度以运动时年龄＋心率＝170以内为宜。活动形式如散步、慢跑、打太极等。

（5）保持大便通畅，大便时勿用力；保持情绪稳定，避免不良刺激。

（6）正确选择清淡饮食、高维生素、高钙、低脂肪、低胆固醇、低盐饮食。

13. 嗜铬细胞瘤的中医辨证论治

（1）肝肾亏损型（相当于发作的间隙期）

证候特点：头晕耳鸣，五心烦热，潮热盗汗，少寐健忘，腰酸腿软，形体虚弱消瘦，心悸，心动过速，口干，舌红少苔，脉细数。

治法：滋补肝肾。

常用方剂：六味地黄丸加味。

（2）寒厥型（相当于发作期）

证候特点：手足厥冷，皮肤苍白，颜面尤甚，大汗淋漓，头晕或剧烈头痛，心慌，振颤，四肢麻木或有针刺感，气促，胸闷，呼吸困难，精神紧张，焦虑，恶心呕吐，瞳孔散大，视物模糊，处于濒死状态，舌淡，苔白，脉沉细无力。

治法：温经散寒，回阳救逆。

常用方剂：四逆汤加味。

⑭ 嗜铬细胞瘤的用药指导

（1）**内服中药**：中药与西药的服药时间应间隔1~2小时，肾气亏虚证中药宜温服，肝火亢盛证宜凉服。高血压伴有呕吐者宜姜汁滴舌后服，并采用少量频服。遵医嘱服用调节血压的药物，密切观察血压变化情况。

（2）**注射给药**：静脉输注降压药物的同时要密切观察患者心电监测情况，注意心电图、肝肾功能的变化，指导患者在改变体位的时候动作宜缓慢，预防体位性低血压的发生，如出现头晕、眼花、恶心等应立即平卧。

（3）**长期用药**：长期服用降压药的患者，强调不能擅自停药或自行增减药物剂量。注意观察药物不良反应，用药后，活动时动作宜缓慢进行，避免突然转身、弯腰、深低头等。

⑮ 嗜铬细胞瘤患者的情志调护和康复指导

（1）平素注意情志调节，保持心情舒畅，避免恼怒、过喜、过急、过躁，保持心平气和，乐观情绪，以调气血。

（2）避免焦虑，可行音乐疗法。如广东省中医院专科医生参考中央音乐学院民乐团演奏的中国传统五行音乐制作了中医五行音乐播放碟（包括角、微、宫、商、羽音）。

（3）合理适当的有氧运动，如温肾十步功、太极拳等提高机体免疫力；适当晒太阳，增强身体免疫力。

（4）晨醒后，不要急于起床，可以赖床5分钟，待心律、血压、呼吸、内分泌功能较为平稳后，再缓慢起床。起床要遵循三个"半分钟"，即"坐起后停半分钟，双腿垂于床沿半分钟，站立后在床前站立半分钟"。高血压发作时应卧床休息，避免深低头、旋转等动作，可按摩百会、风池、上星、头维、太阳、印堂等穴位，每次20分钟，每晚睡前1次。

16. 嗜铬细胞瘤患者的中医辨证饮食指导

（1）山药萸肉枸杞脊骨汤（图7-5）

【材料】山萸肉10g，枸杞子5g，山药250g，脊骨250g。

【做法】将脊骨洗净焯水，将脊骨、山萸肉、枸杞子、山药放入陶瓷锅中加水适量，武火煮沸，再用文火炖1.5小时，喝汤吃肉。

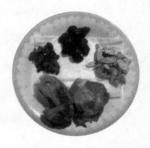

图7-5　山药萸肉枸杞脊骨汤

【功效】滋补肝肾。

【注意事项】忌食煎炸炙烤及辛辣烟酒。

（2）当归黄芪羊肉汤

【材料】羊肉500g，生姜4~5片，当归10g，黄芪20g。

【做法】当归、黄芪、生姜片装入药包备用。将羊肉洗净，切成4cm见方小块，先用沸水焯一下，以去腥膻。清水500mL，加药包，煎取药汁约200mL，去药包，备用。羊肉入锅内加水，文火焖煮，肉烂熟，加入药汁，兑匀，并加入盐、葱花、味精等调味品，煮沸，即可食用。

【功效】温经散寒。

【注意事项】少吃肥甘厚腻，生冷荤腥。

（张丽玲　李思逸　周春姣）

第三　原发性醛固酮增多症

1. 原发性醛固酮增多症（PHA）定义

肾上腺皮质球状带发生病变时会分泌过量的醛固酮，导致人体内分泌代谢产生一系列紊乱现象，临床上表现为特征性高血压和低血钾症的综合征，称之为原发性醛固酮增多症。

肾上腺皮质分泌过量的醛固酮，导致体内钠潴留，钾排出体外，血容量增加，肾素－血管紧张素系统活性被抑制。

什么人容易得原发性醛固酮增多症？

（1）高血压患者规范用药后达不到降压效果容易诱发此病。

（2）体检中发现肾上腺肿瘤，且合并有高血压，要做好科学治疗，避免病情恶化。

（3）家族中有原发性醛固酮增多症遗传病史，应高度重视，做好科学预防，定期体检。

（4）经常打鼾合并高血压的人群，也要格外注意。患有原发性醛固酮增多症的概率较高。

2. 原发性醛固酮增多症的病因

（1）醛固酮腺瘤（APA）。

（2）特发性醛固酮增多症（IHA）。

（3）原发性肾上腺皮质增生（UNAH）。

（4）家族性醛固酮增多症（FH）。

（5）分泌醛固酮的肾上腺皮质癌（ACC）。

（6）异位醛固酮分泌瘤或癌。

236

3. 原发性醛固酮增多症的临床症状

（1）血压升高：这是最常见症状，常为轻中度血压升高，患者应用常用降压药效果比原发性高血压要差，个别患者呈难治性高血压。

（2）血中钾离子降低：表现为肌肉无力，血钾越低，肌肉受累越重，罕见出现呼吸、吞咽困难。

（3）头痛：这是因为原醛患者血容量增多引起颅内压升高所致，为持续性胀痛（图7-6）。

（4）夜尿增多：大多数患者的醛固酮白天分泌增加，白天水钠潴留，尿减少，但代谢所产生的和摄入的水在体内不能排出，在夜间醛固酮分泌减少后，白天积攒的水和钠就会排出体外，所以，原醛症患者出现夜尿增多（图7-7）。

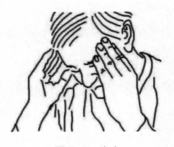 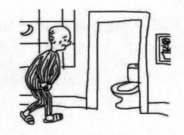

图7-6 头痛　　　　　　　　图7-7 夜尿增多

4. 原发性醛固酮增多症筛查

（1）2级（血压＞160~179/100~109mmHg）、3级（血压＞180/110mmHg）的高血压。

（2）不能解释的低血钾，包括自发性或口服利尿药导致者。

（3）高血压发病年龄比较早者（＜50岁）。

（4）家族史，或脑血管意外＜40岁者。

（5）肾上腺偶发瘤。

（6）原发性醛固酮增多症所有高血压一级亲属（父母、子女及同父母的兄弟姐妹）。

（7）与高血压严重程度不成比例的脏器受损（如左心室肥厚、颈动脉硬化等）者。

5. 临床常用的原发性醛固酮增多症筛查方法

高血压卧立位3项抽血检测。如何采集高血压卧立位3项血标本？

（1）早上5点空腹，起床前采集高血压卧位，通常用抗凝管4mL。

（2）起床后正常活动立位2小时（可靠墙，不可以坐），活动后，保持坐位5~15分钟后采集立位管，同样是抗凝管4mL。

6. 筛查原发性醛固酮增多症的准备

（1）尽量将血钾纠正到正常范围内（3.5~5.5mmoL/L）。

（2）高盐饮食3天（钠摄入量为每天200mmoL，即氯化钠每天6g）。

（3）试验前停用对测定有影响的药物，一般降压药药物需停用1~2周。

7. 原发性醛固酮增多症的确诊

（1）高盐饮食负荷试验：共4天。前3天每日钠盐摄入量提高至＞200mmoL（相当于氯化钠6g），同时予以补钾治疗，使血钾维持在正常范围，收集第3~4天24小时尿液，测定尿醛固酮。

（2）生理盐水输注试验：在试验前平卧至少1小时，然后静脉滴注0.9%氯化钠溶液500mL/h，持续4小时，试验于早上8点至9点半开始，测量输液前和输液4小时后的肾素、醛固酮、皮质醇、血浆钾水平。在试验中应监测血压、心率变化。

（3）氟氢可的松抑制试验：口服氟氢可的松0.1mg，每6小时口服1

次，连用4天，这4天不限制钠盐摄入，第4天10点采血测血浆醛固酮、肾素活性，7点及10点采血测血皮质醇。

（4）卡托普利抑制试验：患者口服25~50mg卡托普利后坐或站立至少1小时。测定试验开始后0小时、1小时或2小时的肾素活性、血浆醛固酮、皮质醇浓度，在此期间患者均处于坐位。

8. 原发性醛固酮增多症的分型检查

（1）CT扫描：CT检查的空间分辨率高，是评价肾上腺疾病的主要影像工具。《原发性醛固酮增多症治疗指南》建议，对所有诊断原醛症的患者均应将肾上腺CT扫描作为初始检查，以鉴别其亚型分类及定位。

（2）肾上腺静脉造影和肾上腺静脉插管取血：是原发性醛固酮增多症诊断的金标准。具体做法：患者在插管前卧床8小时以上，早上8~9点开始，插管至下腔静脉及左右肾静脉内，推注少量造影剂，先抽弃导管内残余液体，然后采血检测醛固酮和皮质醇。

9. 原发性醛固酮增多症的治疗

（1）醛固酮腺瘤：推荐首选腹腔镜肾上腺肿物切除术，尽可能保留肾上腺组织。对于直径＜6cm的肾上腺腺瘤来说，腹腔镜单侧肾上腺全切术已经成为金标准。

（2）单侧肾上腺增生（UNAH）：推荐腹腔镜肾上腺全切。

（3）分泌醛固酮的腺癌（ACC）：肿瘤已经严重侵犯周围组织、肿瘤血管较难控制、分离困难、出血严重的患者可选择开放手术，其余应首选腹腔镜手术。

（4）特发性醛固酮增多症（IHA）、异位分泌醛固酮的肿瘤：以药物治疗为主。建议安体舒通作为一线用药，依普利酮为二线用药。

⑩ 原发性醛固酮增多症的术前准备

（1）术前充分扩容，纠正低钾。

（2）调整心态，缓解恐惧紧张心理，树立信心，积极面对手术。

（3）术前1周时间禁烟酒，预防感冒，保证睡眠充足。

（4）学习原发性醛固酮增多症的健康教育资料。

（5）学会深呼吸、有效咳嗽、扩胸运动等方法。

（6）提前了解手术中的体位，提前练习体位、保护好受压部位。

（7）手术区域皮肤准备。

⑪ 原发性醛固酮增多症术后的注意事项

（1）**一般情况：**术后密切观察各项生命体征的变化，即血压、呼吸、脉搏、体温、意识、血糖等变化；监测至手术后第1天早晨稳定后即可撤除，改为测血压并做好记录，另外需保持床单位整洁，皮肤清洁，有利于病情早日康复。

（2）**饮食：**术后6小时可改流质饮食如粥水，待胃肠功能恢复后过渡为半流饮食如面条，再过渡到正常饮食，少量多餐。

（3）**活动：**术后卧床休息，清醒后予半坐卧位，在病情允许情况下，可在护士指导下及家属陪同下，在床上做踝泵运动；术后第1天撤除监测后，可在床边坐，如无不适，可以练习站立，以不疲劳为度；术后第2天可在病房活动。早期活动可以有效预防下肢深静脉血栓。

（4）**管道：**保持各引流管道的固定在位，保持引流通畅，避免折叠、弯曲等现象；严密观察引流管的色、质、量；肾上腺窝引流管一般留置1~2天，尿管留置时间为1天左右。

（5）**伤口：**保持伤口敷料外观干洁，如有渗血渗液，及时更换敷料，防止伤口感染；避免管道牵拉伤口，避免外力撞击伤口。

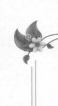

12. 原发性醛固酮增多症术后的并发症

240

（1）肾上腺危象：起病急骤，累及全身多系统，表现为乏力，高热，脱水，皮肤干燥、湿冷、出现花纹，四肢末梢冷而发绀，心率增快，血压下降；恶心，纳差，腹痛，腹泻；精神萎靡，烦躁不安，尿少。因此，术后要加强病情观察，及时发现，尽早补充激素。

（2）高血压危象：临床表现为患者感到突然头痛、头晕、视物不清或失明；恶心、呕吐、心慌、气短、面色苍白或潮红；两手抖动、烦躁不安；严重的可出现暂时性瘫痪、失语、心绞痛、尿混浊；更重的则抽搐、昏迷。因此，术后生命体征的监护及巡视工作极为重要。

（3）低血容量休克：临床表现为患者有头晕、面色苍白、出冷汗、肢端湿冷、烦躁不安或表情淡漠，严重者昏厥，甚至昏迷；脉搏细速、血压下降、呼吸急促、发绀；尿少，甚至无尿。术后要监测生命体征情况，记录尿量情况，出现尿少、意识改变要及时通知医护人员。

（4）低血糖症：低血糖表现为头晕、心悸、全身乏力等。术后加强血糖监测，注意观察患者意识有无改变。

13. 原发性醛固酮增多症的中医病因病机

结合原发性醛固酮增多症的临床表现，可归属中医学"眩晕""痿证""头痛"等范畴。中医学认为外感湿邪、饮食不节、情志不遂及跌仆损伤等均可成为本病的诱因。先天不足、病人体虚或房事不节伤及肝肾，筋脉失养是本病的主要因素。本病的病位在肝，继则脾肾，最终可及五脏。病理性质是本虚标实，病初以标实为主，后以正虚为主。病机总以肝脾肾虚损，湿热痰瘀阻滞为关键。

14. 原发性醛固酮增多症的中医辨证治疗

（1）肺热津伤型

证候特点：病起发热之时，或热退后突然肢体软弱无力，皮肤枯燥，心烦口渴，咽干咳呛少痰，小便短少，大便秘结，舌红苔黄，脉细数。

治法：清热润肺，濡养筋脉。

常用方剂：清燥救肺汤。

（2）湿热浸淫型

证候特点：四肢痿软，肢体困重，或微肿麻木，尤多见于下肢，或足胫热蒸，或发热，胸脘痞闷，小便赤涩，舌红苔黄腻，脉细数而濡。

治法：清热燥湿，通利筋脉。

常用方剂：加味二妙散。

（3）脾胃亏虚型

证候特点：肢体痿软无力日重，食少纳呆，腹胀便溏，面浮不华，神疲乏力，舌淡，体胖大，苔薄白，脉沉细或沉弱。

治法：健脾益气。

常用方剂：参苓白术散。

（4）肝肾亏损型

证候特点：起病缓慢，四肢痿弱无力，腰脊酸软，不能久立，或伴眩晕、耳鸣、遗精早泄，或月经不调，甚至步履全废，腿胫大肉渐脱，舌红少苔，脉沉细数。

治法：补益肝肾，滋阴清热。

常用方剂：虎潜丸。

本证以阴虚夹热者为多，但应分清有热无热，虚火当滋肾，无火当填精，若阳虚者则又当温煦为治。

15. 预防原发性醛固酮增多症术后并发症的中医外治法

（1）**五子散**：五子散顺时针热熨腹部温中理气，促进术后胃肠功能恢复，顺序为天枢—神阙—天枢—关元（图7-8）。

（2）**腕踝针**：调节神经以止痛，减少止痛针使用（图7-9）。

（3）**耳穴压豆**：安神定志，改善术后睡眠，增强体质。

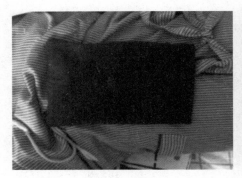
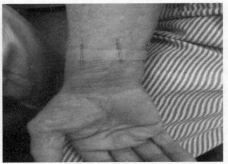

图 7-8　热熨腹部　　　　　　　　　　图 7-9　腕踝针

16. 原发性醛固酮增多症手术治疗的预后

手术治疗预后好，低钾等电解质紊乱可以得到纠正，大部分病人血压可恢复正常。

原发性醛固酮增多症术后日常调护如下。

（1）**生活起居**：①继续日常工作者，注意劳逸结合，避免过劳，活动量以不引起血压升高、波动过大、身体无不适为宜，且运动强度以运动时年龄加心率小于170次为宜。活动形式如散步、慢跑、打太极等。②保持大便通畅，大便时勿用力；保持情绪稳定，避免不良刺激。

（2）**饮食指导**：正确选择清淡饮食、高维生素、高钙、低脂肪、低胆固醇、低盐饮食。

（3）**用药指导**：长期服用降压药的患者，强调不能擅自停药或自行增

242

减药物剂量，注意观察药物不良反应，用药后，活动时动作宜缓慢进行，避免突然转身、弯腰、深低头等。

（4）**情志调护**：①平素注意情志调节，保持心情舒畅，避免恼怒、过喜、过急、过躁，保持心平气和，乐观情绪，以调气血。②避免焦虑，可行音乐疗法，如广东省中医院专科医生参考中央音乐学院民乐团演奏的中国传统五行音乐制作中医五行音乐播放碟（包括角、微、宫、商、羽音）。③合理适当的有氧运动，如温肾十步功、太极拳等提高机体免疫力；适当晒太阳，增强身体免疫力。

（5）**康复指导**：①晨醒后，不要急于起床，可以赖床5分钟，待心律、血压、呼吸、内分泌功能较为平稳后，再缓慢起床。起床要遵循三个"半分钟"，即坐起后停半分钟，双腿垂于床沿半分钟，站立后在床前站立半分钟。②高血压发作时应卧床休息，避免深低头、旋转等动作，可按摩百会、风池、上星、头维、太阳、印堂等穴位，每次20分钟，每晚睡前1次。

⑰ 原发性醛固酮增多症的复诊方案

（1）第1次复诊为术后4~6周，主要评估血压、血电解质及有无手术并发症。

（2）第2次复诊为术后3个月，待对侧肾上腺正常，功能恢复后，可根据情况行氟氢可的松抑制试验等生化方法，了解原发性醛固酮增多是否治愈。

（3）之后每6个月复诊1次，连续2年以上。

（4）药物治疗者长期随访。

⑱ 原发性醛固酮增多症患者的中医辨证饮食指导

（1）**双耳糖水**（图7-10）

【材料】银耳10g，黑木耳10g，冰糖30g，红枣5枚，枸杞子5g。

244

【做法】将银耳和黑木耳用热水泡发，捞出沥水，除去杂质，洗净后切成小片；炖盅内放水没过双耳，武火煮沸，加入红枣中火炖20分钟左右；放入冰糖调至文火炖煮10分钟左右，放入枸杞子，再炖煮2分钟即可出锅。

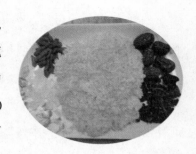

图7-10 双耳糖水

【功效】滋阴，补肝肾。

【注意事项】脾胃虚弱者不建议，因为其中的胶原蛋白和纤维素会刺激胃黏膜，加重症状。

（2）山药排骨汤（图7-11）

【材料】排骨500g，山药1根，杜仲10g，当归6g，黄芪15g，枸杞子5g，生姜3片。

【做法】将排骨洗净焯水，山药去皮，切成段；将排骨、杜仲、当归、黄芪、枸杞子、姜片放高压锅加水煲开，文火20分钟。

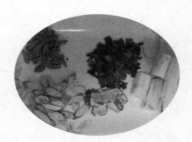

图7-11 山药排骨汤

然后转入砂锅，放入山药。武火烧开，再文火煲30分钟，放盐出锅。

【功效】健脾补肾，益气养阴。

【注意事项】实热出血、阴血火旺者禁用。

（3）红枣乌鸡汤（图7-12）

【材料】乌鸡1只，当归6g，黄芪15g，生姜3片，红枣5枚，枸杞子5g。

【做法】乌鸡剖净，去除内脏，洗净斩块，放入沸水中滚5分钟，捞出，放清水中

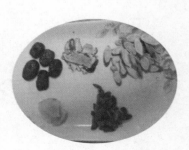

图7-12 红枣乌鸡汤

洗去浮沫，沥干。放入砂锅内，加入以上材料，加水没过食材3~5cm。武火煮开后，再改用文水慢炖，2小时后加入盐，即可饮用。

【功效】气血双补，活血通络。

【注意事项】内火偏旺、外感咽痛者禁用。

（4）杜仲炖猪肚（图7-13）

【材料】杜仲30g，猪肚250g，枸杞子少许，生姜5g。

【做法】共煮去药，饮汤食肉。

【功效】补肝肾，强筋骨，降血压。

【注意事项】阳亢火旺、外感咽痛者禁用。

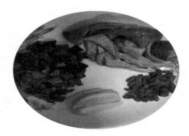

图7-13　杜仲猪肚汤

（5）青鱼煮韭黄（图7-14）

【材料】青鱼500g，韭黄250g，胡萝卜少许，姜丝5g。

【做法】青鱼去鳞及内脏，加韭黄、胡萝卜、姜丝，煮食之。

【功效】补气化湿，主治原发性醛固酮增多症脚弱无力、下肢重痛的气虚夹湿型。

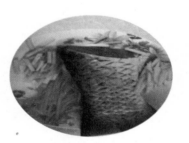

图7-14　青鱼煮韭黄

【注意事项】阳亢火旺、外感咽痛者禁用。

（黄平　李思逸　周春姣　刘明）

泌尿外科杂谈

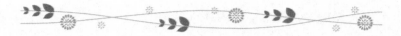

第一　肾损伤

1. 肾损伤定义

　　肾损伤是指人体受到暴力打击，导致肾实质、血管及相关组织损伤的一类疾病。肾脏位于腹腔后，在解剖关系上受周围组织的保护，同时肾脏可以随呼吸运动而活动，位于腹壁、腹腔脏器和脊柱、厚层肌肉之间，对于暴力有一定的缓冲。肾脏一般不易被损伤，但肾质地脆，包膜薄，周围有骨质结构，当背部、腰部、下胸和上腹部受暴力打击，也可能会发生肾损伤。肾损伤多见于20~40岁的男性，但婴幼儿也比较常见。

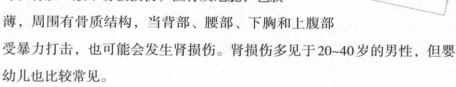

2. 引起肾损伤的原因

　　（1）外在暴力也称直接暴力（如被冲撞、重摔、压迫、肋骨和横突骨折等）或间接暴力（相对冲击、瞬间暴力扭转等）导致，可引起闭合性肾损伤。

　　（2）肾脏本身病变，如肾积水、肾肿瘤、肾结核和肾囊性病变导致的自发性肾损伤。

（3）锐利器械如刀刺伤，枪击伤引起开放性肾损伤，常伴有胸腹部及其他器官组织损伤，损伤复杂而严重。

（4）疾病检查诊断和治疗过程中发生的医源性损伤，如体外冲击波碎石、输尿管镜、经皮肾镜及腹腔镜探查等。

3. 肾损伤的分型

肾损伤按损伤程度可分为肾挫伤、肾部分裂伤、肾全层裂伤和肾蒂血管损伤。

（1）肾挫伤：可形成肾淤斑和包膜下血肿，但是肾包膜及肾盏肾盂黏膜可保持其完整性，且仅局限于部分肾实质，这些患者大多会出现少许血尿，一般症状较轻微，可自行愈合。

（2）肾部分裂伤：靠近包膜部位裂伤伴有肾包膜破裂，可导致肾周围血肿，这种损伤一般不需要手术，卧床制动休养可自行愈合。

（3）肾全层裂伤：肾实质深度裂伤，外及包膜，内达肾盂肾盏黏膜，通常会导致肾周血肿、血尿和尿外渗等现象，这种肾损伤的症状较明显，一般发生都比较严重，需立即手术治疗。

（4）肾蒂血管损伤：肾蒂或肾段血管的部分或全部撕裂，多见于右肾，可导致大出血、休克。虽然这类损伤比较少见，但此类损伤会引起肾急剧移位，肾动脉突然被牵拉，导致血管内膜的断裂而形成血栓，造成肾功能的丧失。因此，此类损伤应迅速确诊并立即手术。

4. 肾损伤的症状

肾损伤的临床表现与损伤类型和程度有关，多种类型的损伤有时可发生在同一肾脏，有其他脏器合并损伤时，肾损伤有时不易被察觉。主要临床症状有以下几个方面。

248

（1）血尿：病人大多有血尿，较轻的表现为镜下血尿，但多见肉眼血尿，遇到无血尿时也不能完全排除肾损伤，尿液中血量的多少也无法判定损伤的范围和程度。

（2）疼痛：表现为双侧腰部和上腹部疼痛，若血块堵塞输尿管时可出现肾绞痛；尿液、血液渗入腹腔时还可出现全腹疼痛和腹部压痛、反跳痛和腹肌紧张等腹膜刺激症状。

（3）腰部肿块：血液、尿液渗入肾周围软组织时，可形成局部肿块，有明显的触痛感。

（4）休克：多见于重度肾损伤、肾蒂血管损伤或者复合性损伤（合并其他脏器损伤）的患者，可危及生命。剧烈疼痛可能引发早期休克，而后出现的休克多数与失血过多有关。

（5）发热：肾损伤导致的肾周血肿、尿外渗易引发继发感染，甚至造成肾周脓肿和化脓性腹膜炎，伴有全身中毒症状。

5. 肾损伤时所需的检查

（1）尿液检查：是确定血尿及诊断肾损伤的重要依据之一。

（2）血液检查：血红蛋白与血细胞比容持续下降，表明有活动性出血。如白细胞计数升高提示应该注意感染风险。

（3）B超检查：可确定肾内、肾包膜下和肾周血肿及尿外渗的程度及范围。

（4）CT检查：可清楚确定肾脏的形态、裂伤的部位、血肿的范围及部位，可作为肾损伤的首选检查。

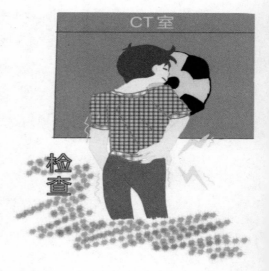

（5）其他：X线照片及造影有助于判断肾损伤程度和尿外渗情况，动脉造影可了解肾出血及肾实质的损伤情况，但一般不作为首选。

根据患者明确的外伤史，结合临床表现及实验室的检查，多数比较容易诊断，但临床上仍需注意漏诊及合并多脏器损害的问题。

6. 肾损伤的治疗

（1）急诊治疗：抗休克、复苏、止血。

（2）保守治疗：绝对卧床 2～4 周；输血补液；抗感染；对症处理，如镇痛，镇静、止血等；严格监测生命体征，观察局部肿块、血尿情况、血红蛋白水平及血细胞比容的变化。

（3）手术治疗：如腹腔探查术、肾修补术、肾部分切除术等。

（4）介入治疗：如动脉栓塞术。

7. 肾损伤的紧急处理措施

（1）绝对卧床休息，禁止下床大小便；有休克者应抬高头部 10°~20°，下肢抬高 20°~30°；合并骨盆骨折患者，应睡硬板床。

（2）对于发生休克的患者，应立即建立 1～2 条静脉通道加速补充血容量。

（3）密切注意生命体征变化，观察尿量的变化；评估尿液的性状、颜色、量，注意有无血凝块、有无腹痛；评估有无包块，包块的大小、局部皮肤等；评估有无尿外渗等。

（4）对于需行手术者应迅速做好术前准备，如备血、血常规及凝血功能检查，嘱其禁食禁饮等。

8. 肾损伤的保守治疗

肾挫伤、轻度肾裂伤及未合并其他脏器损伤的，可采取保守治疗。

（1）休息。绝对卧床休息2~4周，等到病情稳定，尿液变清方可进行活动，肾部分裂伤逐渐愈合通常在损伤后的4~6周，过多、过早地下床活动有可能导致再度裂伤出血。2~3个月内不应从事体力劳动和竞技类运动。

（2）密切观察患者血压、脉搏、血常规、腰腹部疼痛和血尿的进展情况。每2~4小时，留取尿液一次，观察血尿颜色的深浅变化，如果颜色逐渐加深，提示出血加重；如果感觉腹部疼痛进行性加重或肿块逐渐增大，可能提示有进行性出血或尿外渗，出现以上情况时应及时通知医护人员。定时检测血红蛋白和血细胞的比容，随时掌握出血情况及变化；监测体温和血白细胞的计数，判断有无继发感染。

（3）根据病情予以补液、镇静、止痛、抗感染、止血及输血等治疗，保持足够的尿量。高热的患者可用物理或药物降温，可遵医嘱予镇静、镇痛药物以缓解腰腹部疼痛患者的不适。

（4）能进食者应进食高热量、高蛋白、维生素丰富且易消化的饮食，鼓励患者多食高纤维素蔬菜和水果，如韭菜、卷心菜、芹菜、香蕉、竹笋等，以保持排便通畅。

（5）心理护理。肾损伤多因意外受伤所致，患者一时难以在心理上接受并担心预后，因此，家属及医护人员都应该积极地消除患者恐惧、焦虑、紧张的心理，稳定患者情绪，配合医护的治疗护理。

9. 肾损伤的手术治疗

（1）**开放性肾损伤**：这类损伤的病人绝大多数都要施行探查术，特别是枪伤或从前面腹部进入的锐器伤（如刀伤等），需经腹部切口进行修补清创手术。

（2）**闭合性损伤**：一旦确定为严重肾部分裂伤、肾全层裂伤或肾蒂血管损伤，需尽早行手术治疗，如果在保守治疗的过程中病情逐渐加重，例如腰腹部肿块逐渐增大，疑似有腹腔脏器受损，反复出现大量血尿，严重休克且经补液、输血后症状无改善的，提示有内出血或合并明显的尿外渗，严重的局部感染或合并腹腔脏器损伤时需立即采用手术治疗。

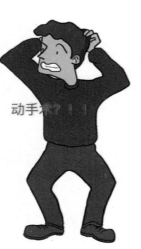

手术方式有肾修补术、肾部分切除术和肾切除术，可以根据情况选择合适的手术方式。只有在严重的肾全层裂伤及肾蒂血管损伤无法修复且对侧肾功能良好的时候，才可施行肾切除术。

（3）医源性肾损伤：根据肾损伤程度及时调整手术方式，如经皮肾镜穿刺损伤出血较多时，可调整穿刺部位或停止手术，或改用其他手术方法。

10. 肾损伤的手术治疗方式

在非手术治疗过程中如病情未得到控制，腰部血肿逐渐增大，血尿反复大量出现，经扩容补液后严重休克未得到改善、尿外渗明显、局部感染严重或有腹腔其他脏器合并损伤时，需要采取手术治疗。必须在手术前行静脉肾盂造影、放射性同位素检查判定对侧肾脏情况，手术方式主要根据肾损伤的程度来确定。

（1）肾周引流术：适用于严重肾损伤需手术探查，但在作战或设备简陋、血源不足、无法施行较复杂的手术者；施行手术时，因资源有限、时间紧迫、对对侧肾脏情况不了解的情况下，必须保留伤肾者；开放性肾损伤合并尿外渗，创面污染严重或已发生感染的患者。

（2）肾修补术和肾部分切除术：实行探查术发现肾裂伤范围比较局限，裂口浅小的可行肾修补术；肾上、下极严重损伤者，则施行肾部分切除术。

（3）肾切除术：适用于无法控制的肾出血者；肾蒂严重损伤者；肾盂及输尿管已断裂无法再修补或吻合的；肾损伤严重有并发症，肾无法再保留的患者。

252

11. 肾损伤的中医学病因病机

肾损伤属于中医学的"外伤""血淋""腰痛"等范畴。中医学认为本病为跌打扭挫或金枪锐器损伤肾体、肾脉，致血络瘀阻、血溢脉外而发病。

12. 肾损伤的中医学辨证论治

对于轻度及部分中度肾损伤，表现为局部肿痛为主的病人，证属气滞血瘀，治宜活血化瘀，方选桃红四物汤加减。若并见血尿，则酌加大小蓟、白茅根、仙鹤草等凉血止血之品；若合并局部炎症或感染，治宜清热解毒、利湿祛瘀，方选五味消毒饮加减；中成药可予云南白药口服，局部外敷双柏散。对于合并有大出血的中重度损伤，证属气血两虚，治宜补气摄血，佐以活血化瘀，方选独参汤、补中益气汤或八珍汤加减，中成药可选人参注射液、参脉注射液或参附注射液等益气固脱。

13. 肾损伤术前准备

（1）术前给予患者心理指导：调整心态，缓解其恐惧心理，用成功案例树立其信心，积极面对手术。

（2）指导患者配合完善相关的术前检查及各项血液、体液标本收集。

（3）完善对侧肾脏检查（如静脉肾盂造影、放射性同位素检查）。

（4）配合做好术中用血的准备。

（5）手术区域皮肤准备，建立1~2条静脉通道，禁饮禁食。

（6）术前做好个人卫生（洗头、洗澡或擦身、剪指甲等），更换好病人服。

14. 肾损伤术后的注意事项

（1）一般情况：术后密切监测生命体征（血压、呼吸、脉搏、体温、意识等变化）；心电监护稳定后6小时可撤除，另外需保持床单位整洁、皮肤清洁，以利于病情的早日康复。

（2）**饮食**：术后暂禁食，若口渴，可用棉签蘸水湿润嘴唇；术后第1天待胃肠功能恢复后，方可进食，由流质饮食如粥水过渡到半流质如面条、粉条，再过渡到正常饮食，少量多餐。

（3）**体位和活动**：肾全切除术后6小时内卧床休息，6小时后病情允许下，患者可采取患侧卧位和半卧位以减轻腹胀，有助于伤口引流和机体的恢复，术后24～48小时后鼓励下床轻微活动；肾修复术和肾部分切除术需要绝对卧床休息3～7天，以平卧位为主，鼓励肢体主动运动，健侧卧位与平卧位交替；合并骨盆骨折患者术后卧床6~8周。

（4）**伤口及引流管的护理**：观察伤口有无渗血渗液等情况，发现敷料渗湿应及时告知医师进行更换；观察并记录引流液的情况如颜色、性质、量和气味等，如有异常及时告知医师。保持各管道的固定通畅，避免折叠、扭曲等，定期更换引流袋；肾周引流管一般留置3～5天，尿管根据引流液的情况，一般留置1～2天。

15. 肾损伤术后常见的并发症

（1）**感染**：切口感染是肾脏手术后常见的并发症，查切口局部可有红、肿、热、痛，伴有体温升高、脉搏细速、血白细胞增多等；若感染位置较深，局部肿胀、压痛不明显或仅有轻度发红。

（2）**继发性出血**：表现为引流管内引流鲜血或较浓的血性液体，且量多，严重者可引起血压下降、脉搏快，血红蛋白和血细胞比容下降，伤口敷料被血渗透等。

（3）**消化道瘘**：如十二指肠瘘、结肠瘘、胰瘘等，可表现为继发感染、组织坏死、营养不良和水电解质平衡失调。

（4）**伤口麻木或疼痛**：因手术中神经的牵拉或受损，术后可出现腰

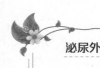

部、下腹部及下肢皮肤麻木或灼痛等。

16. 选择性肾动脉栓塞术

　　选择性肾动脉栓塞术是介入治疗的一种。通常是指在患者大腿根部的股动脉进行穿刺，经股动脉逆行插管至肾动脉，行伤肾选择性肾动脉造影，显示伤肾动脉分支及出血部位，医生予出血血管的主干道用栓塞剂堵塞的一种治疗方式。应用选择性肾动脉栓塞术可降低肾损伤的开放性手术率及肾切除率。

17. 肾动脉栓塞术术前准备

　　（1）消除紧张、恐惧心理，保证充足睡眠，以良好的心态接受治疗。

　　（2）介入手术前1～2天进食易消化少渣食物，以防止术后便结而用力排便导致穿刺处出血。术前禁食、禁水4～6小时，以防术中呕吐，但不禁药。

　　（3）穿刺部位备皮，双侧腹股沟及会阴部，病情允许者可沐浴，更换病人服。

　　（4）提前在床上练习大便、小便，以适应术后卧床需要及肢体制动。

　　（5）遵医嘱做普鲁卡因及碘过敏试验、出凝血时间、肝肾功能、胸片等术前检查。

　　（6）检查双侧足背动脉搏动情况并标记，以便与术中、术后对照观察。

18. 肾动脉栓塞术术后注意事项

　　（1）监测生命体征，观察穿刺部位并发症，如有无出血、血肿、血管栓塞及感染等。

　　（2）观察足背动脉搏动、肢体皮肤颜色与温度、感觉与运动功能有无变化。

（3）穿刺部位弹力绷带加压压迫6小时。穿刺肢体制动12小时，平卧24小时，卧床期间做好生活护理。

（4）尽早进食，鼓励其多饮水勤排尿，尽快将造影剂排出。

（5）做好心理护理，给予心理开导，让病人保持良好心态。

（6）3个月后行静脉尿路造影检查，观察伤肾的功能及形态。

19. 肾损伤患者出院后的注意事项

（1）**饮食**：多食高蛋白、高热量、富含维生素、高纤维、易消化的食物，多饮水，忌辛辣刺激饮食，保持大便通畅。

（2）**活动**：适当活动，避免劳累，肾修复术、肾部分切除患者出院3个月内避免剧烈运动和重体力劳动，避免增加腹压的因素，预防外力冲击伤。

（3）**自我监测**：指导患者注意观察小便情况（如尿液的颜色、性质及量），若有异常及时就诊。

（4）**用药指导**：肾切除患者应注意保护健侧肾脏，尽量不要使用对肾脏有损害的药物，应当在医生指导下用药，以免造成健侧肾功能的损害。

（5）**复查**：定期复查肾功能、尿常规、B超、CT等。

20. 肾损伤患者的中医辨证饮食指导

（1）羊骨粥

【材料】羊骨200g，大米100g，大枣5颗，生姜10g，盐、香菜、料酒各适量。

【做法】先将羊骨用料酒用水焯出血水，再将洗净的大米与之一起大火煮15分钟，接着加入大枣、生姜继续大火煮10分钟后转小火，文火煮至大米烂开、汤黏稠，撒入香菜、食盐即可。

【功效】强体壮骨，温肾止泻。

【注意事项】外感咽痛、燥热烦渴者慎服。

256

（2）玉米须水（图8-1）

【材料】玉米须30g，清水500mL。

【方法】将500mL的清水煮沸，然后加入洗干净的玉米须煮至水色金黄即可，可根据个人口味加入蜂蜜调味。

【功效】利尿消肿，对降血脂、降血压、降血糖等有一定作用。

【注意事项】空腹不宜服用，不宜过量服用。

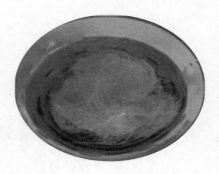

图8-1 玉米须水

（3）薏苡仁鲫鱼汤（图8-2）

【材料】鲫鱼500g，薏苡仁100g，生姜30g，葱段少许，食盐少许，黑胡椒少许，植物油适量。

【方法】先将鲫鱼洗净滤干备用，薏米洗净提前温水浸泡2小时备用，平底锅放油将鲫鱼煎至两面金黄，移入砂锅，加入足够的水、葱段、生姜煮10分钟，

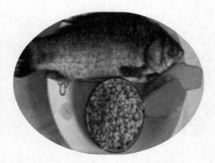

图8-2 薏苡仁鲫鱼汤

再加入泡好的薏米，大火烧开后转中火直至汤变白，调成小火煲40分钟，出锅前依个人喜好加入食盐和黑胡椒即可。

【功效】温中理气，健脾益胃，通经消肿，利水除湿。

【注意事项】腹泻脱水后的津伤便秘、大便干结、孕妇及滑精者慎用。

（姚金飞 黄亚兰 周春姣）

第二 压力性尿失禁

1. 压力性尿失禁定义

压力性尿失禁是指咳嗽、打喷嚏、大笑、提重物、下蹲、剧烈动力运动等腹压增高时出现不自主的尿液自尿道外口渗漏。此病多发于女性，高发于经产妇和高龄女性，青少年少见。偶发尿失禁不应视为病态，只有频繁发作的尿失禁才是病理现象。

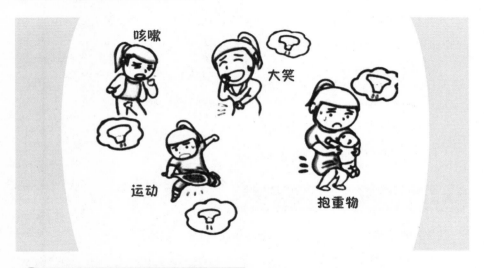

2. 压力性尿失禁的发病原因

压力性尿失禁分为两型：解剖性压力性尿失禁和尿道内括约肌障碍型压力性尿失禁。尿道内括约肌障碍型压力性尿失禁很少见，为先天性或原因不明。解剖性压力性尿失禁为盆底组织松弛引起，常见原因有：

（1）妊娠与阴道分娩：妊娠和分娩过程中造成盆底组织松弛是压力性尿失禁的主要病因。

（2）尿道/阴道手术：阴道前后壁修补术等均可破坏尿道膀胱正常解剖。

（3）功能障碍：绝经后妇女由于雌激素减退，而使尿道及周围盆底肌肉萎缩，因而尿失禁。绝经前发病往往由于营养不良、体质虚弱，致尿道膀胱颈部肌肉及筋膜萎缩而尿失禁。

（4）**盆腔肿物**：当盆腔内有巨大肿物致腹压增加，容易引起尿失禁。

（5）**体重**：文献报道压力性尿失禁的发生与患者的体重指数的增高有关。

（6）**周期性压力性尿失禁**：在月经后半期的压力性尿失禁症状更明显，可能与黄体酮使尿道松弛有关。

3. 压力性尿失禁的临床症状

（1）漏尿是在咳嗽、打喷嚏、大笑、提重物、下蹲、剧烈运动时，引起腹压增大导致尿液由尿道口不由自主流出。

（2）根据尿失禁的程度，可以将本病分为：

Ⅰ度：咳嗽、打喷嚏、搬重物等腹压增高时出现尿失禁。

Ⅱ度：站立、行走时出现尿失禁。

Ⅲ度：直立或卧位时均有尿失禁。

4. 压力性尿失禁的相关检查

（1）**体格检查**：主要包括一般性体格检查，如体重。

（2）**排尿日记**：包括每次排尿时间、尿量、饮水时间、饮水量、伴随症状和尿失禁时间。

（3）**棉签试验**：即 Q—tip 试验，也叫尿道棉签抬高试验。

（4）**尿垫试验**：常用 1 小时尿垫试验，预备在会阴放置经称重的干燥尿垫；被试者在主观抑制排尿的前提下，通过进行某些特定的运动后出现的尿液漏出而造成的尿垫重量增加，最后将尿垫称重，以此评估尿失禁的程度。

（5）**尿流动力学检测**：检测尿道压力、尿流率、膀胱收缩力、腹压漏尿点等。

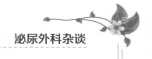

（6）其他检查：膀胱尿道造影、膀胱镜检查（必要时）。

5. 压力性尿失禁常见的治疗方法

（1）保守治疗

1）盆底肌肉锻炼

①盆底肌肉康复训练：身体主动锻炼，通过反复、自主地进行盆底肌肉群收缩和舒张，增大盆底肌张力、增加尿道阻力、恢复松弛的盆底肌，以达到预防和治疗女性尿失禁和生殖器官脱垂的目的。具体方法为持续收缩盆底肌（提肛运动）2~6秒，松弛休息2~6秒，如此反复10~15次。每天训练3~8次，持续8周以上或更长时间。

②生物反馈治疗：通过生物反馈装置、电刺激和阴道锥等锻炼骨盆底肌肉的方法。

2）药物治疗：雌激素治疗在给药形式、剂量和途径等方面尚存在争议，仍需大量临床研究评估其疗效和安全性。度洛西汀是一种选择性5-羟色胺和去甲肾上腺素再摄取抑制剂，其可作用于神经中枢从而导致膀胱容量增加并增强尿道括约肌收缩，从而改善尿失禁症状。

3）激光治疗：可以减少并发症的发生。

（2）手术治疗

尿道中段悬吊术：包括经阴道无张力尿道中段悬吊术（TVT）和由内向外无张力尿道中段吊带术（TVT-O）术式。

6. 压力性尿失禁术前准备

（1）术前放松心情。

（2）保持会阴清洁，术前3天用1∶5 000高锰酸钾溶液坐浴，并常规碘伏棉球擦洗阴道。

（3）多饮水，勤排尿，预防泌尿系感染。

7. 压力性尿失禁术后的注意事项

（1）术后应观察切口有无出血和血肿，若无出血6小时后取出纱条，若出血较多可将纱条放置24小时后取出。

（2）尿管护理，观察尿液性质、量和色泽情况，保持尿道口清洁，留置尿管期间，每日可用0.1％碘伏擦洗尿道口2次，防止感染，术后24小时即可拔出尿管。

（3）关注排尿情况，拔管当日患者常规行B超测残余尿，以残余尿小于50mL为正常。

（4）保持会阴清洁，指导多饮水，每日饮水量达1500～2000mL。

（5）术后1个月禁止盆浴和性生活。

（6）保持心情舒畅，可听轻音乐。

（7）饮食宜清淡易消化之品。无糖尿病史患者可进食香蕉、火龙果等新鲜蔬菜水果，保持大便通畅。

8. 压力性尿失禁术后并发症

（1）感染。观察尿液有无絮状物，有无发热，拔出导尿管后有无尿频数、尿急迫、尿痛等情况。

（2）排尿困难。拔出尿管后排尿不畅，残余尿多。

（3）大腿内侧不适感。

（4）出血和血肿。会阴部伤口渗血明显，甚至出现血肿。

（5）尿失禁。由于吊带悬吊位置不到位引起效果不佳，需重行二次手术，配合行为训练。

9. 压力性尿失禁的中医病因病机

中医学认为压力性尿失禁属于尿失禁范畴，在中医学发展史中，在

"遗溺""遗尿""淋证"等方面有对本病的论述。如《素问·宣明五气论》记载："五气所病，膀胱不利为癃，不约为遗溺。"《素问·咳论》云："膀胱咳状，咳则遗溺。"中医学认为尿失禁的病机大多是心、脾两虚，也有肺、肾两虚。久病多产，耗伤肾气，不能固摄膀胱所致；肾气不足，气化异常，固摄无权，膀胱开合失度；生产、外伤损伤经筋，膀胱不能固摄所致。

⑩ 压力性尿失禁的中医学辨证论治

中医学对于压力性尿失禁的治疗，主要有中药、针刺、推拿、艾灸、穴位贴敷、耳穴压豆等。其中中药和针灸疗法治疗女性压力性尿失禁具有良好的疗效，是临床上治疗女性压力性尿失禁较为理想的方法。中药治疗尿失禁确有疗效，治疗则多以益气健脾、补肾固虚、收敛固涩为法，用之多效，处方多以补中益气汤加减，以补气升阳、益气利水，并结合具体辨证加减，常见的证型及辨证加减如下。

（1）肾气亏虚型

证候特点：多见小便频数色白，滴沥不净，咳嗽、大笑时自动溢出乏力疲劳，腰膝酸软，形寒肢冷，白带无味，舌淡苔白，脉虚。

治法：固肾缩尿，托气升阳。

常用方剂：桑螵蛸散加减。

（2）气血亏虚型

证候特点：小便失禁，或咳嗽时，或矢气时，甚则站立而尿液不禁自出，气短声低，体倦乏力，面色萎黄，头晕，健忘，舌淡红苔薄白，脉虚无力。

治法：益气养血，收敛固涩。

常用方剂：八珍汤加减。

（3）湿热下注型

证候特点：小便频数色黄，滴沥不净，咳嗽等腹部压力增高时自动溢出，肢体困重，肢热或汗，带下黄臭，舌红苔黄，脉滑。

治法：化湿清热，行气降浊。

常用方剂：八正散加减。

11. 压力性尿失禁的中医食疗方

（1）莲子芡实鸡汤（图8-3）

【材料】莲子、芡实各50g，党参、白术、干姜各15g，鸡半只。

【做法】将莲子、芡实、党参、白术、干姜洗净，鸡洗净，一同放入锅内，加入适量水，武火煮开后，调入适量食盐，改用文火继续煮1小时，即成。

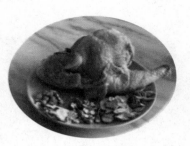

图8-3 莲子芡实鸡汤

【功效】补肾固涩，适用于肾气亏虚型患者。

【注意事项】素有小便热赤者禁用。

（2）红参茶（图8-4）

【材料】红参5~10g，白开水适量。

【做法】将红参置于杯中，热水泡5分钟，即可。

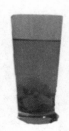

【功效】补气固脱，适用于气血亏虚型患者。

图8-4 红参茶

【注意事项】凡气滞、烦躁口渴者慎用或禁用。

（3）薏苡芡实瘦肉汤（图8-5）

【材料】薏苡仁50g，芡实50g，瘦肉100g。

【做法】将薏苡仁及芡实洗净，瘦肉洗净，一同放入锅内，加入适量水，武火煮开后，调入适量食盐，改用文火继续煮1小时，

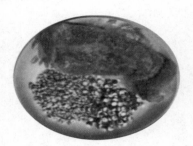

图8-5 薏苡芡实瘦肉汤

即成。

【功效】清热除湿通络，适用于湿热下注型患者。

【注意事项】阴虚口干者禁用。

12. 压力性尿失禁的预防

（1）**良好的心态**：要有乐观、豁达的心情，以积极平和的心态，笑对生活和工作中的成功、失败、压力和烦恼，学会自己调节心境和情绪。

（2）**防止尿道感染**：保持会阴清洁，勤换内裤，养成大小便后由前往后擦手纸的习惯，避免尿道口感染。性生活前，夫妻先用温开水洗净外阴，性交后女方立即排空尿液，清洗外阴。若性交后发生尿痛、尿频，可服抗尿路感染药物3~5天，在炎症初期快速治愈。

（3）**有规律的性生活**：研究证明，更年期绝经后的妇女继续保持有规律的性生活，能明显延缓卵巢合成雌激素功能的生理性退变，降低压力性尿失禁发生率，同时可防止其他老年性疾病，提高健康水平。

（4）**坚持盆底肌肉训练**：连续10~12周为1疗程，持续2~3个疗程。

（5）**术后随访**：术后6周内至少进行一次随访，复查尿流率及B超残余尿测定。

（杨丽明　吴小丹　周春姣）

第三　神经源性膀胱

264

1. 神经源性膀胱定义

神经源性膀胱（neurogenicbladder，NB）是由于神经控制机制紊乱而导致的下尿路功能障碍，一般需有明确的神经损伤的病因才能诊断。其临床症状根据神经病变程度和部位的不同，通常有不同的临床表现。此外，神经源性膀胱可引起多种并发症，最严重的是上尿路功能的损害而导致的肾衰竭。

2. 神经源性膀胱的病因

（1）中枢神经系统损伤：包括各种原因导致脊髓损伤（SCI）、脑血管意外、多系统萎缩、多发性硬化症、颅脑肿瘤、基底节病变、椎间盘病变及椎管狭窄等。

（2）周围神经病变：包括糖尿病、卟啉病、结节病、酗酒和药物滥用，其中以糖尿病引起的周围神经病变最为常见。

（3）感染性疾病：包括带状疱疹、急性多发性神经根炎、脊髓灰质炎、梅毒及结核病。

（4）医源性因素：根治性盆腔手术和脊柱手术。

（5）其他因素：包括重症肌无力、系统性红斑狼疮及家族性淀粉样变性多发性神经病变。

3. 神经源性膀胱的症状

（1）储尿期症状：尿频尿急、尿失禁、夜尿、遗尿等。

（2）排尿期症状：尿痛、排尿困难、膀胱排空不全、尿潴留等。

（3）排尿后症状：尿后滴沥。

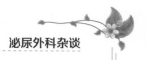

4. 神经源性膀胱的诊断

（1）病史

1）代谢性疾病病史如糖尿病及是否合并糖尿病周围神经病变。

2）先天或遗传性疾病如先天性脊柱裂、脊髓膨出等。

3）外伤史，特别是脊柱损伤史。

4）既往用药史、盆底手术史。

5）其他还包括尿路感染史、女性月经及婚育史等。

（2）症状

1）下尿路症状（LUTS）。

2）膀胱感觉异常。

3）性功能障碍。

4）肠道症状，如便意频繁、便秘或失禁、直肠感觉异常等。

5）肢体感觉和运动障碍等。

（3）体格检查

1）一般体格检查。

2）泌尿生殖系统检查，了解肛门括约肌张力，女性应注意是否合并盆腔脏器脱垂。

3）神经系统检查。

（4）实验室检查

实验室检查主要包括尿常规、肾功能，了解是否存在泌尿系统感染和上尿路情况。

（5）影像学检查

影像学检查包括超声、泌尿系平片、IVP、CT、MR等了解泌尿系形态和脊柱形态等。

（6）膀胱镜检查

膀胱镜检查对明确膀胱尿道的解剖性异常结构具有诊断价值，长期留

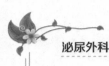

置尿管或膀胱造瘘的患者应考虑定期行此项检查以排除膀胱肿瘤。

（7）尿流动力学检查

尿流动力学检查能对下尿路功能状态进行客观定量的评估。

5. 神经源性膀胱的治疗目标

（1）保护上尿路，挽救生命。

（2）控尿。

（3）恢复下尿路功能。

（4）防治泌尿外科并发症，如感染、结石、肾功能不全等。

（5）改善生活质量。

6. 神经源性膀胱的治疗方法

（1）非手术治疗

定时排空膀胱、控制液体摄入量和避免尿路感染是治疗成功的先决条件，非手术治疗方法很多。

1）反射性排尿。

2）挤压排尿。

3）如厕训练。

4）间歇导尿。

5）经尿道留置尿管。

6）耻骨上膀胱造口。

7）外用集尿器。

8）膀胱松弛药。

9）骶神经调节。

10）膀胱腔内电刺激。

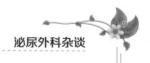

（2）手术治疗

1）骶神经调节。

2）降低流出道阻力，改善膀胱排空的手术。

3）去神经支配治疗反射性尿失禁的手术。

4）尿道括约肌功能不全导致压力性尿失禁的手术。

5）肠道膀胱扩大术。

6）可控性尿流改道。

7）非可控性改道。

7. 神经源性膀胱的中医辨证论治

治疗神经源性膀胱的方法有中药、腹针、灸法、热熨、电针等。在多种中医治疗方法中，针刺治疗取穴精准、操作简便、经济实惠、疗效显著，患者易于接受，临床应用较广泛。针刺通过通调下焦气机、调畅膀胱气化功能而达启闭之效。在选穴上，根据"经脉所通，主治所及"的循经取穴，临床上常选择督脉及足太阳膀胱经上穴位，如八髎、会阴、长强、肾俞、膀胱俞等穴。而根据远近取穴及表里配穴、俞募穴配合应用等原则，常配以任脉及足少阴肾经穴位，如气海、关元、足三里、三阴交等。

8. 神经源性膀胱患者的随访

神经源性膀胱必须定期随访，最低要求每年随访1次，包括询问病史、体格检查、影像学、实验室检查和尿流动力学测试，以便早期发现危险因素和并发症。

9. 神经源性膀胱患者的中医辨证饮食指导

（1）莲子芡实山药粥（图8-6）

【材料】大米50g，莲子10颗，芡实1把，山药100g，百合少量。

268

【做法】芡实、莲子和大米淘洗干净，用清水浸泡两个小时（或洗净后直接煮）；山药去皮切小块，用水浸泡备用。将泡好的食材倒入锅中，加入山药和百合，煮两小时即可。

【功效】补中益气。

（2）红枣枸杞白鸽汤（图8-7）

【材料】鸽子1只，当归3～4片，党参几小条，红枣2～3颗，枸杞子约10粒，桂圆干一小把。

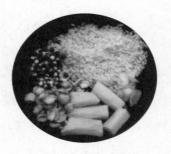

图8-6 莲子芡实山药粥

【做法】把鸽子洗净切成块，铁锅置火上放入水，加姜片、葱、料酒，鸽子放入锅中煮去血水；取砂锅放入鸽子、红枣、党参、枸杞子、当归、桂圆，加入清水浸没食材，小火慢慢煲约1.5小时，加盐调味即可，喝汤吃肉。

【功效】补肾化气利尿。

【注意事项】阳亢烦躁，外感咽痛者慎用。

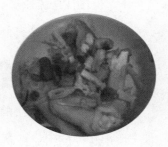

图8-7 红枣枸杞白鸽汤

（3）绿豆冬瓜汤（图8-8）

【材料】绿豆100g，冬瓜500g。

【做法】将绿豆用凉水浸泡2小时，冬瓜切块，放入2片生姜加水煮沸，改用文火继续煲至熟烂为度。食用时除去姜，加入盐调味。

【功效】清利湿热。

【注意事项】口干口渴，阴虚津亏者慎用。

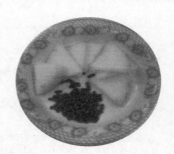

图8-8 绿豆冬瓜汤

（4）玫瑰花茶（图8-9）

【材料】玫瑰花10g。

【做法】玫瑰花茶加入瓷器/陶器杯中，水

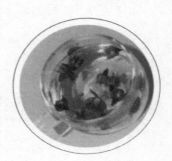

图8-9 玫瑰花茶

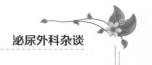

温控制在80℃以内，适当加入的蜂蜜，可以增加花茶的香味。

【功效】疏肝行气。

10. 神经源性膀胱的预防

积极治疗原发疾病，控制血糖，早期诊断、早期治疗是提高治疗成功的关键，同时可尽量避免或延缓疾病的进展。

（刘雪花　杨艳婷　杨丽明　刘明）

270

第四　泌尿系感染

1. 泌尿系感染定义

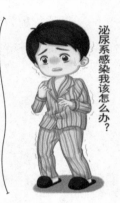

泌尿系感染又称为尿路感染，是发生在泌尿系统任何部位（肾脏、输尿管、膀胱、尿道）的感染，感染部位不同对应不同疾病名称。肾盂肾炎、输尿管炎称为上尿路感染，膀胱炎、尿道炎称为下尿路感染。上尿路感染容易并发下尿路感染，而下尿路感染可以单独存在。尿路感染在感染性疾病中的发病率仅次于呼吸道感染，发病率很高。

2. 泌尿系感染的诱发因素

目前认为，病原微生物是引起泌尿系感染的重要病原生物条件，其中，最常见的细菌来自肠道，以革兰阴性杆菌为主。由于泌尿系的解剖生理特点，正常情况下，致病菌不易停留、繁殖，故不易引起感染。一旦泌尿系发生病理改变，破坏了感染的防御功能，致病菌就会诱发感染。诱发感染的因素主要有以下四个方面：

（1）**机体抵抗力降低**：如糖尿病、妊娠贫血、慢性肝病、慢性肾病、营养不良、肿瘤及先天性免疫缺陷或长期应用免疫抑制剂治疗等。

（2）**梗阻因素**：如先天性泌尿生殖系异常、结石、肿瘤、狭窄、前列腺增生或神经源性膀胱等导致尿液引流不畅，尿液滞留，尿路和生殖道上皮防御细菌的能力减弱。

（3）**医源性因素**：如留置造瘘管、导尿管、尿道扩张、前列腺穿刺活检、膀胱镜检查等操作，因为擦伤黏膜，从而容易带入致病菌而诱发或扩散感染。

（4）解剖生理因素：女性尿道较短，容易引起上行感染，特别是在女性的经期、更年期及性交时更容易发生。女性在妊娠时期，因内分泌和机械性因素导致输尿管口松弛、扩张，排尿时，尿液排出比较慢，容易引发上行感染。如果尿道口畸形、尿道口附近有感染病灶，比如尿道旁腺炎、阴道炎也是诱发因素。

3. 泌尿系感染的症状

泌尿系感染由于感染的位置、感染的程度不同，引起的症状也不一样，常见的膀胱、尿道感染的患者会有尿频、尿急、尿痛、下腹疼痛和尿道口排出分泌物等症状；肾脏的感染，患者会有腰痛、发热、寒战等症状。尿路感染严重时，细菌可能扩散到全身，造成脓毒血症。相反，有些尿路感染，患者完全没有任何症状，仅仅在尿液检查中发现泌尿系感染。尿频、尿急、排尿疼痛、血尿、肋脊角压痛等为泌尿系感染的主要症状。

4. 泌尿系感染的检查

（1）尿液常规检查，主要是看尿液内是否有炎症细胞。

（2）尿液细菌培养。

（3）男性的前列腺液或女性的阴道分泌物检查，用于鉴别造成感染的微生物的种类及其对抗生素药物的敏感程度。

（4）血液检查，如有发热、寒战等症状，需要进行验血。

（5）其他，如X线，超声波、内镜检查、血液生化、免疫功能检验，则依据病

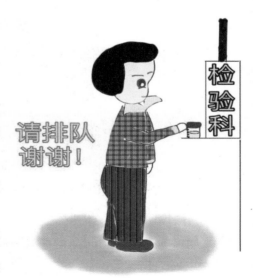

情的需要再进行选择。

272

5. 泌尿系感染的途径

泌尿系感染主要有4种感染途径，其中，上行感染和血行感染最常见。

（1）上行感染：致病菌从尿道进入膀胱，沿着输尿管腔内上行播散到肾。下尿路感染的病例中，约有50%可能会引起上尿路感染，因为膀胱黏膜水肿，引起膀胱输尿管交界处的功能发生变化，因此容易出现尿液反流的情况，当这种情况发生时，致病菌就可以随尿液直接到达肾。当输尿管的正常蠕动受到阻碍时，或者具有特殊黏附力的细菌时，就更容易引起上行感染。此类感染常好发于妇女新婚期、婴幼儿及尿路梗阻的病人。大肠埃希菌是主要致病菌。

（2）血行感染：血行感染不常发生，在机体免疫功能减弱时，或在特殊因素促发下，比如皮肤出现了疖、痈、扁桃体炎、中耳炎、龋齿等这些情况，感染性病灶内的细菌可直接由血行传播至泌尿生殖器官，常见为肾皮质感染。金黄色葡萄球菌为主要致病菌。

（3）淋巴感染：致病菌从邻近器官的病灶经淋巴管传播至泌尿生殖系器官，如肠道的严重感染或腹膜后脓肿等，是较少见的一种感染途径。

（4）直接感染：由于邻近器官的感染直接蔓延所致，如阑尾脓肿、盆腔化脓性炎症或外来的感染，致病菌经肾区瘘管和异物的感染等。

6. 下尿路感染的临床表现

下尿路感染包括细菌性尿道炎和膀胱炎，其临床表现为尿急、尿频和排尿疼痛等膀胱刺激症状。部分患者尿道口可出现分泌物增多，尿液中出现白色絮状物、小血块或镜下血尿。

（1）急性膀胱炎：患者出现尿频、尿急，严重者患者几分钟就想排一次尿，但每次尿量不多，总有尿不净的感觉，并伴有小腹胀痛。

（2）尿道炎：患者可出现排尿时尿道有烧灼感、排尿疼痛、尿道刺痒或尿道口有分泌物等症状。因病变仅局限在尿道，故尿道炎患者很少有膀胱刺激症状。

需要注意的是，下尿路感染的特点是几乎不产生高热等全身症状，除非合并其他附属性腺的感染。

7. 急性肾盂肾炎的临床表现及治疗方法

（1）**膀胱刺激症状**：排尿急迫感、排尿次数过多、排尿疼痛等，腰部不适或疼痛，肾区及肋脊角有叩击痛。

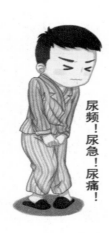

（2）**全身症状**：包括高热、寒战、头痛及全身不适感等。

（3）**尿常规检查**：可见细菌培养阳性及白细胞增高，血常规检查则白细胞总数和嗜中性粒细胞增高。

急性肾盂肾炎的治疗主要包括全身支持治疗和抗生素治疗，通常患者经过有效抗生素治疗后都能获得治愈。由于急性肾盂肾炎是一种高危性感染疾病，一旦发现高热、寒战伴尿频尿急时，应及时到正规医院就诊。

8. 泌尿系感染的治疗

泌尿系感染多采用中医治疗和西医治疗相结合的方法。

西医治疗：泌尿系感染可由单一细菌引起，也可合并多种细菌感染。对于已经出现尿路感染症状的患者，首先施行经验性抗菌药物治疗，并根据药敏试验及时调整用药。对于存在复杂性尿路感染者及时针对病变部位或引起感染的病因实施相应的治疗。急性膀胱炎在短期可治愈；复杂性尿路感染病情难愈；如果急性肾盂肾炎患者诊治及时，预后多数是良好的。

合理用药、全程治疗是抗生素使用原则，避免发展为尿源性脓毒血症。

中医治疗：本病属中医学"淋证"范围，根据"实则清利，虚则补益"的原则，可分别采用清热利湿通淋、健脾益气，佐清热利湿、利气疏导等法治之。另外可采用针灸、敷贴、熏蒸、推拿等中医外治法来改善临床症状，提高临床疗效，减少病情复发。

9. 泌尿系感染的中医辨证论治

中医学认为，泌尿系感染属于"淋证""热淋"的范畴。本病以湿热为主，病位在膀胱和肾，且与肝脾等有关。其病机主要是湿热蕴结下焦，壅塞气机，导致膀胱气化不利，若病延日久，湿热亦可熏蒸于肾，耗伤肾之气阴，故临床上既有排尿次数过多、排尿急迫、排尿疼痛等湿热标实之候，又有腰酸、腰痛、乏力等肾虚本虚之证。病初多温热为患，正气尚未亏虚不足，多为邪实之证；久病则湿热伤正，由肾及脾，导致脾肾两虚，而由实转虚；如邪气未清除干净，而正气已伤，或虚体受邪，则表现为虚实夹杂之证，且常见阴虚夹湿热、气虚夹水湿等。

10. 新婚女性易患下尿路感染

女性阴道及尿道口紧邻肛门，另外，女性的尿道又短又宽，这些解剖学上的特点决定了女性更容易发生尿路感染。在正常情况下，女性雌激素具有刺激阴道黏膜上皮细胞更新、修复和增殖的作用，以便清除细菌。但这种良好生理环境可能被性交和杀精子的避孕药物所破坏。

目前认为，新婚女性容易发生下尿路感染的因素如下：

（1）新婚期房事活动过于频繁，特别是强烈或粗暴的性活动易导致尿道黏膜充血，增加了下尿路感染的风险性。

（2）性交后女性赖床不起或延迟排尿，也增加了致病菌侵入的风险。

（3）由于女性特殊的生理特点，尿道短直，尿道内腔较大，外口与阴道、肛门邻近，容易被大肠杆菌污染。再加上女性外生殖器的多皱襞，使性活动中阴道分泌的大量黏液携大肠杆菌覆盖在尿道外口，这种情况下如不注意有效清洗外阴和及时排尿，就为细菌的侵入打开了方便之门，进而引起急性细菌性下尿路感染。

（4）由于新婚期性生活比较频繁，如不注意休息和增加营养，身体抵抗力就会下降，防御与清除细菌的自身免疫力降低。

（5）男性如有包皮过长或包茎，其包皮内是细菌存留与繁殖的地方，如果不清洗就过性生活，不但可能会引起女性泌尿系统感染，也可能会导致新婚女性宫颈糜烂或炎症。

11. 新婚女性下尿路感染的预防

对于新婚女性来说，发生下尿路感染是很常见的现象。因此，新婚夫妇需要特别关注如何预防新婚期女性泌尿系统感染的问题。

（1）首先要注意保持性生活的卫生，即每次性生活前，男女双方都需要清洗外生殖器、外阴部。

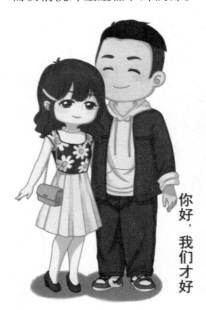

你好，我们才好

（2）性生活结束后，女方最好排尿一次，但需要注意不可过于用力，以防尿液反流，当过于用力时，尿液流速太快，容易引起反流，会将细菌从尿道口周围带入到尿道内，从而进入膀胱，引发尿路感染。像吹肥皂泡那样张弛自然，才是正确的排尿方法，才能有效冲洗尿道。

（3）性生活结束后，再清洗一次外阴部是男女双方都应该要做的事情。

（4）当过分疲劳或患病致机体免疫力下降时，应避免过性生活。

276

（5）对于有包皮过长或有包茎者的男子，应尽早做包皮环切手术，因为包皮垢易积存于包皮与阴茎头之间，在性生活时，容易把包皮垢带入女方的生殖器和尿道口，引起女方的尿路感染。

（6）要养成良好的生活习惯，多喝水勤排尿，勿憋尿，排尿会冲刷存在于尿道的一部分细菌，可预防泌尿系统感染。

（7）平时注意加强体育锻炼，增强体质，保证足够营养，睡眠充足，劳逸集合，强身健体是预防泌尿系统感染的重要措施。

12. 老年性泌尿系感染

据统计，老年人发生泌尿系统感染的风险明显高于年轻人，其主要原因有以下几个方面：

（1）老年人身体免疫力明显降低，抵抗细菌侵袭和清除致病细菌的免疫能力下降。

（2）老年男性因前列腺增大常伴有排尿困难或尿残留，增加了细菌的滞留与繁殖机会；由于雌激素的水平明显降低，盆底功能出现障碍，或因逼尿肌功能减弱和腹壁肌肉松弛，使老年女性膀胱排尿异常或不畅，也会导致细菌滞留与繁殖。

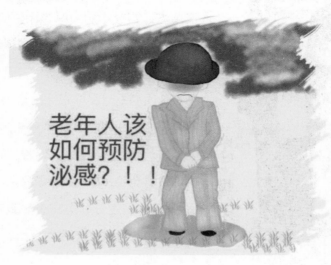

（3）部分老年人排尿次数多、排尿急迫感、脓尿等尿路感染症状不明显，有的甚至没有症状，因此泌尿系感染不被重视，从而出现漏诊，有些病人直至出现肾功能不全时才被发现。

（4）老年人发生尿路感染后治疗较为困难，主要是许多老年患者不能祛除感染的病因，如前列腺增生症、尿潴留、脑卒中引起的神经源性膀胱、接触抗菌药物较多，出现对多种抗生素的耐药性，加上自身免疫能力低下等，而这些都是造成老年患者尿路感染或反复发作的主要原因。

13. 老年人性泌尿系统感染的预防

（1）定期检查：对于慢性复发性尿路感染患者，应做前列腺超声检查，重点检查前列腺大小、有无残余尿及有无尿潴留。

（2）针对检查时已经发现有细菌尿的老年人，即使无症状，也应认真对待，积极治疗。选用敏感抗生素是能彻底治愈的重要方法，疗程最好不少于1周，剂量合理，告知患者多喝水。当患者使用抗生素药物治疗后效果不理想时，建议去做全面的检查，这样可以及时发现引起尿路梗阻的因素，可以及时去除。

（3）注意休息，不要劳累，避免受凉感冒等。

（4）平时应该积极参加户外活动，提高自身机体的防御能力。

14. 避免长期留置导尿管患者的尿路感染

对于患有神经源性膀胱、高危高龄膀胱出口梗阻的尿潴留患者，通常需要长期或暂时留置导尿管，以排空膀胱尿液，减少对肾脏功能的损害。尿液潴留、膀胱不能排空及反复插管导尿等操作都会增加长期留置导尿患者尿路感染的风险性。为了降低长期或反复导尿造成尿路感染的风险，应做到：

（1）选择具有长效抗菌材料涂层的尿管，可减少尿道感染的发生率。

（2）对反复、间歇、自家导尿的尿潴留患者应严格按照无菌操作方法进行自家导尿，若插入导尿管有困难，最好由社区医院的专业医护人员来留置为宜。

（3）留置导尿管的患者要注意保持尿管与尿袋的密闭性，减少与外界空气接触并保持导尿管引流通畅。

（4）长期留置导尿管的患者白天要每两小时开放一次导尿管并排空尿液，夜间可全程开放以免影响睡眠。

（5）每日清洁尿道口周围区域和导管表面，沐浴或擦身时不应把导尿管浸入水中，保持导尿管及尿袋低于膀胱水平，原则上不建议经常使用抗生素来预防尿路感染，以防增加病菌的抗药性。

15. 复发性尿路感染

第一次感染的2周到6个月内，发生2次或2次以上的尿路感染者，称为复发性尿路感染。据统计，有过尿路感染史的患者中，有82%的概率会再次发生尿路感染。意思就是说，如果患者发生尿路感染的次数越多，其复发率也就越高。

复发性尿路感染患者需要到专科医院做系统检查，因为导致尿路感染的发生有许多病因，如糖尿病、免疫缺陷疾病、尿路结石、尿路梗阻、绝经后尿失禁及放化疗后。专家认为使用预防性抗生素与清热利湿的中药联合防治复发性尿路感染是正确的治疗方法。

16. 泌尿系感染的预防

（1）平时注意增强体质，提高机体自身的防御能力。

（2）积极消除各种诱发泌尿系感染的诱因，如糖尿病、尿路结石、尿路梗阻等。

（3）寻找并祛除炎性病灶，如男性的前列腺炎，女性的尿道旁腺炎、阴道炎及宫颈炎。

（4）多喝水，多排尿，一般每2~3小时排尿1次。

（5）注意会阴部的清洁。勤用淋浴，用经过煮沸的水清洗外阴；最好穿全棉内裤，松紧适宜，每天更换；不宜长期使用卫生护垫；每次解大便之后应该从前向后抹拭，以避免尿道被污染。

（6）与性生活有关的反复发作的尿路感染，于性交结束后应立即去排尿一次，并按常用量内服一个剂量的抗菌药物作为预防；针对膀胱输尿管反流的患者，要养成"二次排尿"习惯，即每一次排尿后数分钟，再重复排一次尿；对于妊娠晚期合并急性肾盂肾炎的患者，应采用侧卧位，或轮换体位减少妊娠子宫对输尿管的压迫，使尿液引流通畅。

（7）尽量避免使用尿路器械，如必要留置导尿管，前3天内服抗菌药物有预防作用，以后则无预防作用。留置导尿管者必须严格执行有关护理规定。

（8）总的饮食原则为多饮水，每天1500~2000mL（心、肾功能不全者除外）；应该吃清淡、水分含量多的食物，不要吃韭菜、葱、蒜、胡椒、生姜等这些辛辣刺激食物；进食各种蔬菜、水果；选择具有清热解毒、利尿通淋作用的食物，如菊花、荠菜、马兰头、冬瓜等；不要吃温热性的食物，如羊肉、狗肉、兔肉和其他含油量太多的食物；忌烟酒。

17. 泌尿系感染的家庭调护

泌尿系感染以下尿路感染（尿道炎、膀胱炎）为主，因而大多数患者是在门诊就诊，家庭治疗。除以上所述预防方法外，家庭调护时应注意以下几个方面。

（1）**规律用药**：遵医嘱规范足疗程服用抗感染药物。吃药1~2天后，很多患者的症状缓解，吃药3~5天患者之前的症状基本上消失。此时很多患者就自行停药或者吃药的剂量比以前少，这样会引起病情反复。因此，即使症状比之前好转或者消失，检查尿常规也没有异常情况之下，也还要继续用药，每个星期需要复查尿常规一次，连续两次复查尿常规都没有异

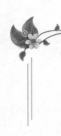

常时，才可以停药。本病药物治疗最害怕的情况就是吃吃停停，这样会造成病情反复和菌群的紊乱，影响治疗的效果。

（2）注意休息：治疗期间，治疗的重要环节是注意卧床休息，卧床时增加肝肾的血液循环，促进病变的修复，增强体内的抵抗力。这也就是中医学"卧则血归肝肾"的理论。

（3）调畅情志：抵抗力下降、精神紧张这些因素与尿路感染的发生与有密切关系，所以平时应注意保持精神愉悦，避免长期精神紧张及过度劳累，这是预防泌尿系感染反复发作的基本条件。

（4）清淡饮食：患者要吃清淡、营养高、容易消化的软食。孕妇要吃含有蛋白高、热量含量高和含有维生素高的东西，这样可以增强身体的抵抗力，尽量不要吃含油多的东西和刺激性强的东西，如辣椒、生姜、葱、蒜及咖啡等。不要饮酒，尤其是烈性酒。

（5）多饮水：尿路感染患者每天要喝水1500mL以上（心、肾功能不全者除外），喝水多能够使尿量增多，冲刷尿路，促进废物排泄，每2～3小时排尿一次，这是既实用又有效的预防方法。急性肾盂肾炎患者饮料中不能含糖过多，如果喝茶，只能喝适量淡茶，一般选择绿茶，因为绿茶除强心利尿作用外，尚有收敛杀菌之功。

（6）局部清洁：使会阴部保持清洁状态。女性在排尿、排便后擦拭会阴部时应从前到后，避免污染尿道。会阴部至少每天清洗一次，但不要用刺激性的肥皂、泡沫剂、粉末剂和喷剂等。另外，不要选择坐浴清洗，因为坐浴容易使细菌易进入阴道。

（7）使用中药：一些中药和中成药对本病有较好治疗效果，可以根据自己的病情按医嘱选用，如竹叶、金银花、菊花、金钱草、车前草、鱼腥草等，可选择其中1～2种泡茶饮用；或中成药，如八正合剂、尿感宁颗粒、热淋清颗粒等。

（8）注意食疗：可选具有清热利湿作用的一些食疗方，如车前草粥、金银花粥、竹叶粥、茯苓饼、绿豆粥等。夏季适量服食这些药膳食疗方，既可防止中暑，又可防止尿路感染。

18. 泌尿系感染的中医辨证治疗

（1）膀胱湿热型

证候特点：小便频急、不爽，尿道灼热刺痛，尿黄浑浊，小腹拘急，腰痛，恶寒发热，大便干结，舌红，苔黄腻，脉滑数。

治法：清热利湿通淋。

常用方剂：八正散加减。

（2）阴虚湿热型

证候特点：尿频不畅，解时刺痛，腰酸乏力，午后低热，手足烦热，口干口苦，舌质红，苔薄黄，脉细数。

治法：滋阴清热，利湿通淋。

常用方剂：知柏地黄汤加减。

（3）脾肾两虚，湿热内蕴型

证候特点：尿频，余沥不净，少腹坠胀，遇劳则发，腰酸，神疲乏力，面足轻度浮肿，面色苍白，舌质淡，苔薄白，脉沉细或细弱。

治法：健脾益气，佐清热利湿。

常用方剂：无比山药丸加减。

（4）肝郁气滞型

证候特点：小便涩滞，淋沥不宣，少腹满痛，苔薄白，脉多沉弦。

治法：利气疏导。

常用方剂：沉香散加减。

19. 泌尿系感染的中医外治法

泌尿系感染属中医学"淋证""癃闭""腰痛"范畴，一般来说，本病的形成前提就是由多种因素导致肾虚，外邪乘虚而入，蕴结化热而成。因此，采用中医外治疗法提高自身体抗力有利于疾病痊愈。

（1）艾灸：艾灸是用艾叶制成的艾条，将其点燃，产生的艾热刺激人体特定穴位或者特定部位，通过激发精气活动来调整人体的生理功能，从而达到治疗疾病的一种治疗方法（图8-10）。具有操作简单、效果显著等优点。选穴如关元穴、气海穴等，主治小便不利、尿频、遗尿。

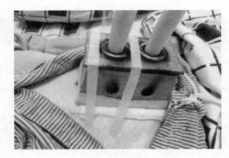

图8-10　艾灸

（2）四黄散水蜜外敷：是用四黄散（即大黄、黄连、黄芩、黄柏四味中药研磨成粉）用冷水或热水加蜂蜜调制成干湿适宜的糊状，放在玻璃纸上，用一层玻璃纸覆盖，再按压成直径约15cm大小（以患处部位大小来调节所制作药膏的大小），厚度约1cm。根据病情予外敷膀胱区或左、右腰腹部。可清热解毒，活血化瘀，消炎止痛。

（3）针灸：如照海穴配三阴交穴，主治尿道疼痛；照海穴配委中穴，主治腰痛。

（4）气功：练气功可以使精、气、神三者融为一体，以意领气，达到疏通经络、调和气血、调和内脏的关系。气功能旺盛人体的元气，增强机体的生命活力。因此，"有病治病，无病强身"是前人对气功作用的概括。

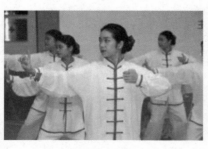

图8-11　八段锦

（5）八段锦：动作幅度不大，运动空间要求小，执行难度小，依从性高，注重呼吸调节及"调神养心"，可以改善人体内的气血运行，调节人体内的各个脏腑功能，疏导负面情绪（图8-11）。

20. 泌尿系感染患者的中医辨证饮食指导

（1）甘蔗白藕汁（图8-12）

【材料】鲜甘蔗500g，嫩藕500g。

【方法】鲜甘蔗去皮、切碎、榨汁；嫩藕去节、切碎、绞汁。把榨好的两种汁放在一起混匀，一天分3次喝。

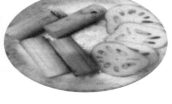

图8-12　甘蔗白藕汁

【功效】清热行水、凉血润燥，适用于兼有口干口渴者。

【注意事项】脾胃虚寒患者和糖尿病患者慎用。

（2）紫苏炒田螺（图8-13）

【材料】鲜紫苏叶5片，田螺250g。

【方法】先用清水把田螺养两天，为彻底除去泥污需常换水，需斩去少量田螺笃，洗净。放油放入锅里起热，把紫苏放下去后翻炒数次，然后把田螺放下去后再翻炒数次，最后放盐炒熟即可。

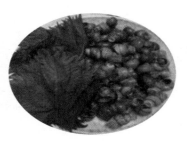

图8-13　紫苏炒田螺

【功效】清热利水、理气和营，适用于热重于湿患者。

【注意事项】气虚、阴虚的患者不能食用，脾胃虚寒及糖尿病患者慎用。

（3）莲子六一汤（图8-14）

【材料】莲子60g（去心），生甘草10g，冰糖适量。

【方法】莲子、生甘草加水，煎至莲子烂熟时，加入冰糖，吃莲子喝汤。

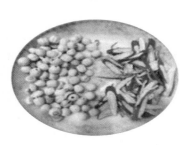

图8-14　莲子六一汤

【功效】补脾益肾，适用于脾肾两虚者。

【注意事项】体寒者不适合长期服用，

孕妇、糖尿病者慎用。

（4）黄芪鲤鱼汤

【材料】生黄芪60g，鲜鲤鱼1尾（250～500g）。

【方法】黄芪先煎取汁，把鱼放进去煮汤，喝汤吃肉。

【功效】益气除湿利水，适用于久病气虚或使用抗生素治疗后患者。

【注意事项】慢性肾功能衰竭的患者不建议服用。

（方华　黄莉芳　周春姣　刘明）

第五　留置导尿护理

1. 留置导尿

留置导尿是指在严格无菌操作下，将导尿管经尿道插入膀胱并保留在膀胱内，引流尿液的方法。留置导尿是临床上普遍使用的操作技术之一，如何做好导尿管的有效护理，预防导尿引起的尿路感染，减少导尿相关并发症，是现今导尿护理管理的重点（图8-15）。

2. 留置导尿的适应证

（1）尿潴留或膀胱出口梗阻的患者。

（2）尿失禁的患者。

（3）需要准确监测尿量的患者。

（4）不能或不愿收集尿液的患者。

（5）需长期卧床或者活动受限的患者。

（6）外科围手术期需留置导尿管的患者。

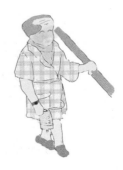

图8-15　留置导尿

3. 留置导尿前的注意事项

（1）向患者解释为什么要留置导尿管，插管过程中和留置尿管后需要注意的情况。

（2）根据留置导尿管的适应证，减少不必要的置管。

（3）仔细检查无菌导尿包，如导尿包过期、外包装受损、潮湿等不应使用。

（4）根据需导尿患者的病情、年龄、性别等选择适合大小、材质的导尿管，尽量降低有可能对患者尿道产生损伤和尿路感染因素的发生。

（5）留置的尿管应尽量连接密闭引流装置，减少外在接触感染的发生。

4. 留置导尿时的注意事项

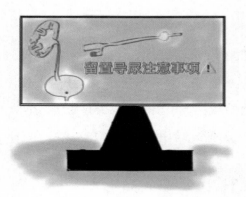

（1）做好心理护理及健康宣教。向病人做好解释并取得对方信任配合，注意保护好患者隐私，过程中可进行宣教逐步解释引导分散其注意力，减轻因其害怕紧张，尿道括约肌收缩疼痛而引发的插管困难。

（2）严格"三查七对"，规范无菌操作，防止泌尿系逆行感染。

（3）挑选合适的导尿管，插管过程中动作轻柔，降低尿管摩擦损伤尿道的可能。临床上通常选用14～18号的双腔气囊导尿管；上了年纪、身体虚弱、常年卧床不起的女性患者可选择型号偏大、管腔略粗的尿管；前列腺增生肥大的患者，可选择专用的前列腺导尿管，因为这种患者的尿道黏膜退化，比较脆弱，导尿时易发生尿道黏膜损伤出血；前列腺增生及膀胱术后的患者，需要注意保持尿路通畅，防止因尿管不通而导致的继发性出血现象，应选择18～22号的三腔导尿管，在出现堵塞时可进行膀胱冲洗或注洗，保持尿路通畅；如无其他临床指征，最好选用和引流效果最相配的小号尿管。

（4）掌握尿道的解剖生理特点。女患者通常插入尿道4～6cm，见尿再入1～2cm；男患者通常插入尿道20～22cm，见尿再入7～10cm；年纪大的妇女因会阴部肌肉松弛和尿道口回缩，在给这种患者导尿时需正确辨认尿道口位置，如误插入阴道应立即拔出，更换新尿管，重新置管；为男患者导尿时，应当注意尿道有生理性弯曲和生理性狭窄，如置管过程中遇阻力，应耐心指导患者放松深呼吸，等待片刻，患者缓和后再继续置管。

（5）导尿过程中，应该充分将尿管及尿道口润滑，切忌强行插入和盲目反复试插，而导致尿道出血、黏膜损伤的发生。

（6）尿潴留的患者成功置管后第一次放尿不应超过1000mL，以免发生虚脱或血尿。

（7）留置导尿过程中应当保持管道固定妥当，球囊的注水量在适宜范围内，利用固定贴固定于大腿内侧，避免牵拉损伤尿道或被强行拔出。

5. 留置导尿常见的并发症及原因

（1）尿路感染：通常是因为导尿管属于外置管及长时间的留置刺激尿道及膀胱黏膜，破坏了尿道膀胱正常的生理环境，从而降低了尿道及膀胱对细菌的防御作用。

（2）漏尿：患者自身原因，尿道括约肌萎缩，肌肉群松弛；膀胱痉挛；气囊注水量过多或过少；尿管堵塞；尿管过细等这些因素都有可能导致漏尿。

（3）血尿：导尿时气囊未完全进入膀胱，注入液体后压迫尿道；前列腺增生患者强行导尿；留置导尿管时间过长，尿管周围的黏液或尿晶体粘附在导尿管外壁，拔管时造成尿道黏膜的损伤；意识不清或者不合作的患者，用力牵拉尿管，尿管水囊未排空而直接拔出，损伤尿道；快速膀胱冲洗使得尿管受压过高，导致水囊对尿道、膀胱黏膜产生较强局部刺激而产生大量血尿；一次性放尿超过1000mL，使膀胱压力极速下降致使膀胱黏膜急剧充血而导致血尿。

（4）疼痛：患者精神高度紧张，膀胱颈部肌肉高度收缩痉挛引发尿道狭窄而导致疼痛；润滑液润滑导尿管的长度不够，使得尿管与尿道之间的

摩擦力增大而导致疼痛；导尿管类型和型号选择不合适；尿管插入深度不够，使得气囊未完全进入膀胱便注入液体而导致疼痛。

（5）尿道狭窄：多见于男性患者，如导尿管长时间压迫尿道口括约肌致尿道口局部黏膜坏死，以及尿道的损伤、尿路的反复感染都会导致尿道狭窄。

（6）尿管脱出：气囊内注入了气体，之后气体经气囊活塞缓慢溢出；气囊注水量过少；膀胱冲洗时不慎高压力挤破气囊，气囊内液体随尿液流出；躁动或神志不清的患者自己强行拔管。

（7）拔管困难：气囊的液体抽不出；气囊回缩不完全；长时间留置尿管产生的分泌物（如尿垢、尿晶）吸附在气囊外侧；未排空气囊或水囊直接拔管；留管时间过长，尿管前端形成新的尿结石使得拔管困难；膀胱内有出血，尿管前端有血凝块附着导致拔管困难。

（8）拔管后尿潴留：长时间留置尿管，导致逼尿肌松弛，拔除尿管后易出现尿潴留；尿路感染的患者的逼尿肌发生炎性水肿，功能严重被影响，加重尿潴留。

6. 留置尿管后的护理措施

（1）留置尿管日常护理

1）向患者及其家属宣教为什么需要留置尿管；留置导尿管的重要性和留置导尿管的自我护理的方法，让他们重视泌尿道感染的预防。

2）每日需用生理盐水或灭菌用水清洁尿道口及导尿管表面，并且告知患者每日洗澡或清洁时应该清洁尿管周边区域。

3）鼓励留置尿管的患者多饮水达到内冲洗目的，并且协助其适当变换体位。

4）活动时应该告知患者妥善放置导尿管及引流袋，并且引流袋的高度不要高于耻骨联合，避免接触地面。

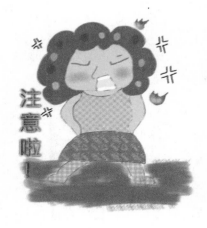

5）收集引流袋中的尿液标本及排空引流袋中尿液时，应该避免引流袋下方活塞碰到其他容器。

6）长时间留置导尿管的患者应该指导其坚持膀胱功能及肛门收缩等锻炼，预防尿潴留的发生，比如夹闭尿管3～4小时排空一次，应用利尿药物时可调整到30分钟排空一次，每次放尿应不超过1000mL，以免腹内压急剧下降，引起撤退性膀胱出血。

7）留置导尿管期间应该严格监测引流出尿液的颜色、量、气味、比重等的变化，如有需要及时做出处理。

（2）尿管的维护

1）留置尿管后，应该保持引流系统的密闭性，如发生引流管装置断开，应该在无菌条件下进行更换。

2）保持尿管固定通畅，避免其弯曲、折叠和扭曲导致引流不畅。

3）更换引流袋时需要根据临床的指征和引流袋的使用说明进行。

4）如发生漏尿应检查气囊的完整性，之后可增加气囊内注水量防止脱管及漏尿的发生，膀胱痉挛导致的漏尿可遵医嘱给予M受体阻滞剂等药物缓解。

（3）尿管堵塞的护理

1）如果不是导尿管堵塞不通，不建议膀胱冲洗，以免发生感染，在进行膀胱冲洗时，应将穿刺针头尽量靠近尿管连接引流管处，如是前列腺电切术后出血导致尿管堵塞的应立即行膀胱注洗，冲出血块，保持引流通畅。

2）若是由于导尿管的材质引发堵管，应该及时更换导尿管。

（4）尿液标本的采集

1）如只需留取少许尿液标本（尿常规、尿培养），可消毒导尿管和引流管接头前端处，用无菌注射器吸取尿液。

2）如需大量尿液，则应该更换新的引流袋后留取即可。

7. 导尿管相关尿路感染及其原因

导尿管相关尿路感染主要是指患者留置导尿管后，或者拔除导尿管48小时内发生的泌尿系统感染。大量的临床证据表明，感染是导尿及留置导尿最常伴随的征象。尿路感染占院内感染比为40%，为院内感染第一位，大约80%的尿路感染与导尿管存在关联。因此导尿管相关尿路感染是医院感染中最常见的感染类型。它的危险因素包括来自患者自身方面和导尿管的置入及置管后的护理。患者方面的危险因素主要包括：患者年龄、性别、基础疾病、免疫力和其他健康状况等。导尿管置入及置管后的护理的危险因素主要包括导尿管留置时间、导尿管置入方法、导尿管护理质量和抗菌药物临床使用等。导尿管相关尿路感染方式主要为逆行性感染。

8. 预防导尿管相关性尿路感染

（1）尿管需保持固定通畅，避免折叠、弯曲，保证集尿袋高度低于膀胱水平位，避免反流，避免拖拉触地，活塞避免直接接触其他容器，预防逆行感染的发生。

（2）保证引流装置的密闭性、通畅性和完整性，活动或搬运时应该夹闭引流管，防止尿液反流。

（3）收集尿液的容器应当专人专用，及时清空集尿袋中的尿液。清空集尿袋中尿液时，要按无菌操作原则，避免集尿袋的出口触碰到收集尿液的容器。

（4）留取少量尿标本时，应使用消毒剂清洁导尿管接头，用去针头的注射器从导尿管接头处抽吸尿液送检。留取尿标本量较大时，则应该更换新的集尿袋后留取，避免打开导尿管和集尿袋的接口（此法不能用于普通细菌和真菌学检查）。

（5）不应当常规使用含消毒剂或抗菌药物的溶液进行膀胱冲洗或灌注以预防尿路感染。

（6）应当保持会阴部及尿道口清洁，大便失禁的患者清理干净后应当进行尿道口消毒。留置尿管期间，需保证会阴部清洁卫生。

（7）患者淋浴或擦身时应当注意保护导管勿牵拉抬高，切忌泡浴或把导管浸入水中。

（8）需长期留置导尿管者，不宜频繁更换导尿管。如果尿管阻塞、不小心滑脱或留置导尿装置的无菌性和密闭性被破坏，应立即更换导尿管。

（9）患者发生尿路感染，应立即更换尿管，并留取尿标本送检。

（10）根据留置导尿管的指征，每日评估患者留置的必要性，以便缩短留置导尿管的时间，尽早拔管。

（11）长期留置导尿管的病患，拔除尿管前，应当指导其进行膀胱功能锻炼。

（12）医护人员在维护导尿管时，要严格执行手卫生。

9. 留置尿管患者的日常保养

（1）生活起居

1）创造舒适的环境，做好基础护理。

2）给患者及患者家属宣教留置尿管的重要性及其日常需要做的护理，提高其认识。

3）提醒患者注意个人卫生，勤更换内衣裤，保持会阴部的清洁。

4）告知其日饮水量约2000mL，达到内冲洗目的。

5）调畅情志，平时应注意保持精神愉快，避免过度疲劳和长期精神紧张，增进信心。

（2）运动

1）温肾保健操：中医学认为肾主藏精，肾主水，肾主纳气。十二经脉里足太阳膀胱经与足少阴肾经相互属络，构成肾与膀胱、心、肝、脾、肺的表里关系。温肾保健操由预备功、正气功、摩耳功、健脾功、补肾功、固肾功、膀胱功、气血功、收功组成，配合提肛训练，能够增强盆底肌肉力量，从而起到温肾固肾、调整脏腑功能、疏通经络、行气活血、纳清腐浊、改善盆底肌肉的作用，同时还能增强自我对二便的控制能力。整套功法时间为15分钟左右，每日1~2次（图8-16）。

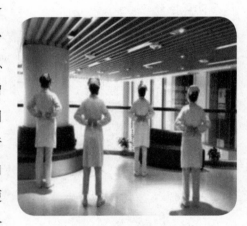

图8-16　温肾保健操

2）健肾养生操：中医学认为"肺统五脏六腑之气而立之，肾受五脏六腑之精而藏之"，故肾为先天之本。健肾养生操通过先摩擦肾俞穴，继而顺十二经脉循行方向拍打身体各部位，最后甩手拍打双肾俞穴、关元穴，能对肾脏起到较好的保健作用，对缓解肾脏疾病有较好的效果。此操共三节，通俗易懂，简单易学，每日宜做2~3次，每次5~8分钟。

（3）中医外治法

1）耳穴压豆：中医学认为"十二经通于耳"。取穴：神门、膀胱、脾、尿道、三焦、肾、交感等穴位。操作采用压痛法，先用探棒取穴，再用75%的酒精消毒后用镊子夹取磁珠粘于穴位上。嘱咐患者每日自行按压耳穴3~5次，睡前不用按压。

2）艾灸：穴位施灸有理气消滞、健脾利湿、提振膀胱气化功能。常

用穴位为关元、气海。操作方法为将艾灸点燃，放入艾灸盒内，对准穴位进行施灸，时间为20分钟，每日1~2次

（4）音乐疗法

1）患者佩戴耳机收听模拟流水音乐，流水音乐可以引起感官刺激，利于排尿，训练患者的膀胱功能，每次播放时间为20分钟。

2）聆听古曲，最适合肾的音阶为羽音，最佳欣赏曲目为"梅花三弄"，最佳时间为7~11点，这个时间利用好的话能使肾中精气隆盛，缓解尿频、排尿不畅。

（5）饮食调护

1）每天保证充足的水分，饮水量每天2000mL左右（心、肾功能不全者除外）。

2）可食薏米汤、冬瓜汤、西瓜汁等滑利渗湿之品。

（方华　严双　周春姣　黄亚兰）

294

参考文献

［1］叶章群.中国泌尿外科疾病诊断治疗指南［M］.2014版.北京：人民卫生出版社，2014.

［2］陈志强，谭志健.中西医结合外科学［M］.北京：科学出版社，2017.

［3］柏树令，应大君，丁文龙，等.系统解剖学［M］.第9版.北京：人民卫生出版社，2018.

［4］蔡炳勤.中西医结合治疗·外科常见病［M］.广州：广东人民出版社，1998.

［5］张晓丽，乔够梅.自制血尿目测比色卡在经皮肾镜取石术后血尿观察中的应用效果［J］.中华现代护理杂志，2016，22（03）：418-420.

［6］黄奕宇，翁湘涛，李思逸，等.针灸对比药物治疗肾绞痛临床疗效的Meta分析［J］.中国中西医结合外科杂志，2020，26（02）：359-365.

［7］翁湘涛，杨世坚，甘澍，等.王树声从肾辨治上尿路结石医案3则［J］.新中医，2020，52（07）：205-206.

［8］曹伟新.外科护理学［M］.第4版.北京：人民卫生出版社，2006.

［9］刘猷枋.中西医结合泌尿外科学［M］.北京：人民军医出版社，2007.

［10］陈志强.中西医结合外科学［M］.第2版.北京：科学出版社，2008.

［11］那彦群.中国泌尿外科疾病诊断治疗指南手册［M］.第2版.北京：人民卫生出版社，2011.

［12］严鹏霄.外科护理［M］.第2版.北京：人民卫生出版社，2008.

［13］陈孝平.外科学［M］.北京：人民卫生出版社，2005.

［14］刘玉珍.临床中西医结合护理全书［M］.广州：广东人民出版社，2006.

［15］张广清，林美珍，萧蕙，等.临床常见病中医专科专病护理常规［M］.上海：上海科学技术出版社，2012.

［16］丁炎明，孙燕.实用泌尿外科护理及技术［M］.北京：科学出版社，2008.

［17］孙颖浩，高旭.前列腺疾病100问［M］.上海：第二军医大学出版社，2013.

［18］申海燕，罗迎霞.泌尿外科护理健康教育［M］.北京：科学出版社，2008.

［19］丁炎明.泌尿外科常见疾病科普教育手册［M］.北京：人民卫生出版社，2013.

［20］王琦.王琦男科学［M］.第2版.郑州：河南科学技术出版社，2007.

［21］陈志强，王树声，郭军，等.男科专病中医临床诊治.［M］.北京：人民卫生出版社，2013.

［22］经尿道前列腺等离子电切安全共识［J］.现代泌尿外科杂志，2018，23（12）：890-894.

［23］张春和，李曰庆，裴晓华，等.良性前列腺增生症中医诊治专家共识［J］.北京中医药，2016，35（11）：1076-1080.

［24］老年人良性前列腺增生症/下尿路症状药物治疗共识（2015）［J］.中华老年医学杂志，2015，34（12）：1380-1387.

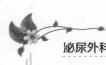

［25］梁朝朝，邹志辉.经尿道前列腺电切术常见并发症及其防治［J］.现代泌尿外科杂志，2019，24（10）：786-790.

［26］那彦群，郭震华，叶章群，等.实用泌尿外科学［M］.北京：人民卫生出版社，2013.

［27］赵阳，刘爽，曹琳，等.多参数MRI在前列腺癌靶向活检中的应用进展［J］.放射学实践，2020，35（08）：1063-1067.

［28］毕建斌，白遵光，陈兴发，等.超声引导下经直肠前列腺穿刺安全共识［J］.现代泌尿外科杂志，2018，23（11）：814-819.

［29］蔡林，高旭，李宏召，等.腹腔镜（含机器人辅助）前列腺癌根治术安全共识［J］.现代泌尿外科杂志，2020，25（07）：575-584.

［30］黄健，张旭，周利群，等.腹腔镜前列腺癌手术规范专家共识［J］.微创泌尿外科杂志，2020，9（03）：145-154.

［31］转移性前列腺癌化疗中国专家共识（2019版）［J］.中华泌尿外科杂志，2019（10）：721-725.

［32］陈立新，房辉，何立儒，等.前列腺癌放射治疗安全共识［J］.现代泌尿外科杂志，2019，24（05）：336-346.

［33］ERAS中国专家共识暨路径管理指南（2018）：前列腺癌根治手术部分［J］.现代泌尿外科杂志，2018，23（12）：902-909.

［34］何伟，孙自学，王光策.磁振磁电治疗仪联合前列倍喜胶囊治疗慢性前列腺炎/慢性骨盆疼痛综合征的临床疗效观察中华男科学杂志［J］.2020（05）：452-456.

［35］毛丹旦，练海娟，沈旭慧，等.慢性前列腺炎中药外治法研究进展［J］.中西医结合护理（中英文），2019，5（04）：63-66.

［36］郑小挺，陈胜辉，姚文亮，等.慢性前列腺炎病因病机的研究进展［J］.现代诊断与治疗，2019，30（11）：1810-1814.

［37］袁少英.男科疾病针灸治疗撷萃［M］.北京：人民卫生出版社，

2017.

［38］秦国政.中医男科学［M］.北京：科学出版社，2017.

［39］王强，王保军，李晓利，等.肾癌的临床、病理特征及预后：单中心4167例资料分析［J］.解放军医学杂志，2019，44（08）：666-670.

［40］卢潇，洪含霞.腹腔镜下保留肾单位的肾部分切除术围手术期护理［J］.实用临床医药杂志，2011，15（16）：130-131.

［41］何秀梅，宋琰，齐娟.后腹腔镜下肾癌根治术的围手术期护理［J］.当代护士(专科版)，2010（01）：67-68.

［42］吴阶平，马永江.实用泌尿外科学［M］.北京：人民卫生出版社，1995.

［43］刘金秀，雷荣兰，张艳梅，等.肾盂癌合并输尿管膀胱癌患者行膀胱全切加原位T型回肠新膀胱术的护理［J］.护士进修杂志，2017，32（07）：631-633.

［44］吴建臣，庞栋，李世海，等.保留肾脏的输尿管镜下肿瘤切除术治疗上尿路肿瘤的临床效果分析［J］.中国医刊，2019，54（04）：398-400.

［45］田子农，徐仁芳，宋广来，等.原发性输尿管癌的诊治分析［J］.中国继续医学教育，2018，10（32）：87-89.

［46］汪伊新，辜福贤，甘启详，等.肾脏保留手术治疗输尿管移行上皮细胞癌患者的临床疗效分析［J］.西部医学，2018，30（10）：1517-1519+1523.

［47］陈亚萍，谢玲女，钱小兰.15例后腹腔镜下肾输尿管全切加膀胱袖状切除术患者的护理［J］.护理学报，2013，20（18）：44-46.

［48］苏雅香.睾丸癌的临床护理体会［J］.护士进修杂志，2002（10）：756.

［49］孙轶君，刘云，王丽莉.膀胱癌患者行膀胱全切术围手术期的规范

298

化护理的效果观察［J］.世界最新医学信息文摘，2019，19（78）：318-320.

［50］凌爱华，薛新芳.腹腔镜下膀胱癌根治术的围手术期护理［J］.中外女性健康研究，2018（21）：155-157.

［51］李丽.膀胱癌术后行膀胱灌注化疗的护理进展［J］.蛇志，2019，31（04）：578-580.

［52］王晓甫，黄垂国，赵兴华，等.不同包皮环切术治疗包皮过长或包茎的网状Meta分析［J］.临床泌尿外科杂志，2018（008）：646-651.

［53］郜志刚，宋凤香.包皮过长包茎环扎手术效果及注意事项［J］.医药前沿，2018，008（027）：188-189.

［54］安琪，邹练，ANQi，等.一次性包皮环切吻合器治疗包茎及包皮过长的Meta分析［J］.中国性科学，2014（10）：11-20.

［55］宋欣.包皮套扎术患儿的心理护理方法及影响［J］.中国医药科学，2014，4（5）：122-123+141.

［56］蒋美荣，王艺.新型一次性包皮环切吻合器治疗包皮过长和包茎的护理体会［J］.世界最新医学信息文摘，2015，33：193-194.

［57］任元琼，刘秀敏.小儿包皮环切术后的观察与护理［J］.世界最新医学信息文摘，2015，15：257.

［58］吴迪.一次性包皮环切器环切包皮的围手术期护理［J］.临床医药文献电子杂志，2017（44）：8608-8608.

［59］刘玲，李晓玲.泌尿外科护理手册［M］.北京：科学出版社，2011.

［60］马清泉，李亚楠，王琦，等.儿童鞘膜积液发病机制的临床研究［J］.临床小儿外科杂志，2018，17（06）：39-43.

［61］么丽春，沈艳莉，张键，等.张吕夫中医辨证治疗小儿精索鞘膜积液经验举隅［J］.辽宁中医药大学学报，2010，12（07）：49-50.

［62］周和平.水疝汤治疗睾丸鞘膜积液70例［J］.四川中医，2004，

（10）：46.

［63］邱树苹.睾丸鞘膜积液应用鞘膜翻转术与切除术治疗的临床效果分析［J］.齐齐哈尔医学院学报，2014，35（021）：3194-3195.

［64］中华医学会小儿外科学分会泌尿学组.青少年精索静脉曲张诊治中国小儿泌尿外科专家共识［J］.中华小儿外科杂志，2020，41（09）：777-783.

［65］宋春生，陈志威，赵家有，等.《EAU男性不育症指南（2017年版）》精索静脉曲张性不育症解读［J］.中国性科学，2017，26（6）：97-101.

［66］崔云，部都，吴骏.精索静脉曲张致不育症的现代中医研究近况［J］.中华中医药学刊，2014（7）：1546-1549.

［67］李爱霞，赵永革.精索静脉曲张与不育症治疗及护理［J］.中华现代护理学杂志，2009，6（4）：312-314.

［68］秦国政.精索静脉曲张性不育论治对策［J］.北京中医药大学学报，2016，39（4）：79-81.

［69］闫立新，于丽均，何光伦.中西医结合治疗精索静脉曲张不育症疗效观察［J］.现代中西医结合杂志，2017（27）：55-57.

［70］刘春英，王浩浩，王传航.对《黄帝内经》肾藏精的再认识及男性不育临证心悟［J］.北京中医药大学学报，2019，42（8）：633-636.

［71］孙雪，张蛟，桑敏，等.男性不育症病因探讨［J］.吉林中医药，2016，36（6）：560-564.

［72］王万荣，谭艳，谢胜，等.EAU、AUA-ASRM、中国精索静脉曲张诊疗指南解读［J］.世界最新医学信息文摘，2015，15（50）：19-20+22.

［73］徐晓芳，薛明玥，吕高荣，等.心理资本在不孕不育夫妇中男性正念与心理困扰间的中介作用［J］.山东大学学报：医学版，2019，57（2）：

105-109.

[74] 郑素端, 阙文清, 李丽萍, 等. 心理护理干预对男性不育症患者临床治疗效果 [J]. 实用临床护理学电子杂志, 2017, 2 (15): 87, 89.

[75] 鲍俏, 李宁, 周学锋. 睾丸下降固定术的不同手术径路选择体会 [J]. 中华腔镜泌尿外科杂志 (电子版), 2017, 11 (3): 20-23.

[76] 唐文娟, 陆群峰, 屈文倩. 择期手术患儿术前禁食禁饮时间的研究进展 [J]. 护士进修杂志, 2017, 32 (13): 1181-1183.

[77] 滕鑫, 于海涛, 王豪. 超声与CT在诊断隐睾及其恶变中的运用 [J]. 中国医学创新, 2014 (26): 16-18.

[78] 鲍俏, 张文. 小儿隐睾的诊断标准与治疗方案 [J]. 实用儿科临床杂志, 2012, 27 (23): 1847-1848.

[79] 那彦群, 李鸣. 泌尿外科高级教程 [M]. 北京: 人民军医出版社, 2011.

[80] 张兴兵, 任炜, 王林, 等. 经输尿管镜置管治疗顽固性血精及精囊结石的效果观察 [J]. 实用医药杂志, 2017, (6): 510-512.

[81] 肖恒军. 精囊镜技术临床应用进展 [J]. 现代泌尿外科杂志, 2017, (1): 7-11.

[82] 秦国政. 中医男科学 [M]. 北京: 科学出版社, 2017.

[83] 朱勇, 葛晓东, 卞廷松, 等. 中医药治疗血精症专家共识 [J]. 中医药信息, 2019, 36 (01): 99-101.

[84] 王晓峰. 中国男科疾病诊断治疗指南 [M]. 北京: 人民卫生出版社. 2013.

[85] 吴旻, 董业浩, 平萍, 等. 阴茎异常勃起的诊断及外科处理 [J]. 中国男科学杂志, 2013 (1): 48-50.

[86] 刘庆安, 邹铁军, 程永毅, 等. 阴茎异常勃起的病因和危险因素 [J]. 现代泌尿外科杂志, 2014 (7): 447-449.

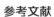

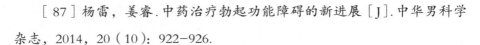

［87］杨雷，姜睿.中药治疗勃起功能障碍的新进展［J］.中华男科学杂志，2014，20（10）：922-926.

［88］张敏建，常德贵，贺占举，等.勃起功能障碍中西医结合诊疗指南（试行版）［J］.中华男科学杂志，2016，22（08）：751-757.

［89］陈志强.男科专病中医临床诊治［M］.北京：人民卫生出版社，2013.

［90］孙伟.肾病实用中西医结合治疗［M］.北京：人民军医出版社，2008.

［91］赵上萍，周美池，谷波，等.成人肾移植病人免疫抑制剂所致代谢紊乱及护理干预研究进展［J］.护理研究，2020，34（3）：470-72.

［92］朱晓荣，申良荣，张晴，等.肾移植患者术后早期睡眠质量及影响因素研究［J］.中华护理杂志，2018，53（S1）：59-63.

［93］李汉忠，张玉石.皮质醇增多症的靶腺处理［J］.中华泌尿外科杂志，2017，38（4）：241-243.

［94］叶敏.皮质醇症的诊断、鉴别诊断和治疗现状［J］.现代泌尿外科杂志，2007，12（1）：7-10.

［95］居家宝，张培训.库欣综合征伴多发骨折1例报道及文献回顾［J］.实用骨科杂志，2019，25（3）：283-285.

［96］徐英兰.皮质醇增多症患者的临床护理［J］.中外健康文摘，2010，7（3）：227-228.

［97］刘英霞，张晓燕，丛燕.皮质醇增多症患者的护理体会［J］.中国伤残医学，2014，（12）：248-248，249.

［98］杨义，任祖渊，苏长保，等.动态MRI检查在Cushing病的临床应用价值［J］.中国临床神经外科杂志，2003，8（5）：80-82.

［99］倪青，庞国明.内分泌病诊疗全书［M］.北京：中国中医药出版社，2016.

［100］马立军，伊洪艳，张新，等.皮质醇增多症患者的护理体会［J］.医药前沿，2014,（5）：331-332］

［101］陈妙霞.临床护理路径外科篇［M］.广州：华南理工出版社，2012.

［102］那彦群.2011版中国泌尿外科疾病诊断治疗指南［M］.北京：人民卫生出版社，2011.

［103］赵芳坤.嗜铬细胞瘤［J］.中国实用乡村医生杂志，2019，26（4）：20-21.

［104］赵磊，梁朝朝.嗜铬细胞瘤的诊断及治疗进展［J］.现代生殖肿瘤杂志2019，11（3）：181-183.

［105］张莉.嗜铬细胞瘤围手术期护理的研究进展［J］.当代护士（学术版），2013,（12）：5-7.

［106］李元美，任艳，陈涛，等.原发性醛固酮增多症诊断与研究进展［J］.四川大学学报（医学版），2020，51（3）：267-277.

［107］中华医学会内分泌学分会肾上腺学组.原发性醛固酮增多症诊断治疗的专家共识［J］.中华内分泌代谢杂志，2016，32（3）：188-195.

［108］王伟录，李巧星，梁东彦，等.58例肾损伤诊断和治疗分析［J］.现代泌尿外科杂志，2011，16（5）：446-447.

［109］舒则荣，武良，关喜彬，等.重度肾挫裂伤合并其他脏器伤的诊断治疗［J］.浙江创伤外科，2014,（4）：629-630.

［110］陈志强，谭志健.中西医结合外科学［M］.第3版.北京：科学出版社，2018.

［111］刘玲，何其英，马莉.泌尿外科护理手册［M］.第2版.北京：科学出版社，2015.

［112］陈志强，蔡炳勤，招伟贤.中西医结合外科学［M］.北京：科学出版社，2008.

［113］付建红，郭尚云，杨晓辉，等.TVT-O治疗老年女性尿失禁的疗效［J］.中国老年学杂志，2013，33（10）：2427-2428.

［114］白军，杨斌健，罗新.压力性尿失禁的病因学研究进展［J］.中国医学科学杂志，2017，45（02）：197-200+205.

［115］张林，沈建武，曾凡雄，等.中医药治疗女性压力性尿失禁临床研究进展［J］.国际中医中药杂志，2017，39（10）：957-960.

［116］魏俊英，徐立然，郑志攀.女性压力性尿失禁中医辨证施治［J］.中医学报，2010，25（06）：1192-1193.

［117］廖利民.尿失禁诊断治疗学［M］.北京：人民军医出版社，2012.

［118］刘高，孙善斌.神经源性膀胱中医临床治疗概况［J］.中医药临床杂志，2016，28（7）：1045-1047.

［119］中国康复医学会康复护理专业委员会.神经源性膀胱护理实践指南（2017年版）［J］.护理学杂志，2017，32（24）：1-7.

［120］李丹滨，陈楚义，何屹，等.实用泌尿外科学［M］.天津：天津科学技术出版社，2017.

［121］丁文龙，李锋，高艳，等.系统解剖学［M］.第3版.北京：人民卫生出版社，2018.

［122］吴文起，张世科，刘路浩，等.泌尿系统疾病100问［M］.广州：广东科技出版社，2020.

［123］卫中庆，汪宝林.外科临床处方手册［M］.第5版.南京：江苏凤凰科学技术出版社，2018.

［124］那彦群，叶章群，何玮，等.中国泌尿外科疾病诊断治疗指南-留置导尿护理指南分篇（2014版）［M］.北京：人民卫生出版社，2014.

［125］张忠德，林美珍.华夏养生康复操系列丛书：脏腑养生康复操［M］.北京：中国中医药出版社，2017.